胆囊结石内镜手术学

杨玉龙　蔡景理　张　诚　主编

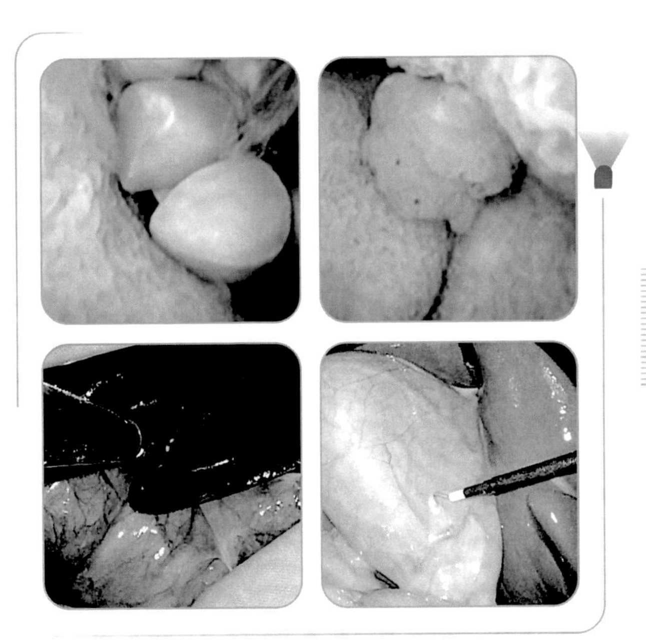

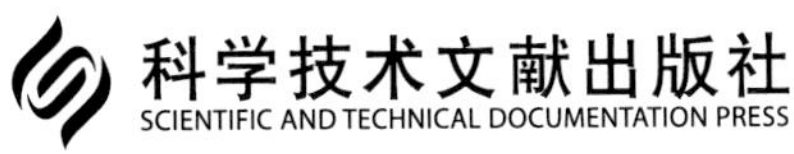

·北京·

图书在版编目（CIP）数据

胆囊结石内镜手术学 / 杨玉龙，蔡景理，张诚主编. —北京：科学技术文献出版社，2023.6（2024.4重印）
ISBN 978-7-5235-0364-5

Ⅰ.①胆… Ⅱ.①杨… ②蔡… ③张… Ⅲ.①内窥镜—应用—胆道疾病—结石（病理）—外科学 Ⅳ.① R657.4

中国国家版本馆 CIP 数据核字（2023）第 106791 号

胆囊结石内镜手术学

策划编辑：付秋玲　责任编辑：付秋玲　李　洋　责任校对：张吲哚　责任出版：张志平

出 版 者　科学技术文献出版社
地　　址　北京市复兴路15号　邮编 100038
编 务 部　(010) 58882938，58882087（传真）
发 行 部　(010) 58882868，58882870（传真）
邮 购 部　(010) 58882873
官方网址　www.stdp.com.cn
发 行 者　科学技术文献出版社发行　全国各地新华书店经销
印 刷 者　北京虎彩文化传播有限公司
版　　次　2023 年 6 月第 1 版　2024 年 4 月第 2 次印刷
开　　本　787×1092　1/16
字　　数　379千
印　　张　18　彩插6面
书　　号　ISBN 978-7-5235-0364-5
定　　价　98.00元

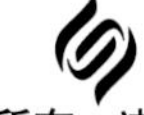

主编简介

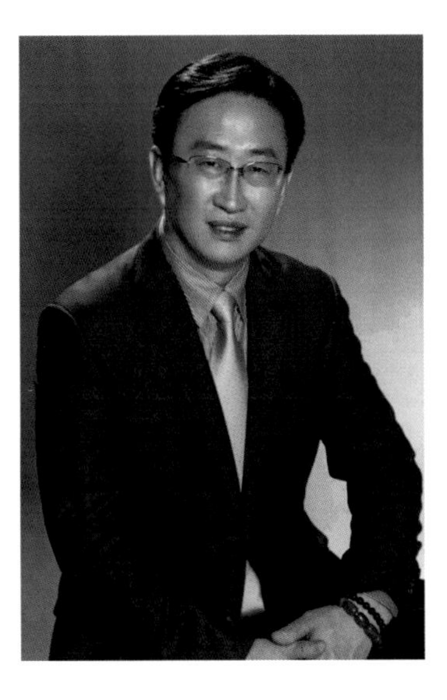

杨玉龙

男，博士，教授/主任医师，博士生导师、博士后导师，国务院特贴专家，上海市人才引进。现任上海市同济大学附属东方医院胆石中心副主任。

历任大连大学中山临床学院副院长、中山医院科研部部长、大外科副主任、肝胆外科主任、省肝胆外科重点专科学科带头人。担任中国医师协会内镜医师分会内镜微创保胆专业委员会副主任委员兼秘书长，中国医师协会内镜医师分会内镜微创保胆青年委员会主任委员，世界内镜医师协会中国胆胰管内镜协会会长，中国中西医协会胆石病专业委员会副主任委员，中日医学科技交流学会肝胆胰内镜专业委员会副主任委员，中国非公立医疗机构协会胆石病专业委员会副主任委员，教育部学位中心论文评审专家，上海科技专家库成员，《中国内镜杂志》《中国现代医学》《中国医学工程》《肝胆胰外科杂志》等期刊编委。发表学术论文160余篇（SCI收录18篇、EI收录2篇），专著4部；获省部级科技进步奖一、二等奖各1项，三等奖2项；获市科技进步奖一等奖3项，二、三等奖各1项；主持省部级课题3项、市科技局课题5项；国家发明专利16项、实用新型专利120余项。擅长应用胆胰内镜微创技术治疗各种原因引起的梗阻性黄疸、胆总管结石、胆管结石、肝胆管结石的手术，胆道镜微创取胆石，内镜微创保留胆囊取石，内镜微创治疗息肉、胆源性胰腺炎；内镜微创解决各种难治的肝内外胆管狭窄、梗阻问题，内镜微创治疗肝移植术后胆管并发症等。

主编简介

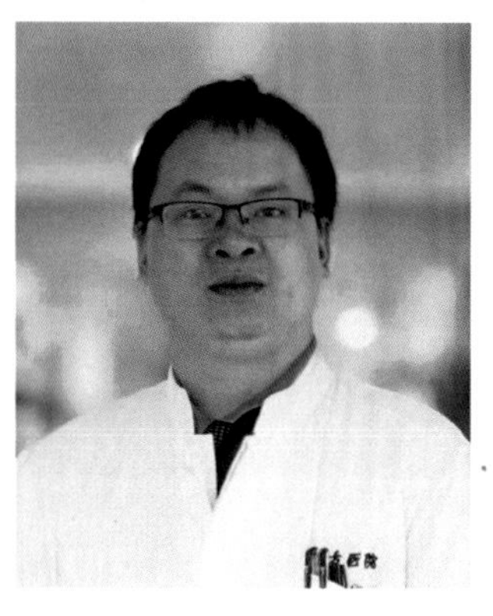

蔡景理

男，上海市东方医院胆石病中心副主任医师，副教授，医学博士，硕士生导师。参编《微创伤外科临床新技术》《微创普通外科全真手术》等专著4部，发表论文20余篇。曾获上海市科技进步奖二等奖1项、浙江省医药卫生科技创新奖二等奖1项。主持教育部博士点专项科研基金1项，主持浙江省自然科学基金项目1项，主持浙江省卫生厅课题1项。担任上海中西医结合学会外科专业委员会内镜和腔镜外科学组委员

专业擅长：胆囊结石、胆囊息肉、急慢性胆囊炎、胆囊腺肌症、肝内外胆管结石、胆囊及胆道良恶性肿瘤的诊断和治疗。腹腔镜胆囊切除手术、腹腔镜保胆取石手术、腹腔镜胆囊息肉保胆取息肉术、腹腔镜困难胆囊手术、结直肠手术、普外科常规手术等。

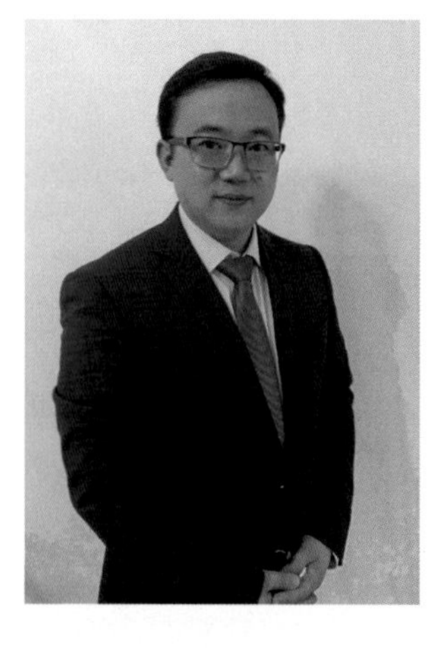

张诚

男，医学硕士，曾在韩国亚洲大学肝移植中心进修，现就职于同济大学附属东方医院胆石中心，主治医师。擅长胆石病及并发症的内镜治疗（腹腔镜、胆道镜、十二指肠镜、子母胆道镜），每年完成经内镜逆行胰胆管造影600余例。发表学术论文100余篇，其中SCI收录论文11篇，发表中华系列论文37篇，授权发明专利21项、实用新型专利120余项。获省科技进步三等奖1项，市科技进步一等奖1项、三等奖2项，恩德斯医学科技进步一、二等奖各1项。担任《中国普通外科杂志》中青年编委，《肝胆胰外科杂志》通讯编委，《中国内镜杂志》《实用医学杂志》审稿专家，中国医师协会内镜医师分会内镜微创保胆委员会委员。

编委会

参编人员：（以姓氏笔画为序）

马　鹏（武汉大学人民医院）
王　波（同济大学附属东方医院）
王晓亮（复旦大学附属浦东医院）
尤永梅（同济大学附属东方医院）
田伏洲（中国人民解放军西部战区总医院）
刘　双（山东省第二人民医院）
刘京山（北京大学首钢医院）
李　甫（上海中药大学附属曙光医院）
李晓刚（同济大学附属东方医院）
杨士明（山东省第二人民医院）
杨玉龙（同济大学附属东方医院）
何川琦（同济大学附属东方医院）
宋玲玲（大连大学附属中山医院）
张　凯（同济大学附属东方医院）
张　诚（同济大学附属东方医院）
张伟英（同济大学附属东方医院）
张博森（同济大学附属东方医院）
陆瑞琪（同济大学附属东方医院）
林美举（大连大学附属中山医院）
胡　海（同济大学附属东方医院）
高秀珍（同济大学附属东方医院）
黄安华（同济大学附属东方医院）
崔　峥（同济大学附属东方医院）
蔡景理（同济大学附属东方医院）

前　言

胆囊是胆道系统的重要组成部分，不仅具有储存、浓缩和排泄胆汁的功能，还具有调节胆道压力、分泌黏液、免疫和保护等近十种功能。胆囊结石是胆道外科的常见病和多发病，发病率达 10% 以上。胆囊结石可引起腹痛、感染、黄疸等问题，仍然是我国乃至全球急需解决的重要公共卫生问题。

胆囊结石的最早记录可追溯到古埃及第二十一王朝（前 1085 年 -945 年）的某位女祭司木乃伊身上，距今已有 3000 年前历史。19 世纪中期之后，随着解剖学、麻醉学和外科学的发展，胆囊结石的治疗也逐步由内科治疗向外科手术转变。

1882 年，德国医生 Langenbuch 完成了世界上首例胆囊切除术。1987 年，法国医生 Mouret 报道了首例腹腔镜胆囊切除术。经过 30 多年的发展，腹腔镜胆囊切除术日趋完善和成熟，在手术时间、手术安全性及效果、住院时间等方面的优势得到了循证医学的支持，一度被认为是胆囊良性疾病治疗的“金标准”。从常规 4 孔腹腔镜胆囊切除术，逐步发展到目前的针孔、单孔、隐瘢痕、免气腹等腹腔镜胆囊切除术。

在胆囊手术的发展过程中，1867 年报道了胆囊造瘘术，1988 年报道了内镜去除胆囊结石的胆囊造瘘术。由于结石残留率及复发率较高，上述“保胆”手术并未广泛开展。1992 年，张宝善教授总结以往保胆手术的经验，提出新式内镜微创保胆手术，并强调一定要在使用胆道镜的前提下完成保胆手术。新式内镜微创保胆手术在临床应用以来，取得了满意的临床效果。

刘京山教授、胡海教授、杨玉龙教授等在国内较早开展新式内镜微创保胆手术的临床和基础研究，在胆囊结石和胆囊息肉的保胆手术方面积累了大量的经验。随着腹腔镜、胆道镜、十二指肠镜等多镜联合内镜技术在肝胆胰疾病中的广泛应用，国内开展保胆手术的专家对于胆囊结石的发生机制、治疗手段、预防方法等方面又有了进一步的认识。

本书由二十多位国内具有丰富内镜微创保胆手术经验的专家共同撰写，系统介绍了胆囊相关的基础知识、各种胆囊手术基本方法、特殊类型保胆手术方法，同时阐述了保胆术后结石复发的原因、治疗方法及注意事项，希望本书对胆道外科及内镜医生的临床工作有所裨益。内容的不足之处也希望得到同行的批评和指正。

杨玉龙、张诚

2023 年 6 月

目　录

上篇　初级篇

下篇　高级篇

上篇　初级篇

第一章　基础解剖

第一节　胆　囊

一、胆囊形态

胆囊（gallbladder）为囊性器官，呈梨形，长 5 ～ 8 cm，宽 3 ～ 5 cm，容积 40 ～ 60 mL，内压约 2.94 kPa（30 cmH_2O），位于肝右叶脏面的胆囊床内，亦称之为胆囊窝（gallbladder fossa），胆囊在此处借血管较多的疏松结缔组织与肝脏相连。

胆囊的后上侧（约占胆囊表面的 33%）与肝右叶脏面的胆囊床相连，并与小血管甚至小胆管相通。其余部分被腹膜包裹，称为浆膜。约有 10% 的胆囊完全被腹膜包裹，形成胆囊肝脏系膜，胆囊动脉可由此经过，副肝管可在此与胆囊、胆囊管或胆总管相连，部分迷走胆管可由此进入胆囊。

胆囊通常被划分为三个部分，即底部、体部和颈部，颈部逐渐延伸为囊管。事实上，胆囊应分为六个部分：底部（fundus）、体部（body）、漏斗部（infundibulum）、颈部（neck）、壶腹部（ampulla）和囊管（cystic duct）。

胆囊底部为盲端，位于胆囊的远端，多属游离部分；底部向左上方延伸为体部，体部与胆囊床相连。胆囊体部近端下缘为漏斗部，其与周围浆膜不相连，因此具有较大的伸缩性。漏斗部内侧面有一憩室状偏心膨出部，称为壶腹部，亦称 Hartmann 袋（Hartmann's pouch），该部位结石的填塞常引起急性胆囊炎，有时可压迫胆总管引起 Mirizzi 综合征。漏斗部向右上方弯曲变窄形成胆囊颈部，胆囊颈很短，与其内层黏膜瓣相当，颈部上、下方均有疏松组织与肝、十二指肠相连，称为胆囊十二指肠系膜（cholecystoduodenal ligament）。囊管起自胆囊颈部，当存在 Hartmann 袋时，则囊管起自该袋的左上方，颈部形似“S”形虹管，颈部内的黏膜有螺旋瓣（spiral fold），其和囊管内的黏膜瓣相连，因此不少学者将颈部和囊管统称为颈管。

二、胆囊壁

胆囊壁分为黏膜、黏膜下层、肌层和外膜四层。

1. 黏膜

胆囊黏膜呈金黄色，由单层高柱状上皮细胞组成，不含杯状细胞。细胞顶部稍隆凸，有不明显的纹状缘，胞浆内含有中性脂滴、类脂质小泡及一些黏液颗粒。细胞核呈卵圆形，位于细胞基底部。胆囊细胞具有强大的吸收作用，同时黏膜形成许多高而分支的皱襞，皱襞彼此重叠，形成肉眼可见的皱襞网，并随着胆囊壁的扩展而改变其高度，显著增加了黏膜的面积及其浓缩胆汁的能力。上皮固有膜较薄，其中富含大量的弹力纤维、小血管和淋巴管。在胆囊底部和漏斗颈部存在黏膜腺，有时在固有膜或肌层可见由上皮凹陷而成的小窝，这就是所谓的罗－阿氏窦（Rokitansky–Aschoff sinus），似腺窦。胆囊底部和胆囊颈部存在腺窦，其可分泌黏液。当胆囊炎合并胆囊管梗阻时，胆囊一方面不断地吸收胆汁；另一方面又持续不断地分泌黏液，因此形成胆囊的黏液性积液。

2. 黏膜下层

黏膜下层极不发达，因此黏膜似直接和纤维肌层相连。

3. 肌层

肌层由两层肌纤维组成，内为纵行，外为环行，以底部和漏斗部最多，肌纤维彼此并不相连，中间为疏松弹力纤维。肌层和浆膜之间有一层疏松的蜂窝组织，内有丰富的淋巴管和小血管，在胆囊发生急性炎症时，该部位的水肿可使浆膜层浮起，便于手术剥离。

4. 外膜

胆囊的外膜较厚，胆囊与肝脏相接触的部分为纤维结缔组织，而胆囊的游离部则为浆膜，该浆膜与肝脏浆膜相连接。在胆囊与肝相接处的外膜内常有一种管状结构，可能是胆管系在发生过程中的残迹，称为胆囊下肝管。在正常的情况下胆囊呈淡蓝绿色，当外膜有脂肪沉着时，胆囊呈苍白色或黄色，这种改变也被解释为慢性胆囊炎的早期表现之一。

三、胆囊管

1. 胆囊管

胆囊管（cystic duct）位于肝总管和门静脉的右侧，长度变化较大，1 ～ 5 cm 不等。较长的胆囊管可绕成圈，向上贴近肝门，向下贴近漏斗部。个别更长的胆囊管还可和胆总管分离，甚至单独进入十二指肠。短的胆囊管可直接和肝总管相连。胆囊管的平均长度为 2 ～ 2.5 cm，直径为 2 ～ 4 mm。胆囊管本身具有括约肌样作用，故可调节胆囊充盈；胆囊管黏膜有黏液腺，其分泌压要高于肝脏分泌胆汁的压力，故其收缩和舒张对胆汁也有推动作用，可促进胆汁的排泄。

2. 螺旋瓣

胆囊管内壁有一连续的 5 ～ 12 个半月形的黏膜皱襞，称为螺旋状壁、螺旋瓣或 Heister 瓣。螺旋瓣的肌肉呈环形分布，具有防止胆囊管过度屈曲打折、过度膨大或缩窄的作用，有利于胆汁的流动，同时能预防继发性胆总管结石的发生。

3. 胆囊管和肝总管的汇合

胆囊管一般在肝十二指肠韧带的中 1/3 范围内并以锐角与肝总管汇合，下 1/3 次之，上 1/3 则较少。其长度的差异主要在于胆囊管与肝总管的汇合形式及部位。

（1）胆囊管与肝总管右侧以直角结合。

（2）胆囊管与肝总管结合前平行分布，并行一段距离，再从肝总管右壁汇入，短者仅为 5 mm，长者可达 23 mm，平均为 12 mm 左右。

（3）胆囊管斜跨过肝总管前方或其后方汇入胆总管左壁。

（4）胆囊管在肝总管前壁汇入。

（5）胆囊管在肝总管后壁汇入。

（6）少数胆囊管汇入肝右管。

（7）少数胆囊管缺如或极短。

（8）胆囊管和肝总管分别伸入十二指肠而不存在胆总管，此时胆囊管和肝总管之间常有连合管存在。

（9）双胆囊管：指一个胆囊有两个胆囊管，双胆囊管存在两种状态，一种是两个胆囊管均正常，彼此并行；另一种是两个胆囊管之一连于右肝管或肝总管。

四、副肝管

副肝管（accessory hepatic duct）的汇合部位在右侧胆囊三角附近，其可汇入胆总管、肝总管、胆囊管，可直接开口于胆囊或右侧副肝管并从胆囊后方汇入胆总管。副肝管开口越接近胆囊管开口，其损伤的概率越大，因此术中要注意辨别。

五、胆囊下肝管

胆囊下肝管（infracholecytohepatic duct）在胚胎学上称为 Luschka 管，也可称为胆囊肝管或胆囊床迷走小胆管，实则是肝内胆管。胆囊下肝管为汇入胆囊并引流肝脏一个区域的肝管，邻近胆囊床处的浅层肝组织。一般认为，胆囊结石及炎症的反复发作是形成胆囊下肝管的主要原因。胆囊下肝管通常仅有 1 支，偶为 2 ～ 3 支。这类肝管粗大者若被切断又未察觉，会引起严重的胆漏。肝门处常见异常肝管，称副胆管（accessory biliary duct），包括上述胆囊下肝管，本质是肝段或肝叶胆管在肝门外汇入左肝管、右肝管或肝总管。此管可能是发育过程中胆囊床处肝组织萎缩后留下的肝内胆管。

六、漏斗颈管

漏斗颈管由胆囊的漏斗部、颈部和囊管等部分组成，它不仅具有虹吸管作用，而且还具有括约肌作用。19 世纪 50 年代即有学者在颈部发现有肌纤维束，1926 年，Lütkens 正式证实颈部和囊管具有括约肌作用。同时有不少学者相信囊管内黏膜瓣也有括约肌作用。近年来有学者发现，漏斗部的肌纤维比较肥厚且具有很大的虹吸管作用，当漏斗部和颈部的肌纤维协同收缩时，可将囊管拉直，然后借由胆囊的收缩特别是胆囊底肌纤维的收缩，将胆汁沿拉直的囊管腔排出。一旦在漏斗部发生炎症、萎缩、胆固醇沉积或肌纤维退化，就会影响其发挥虹吸管作用，乃至虹吸管作用消失。因此可以认为，漏斗颈管是由单独自主神经或内分泌激素支配的括约肌，而且它对胆囊的排空作用影响极大。

七、胆囊血供

胆囊的血供由肝外胆管壁上的动脉网络及胆囊壁上的胆囊动脉分支提供，在胆囊管连接肝总管的上方常有来自胆管壁的一支细动脉。

1. 胆囊动脉

胆囊动脉（cystic artery）的走行分为三种：胆囊三角型、非胆囊三角型和混合型。约 85% 的胆囊动脉是肝右动脉在十二指肠上部经胆总管后方至胆囊三角内发出的，其向右前方直达胆囊颈部，并在此处分为深浅两支，其中浅支为有浆膜覆盖的胆囊供血，而深支则为胆囊床邻近的胆囊和肝组织供血。少数胆囊动脉来自肝固有动脉、肝总动脉、肝左动脉、胃十二指肠动脉或肠系膜上动脉等。约 80% 的胆囊动脉仅为 1 条，但是约 20% 可能存在多条胆囊动脉。

2. 胆囊三角

由胆囊管、肝总管及其上方的肝脏共同围成的一个三角区称胆囊三角，即 Calot 三角（Calot triangle），若左右肝管汇合口较低，右肝管可代替肝总管。96% 的胆囊动脉须经过此三角区后进入胆囊，其深部有门静脉右支穿过。若胆囊管进入肝总管的位置较高，或有局部炎症，都能使胆囊三角变小，此时胆囊管的淋巴结可因此移落三角区内。此外，变异的肝动脉或肝管也常在此，故外科医师称胆囊三角为危险三角区。在胆道手术时，特别是在做胆囊切除术时尤其要注意这种变异，以防发生意外损伤。

胆囊有多条小静脉，在胆囊底部、体部、颈部的静脉可通过胆囊窝结缔组织内的胆囊静脉直接进入肝脏，并注入门静脉，这是胆囊癌通过血型转移到肝脏的重要途径。在分离胆总管时常发生出血，因为胆囊下面的静脉多经过肝总管或胆总管静脉丛汇入门静脉右支或门静脉主干。

八、胆囊神经

胆囊分布着丰富的神经纤维，主要来自腹腔丛发出的迷走神经和交感神经。迷走神经使胆囊壁平滑肌收缩，而交感神经使之松弛。行胆囊切除时，如过度牵拉胆囊引起迷走神经兴奋，可诱发胆心反射，严重者可产生胆心综合征，甚至有发生心搏骤停的可能。胆囊的部分感觉神经来自右膈神经的分支，因此胆囊疾病往往伴有右肩、肩胛部和腰部疼痛。

九、胆囊淋巴引流

胆囊淋巴由位于胆囊两侧的毛细淋巴管引流，两侧间有吻合。左侧淋巴管主要注入胆囊三角内侧近胆囊管上方的胆囊淋巴结，此处淋巴结是胆囊的哨兵淋巴结；右侧淋巴管主要随胆囊管及胆囊淋巴结的输出管一起注入小网膜缘的网膜孔淋巴结。胆囊管周围的淋巴结可视为胆囊淋巴回流的第一站。

胆囊的淋巴输出有以下途径：①胰腺后方路径，淋巴引流沿肝十二指肠韧带右侧缘往下至胰头后方，是胆囊淋巴引流的主要途径；②腹腔动脉旁路径，淋巴引流沿肝十二指肠韧带左侧缘，经肝动脉旁淋巴结，至腹腔动脉旁淋巴结；③肠系膜上动脉根部路径，淋巴引流经肝十二指肠内淋巴结下行，至胰腺后方的肠系膜上动脉根部淋巴结。

十、胆囊变异

胆囊具有多种解剖学变异，如位置、形态、数目上的变异，甚至可以先天性胆囊缺如为主。

1. 先天性胆囊缺如

人类发生先天性胆囊缺如或发育不全的变异极为罕见。据统计，截至 1978 年，全世界文献报告此类变异不足 200 例。尸检发现先天性胆囊缺如比例为 1/7500，其中 2/3 还合并其他胆道畸形，其余 1/3 则为单纯的胆囊缺如。还应注意，如果胆总管没有结石或其他梗阻病变，则不会使胆总管明显扩大。当然在肯定这种畸形的诊断之前，首先要排除胆囊萎缩或肝内胆囊的可能，有时不易分清，应认真检查鉴别。

Gross 发现先天性胆囊缺如患者中女性略多，男女之比为 1 ∶ 2。Smyth 报告先天性胆囊缺如患者同时伴有肝外胆道的畸形或发育不全，常在出生后 6 个月内死亡；若仅有先天性胆囊缺如者，则可能活至成年。

2. 先天性双胆囊、隔膜胆囊和胆囊憩室

先天性双胆囊、隔膜胆囊和胆囊憩室（gallbladder diverticulum）的发病率比胆囊缺如者多，约 1/4000。先天性双胆囊的每个胆囊都有它自己的胆囊管，并分别汇入胆总管或联合成“Y”形总胆囊管后再汇入胆总管，或两个胆囊管分别汇入肝外胆管系统。在后一种情况下，第二个胆囊管或副胆囊管终止于胆总管或某一肝管内。双胆囊可能分别或共同为腹膜所包裹，但是副胆囊可在任何异常的位置且大小各异。有时副胆囊也可位于正常胆囊窝内接近正常胆囊，或位于他处，例如肝左叶下面，在这类病例中，副胆囊可与左肝管相通。副胆囊的大小常与正常胆囊相仿，或略小，但其不呈梨状而常呈球状。在临床上，由于胆结石引起的胆总管憩室或胆囊憩室而常被误认为是双胆囊或隔膜胆囊，因此对于 X 线片上的影像要特别谨慎。胆囊憩室可沿胆囊表面在底部至颈部之间的任何部位被发现，憩室最常见于 Hartmann 袋。Mayo 医院一组 2 9701 例被切除的胆囊标本中，发现 25 例有胆囊憩室。

3. 胆囊底下垂

胆囊底下垂又称弗里吉亚帽（Phrygiancap）样胆囊，这种胆囊的变异特点是胆囊底部较长，沿胆囊床外缘反折下垂，形状颇似帽尖部（古亚洲弗里吉亚的地方女帽）下垂。多年来不少学者误认为胆囊底下垂是先天性畸形，并将其作为引起胆结石的原因。目前已否定这个提法，普遍同意 Gross 的意见，即绝大多数的胆囊底下垂属于后天性的。如果在成年人的胆囊造影片上发现此种变异，应首先确认有无导致胆囊淤滞的病变，如囊管梗阻或狭窄、漏斗萎缩、胆囊无力等。尽管胆囊仍有一定的收缩功能，也不能排除这几个病变的存在，而胆囊底下垂（ptosis gallbladder）常说明有这些病变。当然，偶尔也能见到有这些病变而毫无症状的患者。

4. 胆囊管变异

胆囊管与典型连接不同的小变异非常多见。约有 20% 的胆囊管不是直接与肝总管相连，而是先与肝总管平行走行，且在同一结缔组织包膜内，然后再汇入胆总管。有时也可呈螺旋状围绕胆总管。由于胆囊管的变异很大，且又较为常见，故在手术操作时稍不注意，即可将其误伤而难以察觉，直到在手术后发生胆汁性腹膜炎时才引起反思。

胆囊管与肝总管的汇合一般可分为角型、平行型和螺旋型三种。角型指胆囊管和肝总管成角相交并立即汇合成胆总管，其成角范围在 15° ~ 90° ，以 45° 为最多见。平行型为胆囊管与肝总管相遇（此相遇点称为假汇合点）后被一结缔组织所包绕，两管在此结缔组织鞘内平行下降一段距离后再汇合（此点称为真汇合点）。平行型较多见，若两管间平行行走距离短，真汇合点在肝十二指肠韧带内者为短平行型；若真汇合点在十二指肠上部上缘以下为长平行型；在这两型中以短平行型较多见。有学者研究发现，两管平行走行距离平均为 12 mm 左右，最长可达 23 mm，而最短者仅为 5 mm。由于胆囊管与肝总管平行走行一段距离，故在切除胆囊时，应在紧靠真汇合点 0. 5 ~ 1.0 cm 处切断胆囊管。若在假汇合点处立即结扎切断胆囊管，会使胆囊管残端遗留过长而在术后逐渐形成“假胆囊”。螺旋型较少见，胆囊管与肝总管汇合之前，可绕过肝总管的前方或后方，开口于肝总管的前外侧壁或前壁，也可开口于后外侧壁、后壁或内侧壁。螺旋型患者在手术时不仅分离困难，而且常不易在紧邻肝总管处结扎。因此，在手术中必须认真分离相关结构，仔细辨认汇合处的管道关系，以免造成肝总管或胆总管的误伤。胆囊管有时可因胆囊颈部直接汇入肝总管而缺如；偶可见胆囊管直接开口于十二指肠，此时肝总管也直接开口于十二指肠，两者大多平行；若为双胆囊，则两个胆囊管可分别开口于胆总管或十二指肠。胆囊管位于胆囊后方者易被误认为胆囊管缺如，此时手术更应小心分离胆囊后方的组织，仔细寻找胆囊管。但在诸多的变异中，下列几个异常比较多见：①囊管不在正常位置而绕到肝总管后或前 180° 或 360° ，再和肝总管连通；②囊管和肝总管平行向下，经一段距离后再连通；③囊管和右肝管（左肝管较少）相连通；④囊管直接进入十二指肠或在胆总管下端相连通。

5. 胆囊位置变异

胆囊位置变异虽不多见，但在临床上有一定意义，常见下列几种类型。①肝内胆囊：胆囊部分或全部位于肝实质，这类患者在剥离胆囊时常可发生较严重的出血。②左位胆囊：胆囊位于肝左叶的下面。这种畸形有两种情况，一种是内脏全部反位，肝和胆囊均在左侧，但肝和胆囊之间的关系正常。另一种是无内脏反位，仅胆囊位于左侧，这类患者的胆囊位于肝镰状韧带左侧。发生左位胆囊是由于在胎儿的发育过程中，左右侧均发生一个胆囊，但右侧的胆囊逐渐消失而左侧的胆囊依然存在且发挥其功能之故。③横位胆囊：胆囊位于肝横沟内，左、右肝管或肝总管分别引流胆汁入胆囊。

6. 游走胆囊

游走胆囊（wandering gallbladder）有两种常见类型，一种是胆囊管具有明显的系膜，胆囊完全被腹膜包被；另一种是胆囊及胆囊管被明显的系膜悬吊于肝脏下，这种情况并不少见，约占所有胆囊的 5%，其中女性占 84%，男性占 16%。游走胆囊的特殊性在于当胆囊有一长系膜时，或当其游离较甚时，可能会发生扭转。大部分胆囊扭转病例发生在 60 ~ 70 岁，这种扭转常顺时针方向扭转一圈或不到一圈，其扭转的原因尚不清楚，可能是由于老年人支持胆囊周围的脂肪逐渐消失，组织萎缩，加之活动度加大，易发生胆囊扭转（torsion of gallbladder）。

7. 胆囊分隔

此处内容见其他章节。

第二节 肝外胆管

胆道起源于肝内毛细胆管（capillaries），继而汇集成为赫令（Hering）氏管，小叶间胆管，左、右肝管。左、右肝管在肝门处汇成肝总管，继而与胆囊管汇合成胆总管，向下斜行插入十二指肠壁内，与胰管汇合开口于 Oddi 括约肌围绕的十二指肠乳头。临床上一般将左、右肝管结合部以下称为肝外胆管系统。

一、肝外胆管的形态

1. 肝总管

肝总管（common hepatic duct）由左、右肝管汇合而成，汇合点位于门静脉分叉点的右前方，走行于肝十二指肠韧带内，居于肝固有动脉右侧、门静脉右前方，终于胆囊管的汇入点。全长 1.3 ~ 6.0 cm，平均 3.3 cm，外径 0.4 ~ 0.6 cm。有时肝总管前方有肝固有动脉发出的肝右动脉或胆囊动脉穿过，6% ~ 10% 的人有副肝管，1% 的人可无肝总管。

2. 胆总管

胆总管（common bile duct）由胆囊管和肝总管在小网膜游离缘内汇合而成。其长度可因胆囊管和肝总管汇合点的位置高低而有差异，长 5.0 ~ 9.0 cm，平均 7.0 cm，外径 0.6 ~ 0.8 cm，平均 0.7 cm，一般不超过 1.0 cm。胆总管可分为四段，即十二指肠上段、十二指肠后段、胰腺段和十二指肠壁段。

（1）十二指肠上段：自胆总管起至十二指肠上缘为止。此段沿肝十二指肠韧带外缘走行，肝动脉位于其左侧，在接近十二指肠上部附近，向下发出胃十二指肠动脉，肝总动脉干向上延续为肝固有动脉；门静脉在其背侧，而且越向上行越稍偏左。因此，胆总管、门静脉和肝固有动脉是构成肝十二指肠韧带的主要内容物，参与形成小网膜孔的前界。胆总管旁伴随链状的淋巴管和淋巴结。在急性胆囊炎发作时，这些淋巴结明显肿大，以胆囊管前侧和十二指肠球部后的淋巴结肿大最为突出。在肝十二指肠韧带内还有丰富的神经丛和静脉丛。临床上行胆总管探查、引流常在十二指肠上段实施。

（2）十二指肠后段：此段胆总管长 1.5 ~ 2.0 cm，位于十二指肠第一段的后方，其后方为下腔静脉，左侧为门静脉和胃十二指肠动脉。

（3）胰腺段：此段胆总管长 2.0 ~ 3.0 cm，位于十二指肠降部的胰头后“胆总管沟”内，有时在一薄层胰腺组织内或胰被膜下，其左后方为门静脉及肠系膜上静脉。在手术时，可纵行切开十二指肠降部外侧覆膜，从下腔静脉及辅助动脉前侧分离出十二指肠降部及胰头。

（4）十二指肠壁段：包括附十二指肠壁部和十二指肠壁内部两部分。附十二指肠壁部是指胰腺“胆总管沟”与十二指肠壁之间的胆总管，此段胆总管与肠壁相互靠拢平行，长 0.8 ~ 2.2 cm，二者之间仅有结缔组织，而无胰腺组织间隔。该段可呈憩室状膨出，结石易在此处停留并发炎症反应，促使该段与十二指肠形成内瘘。在胆道探查的过程中，胆道探条容易经此穿入胆总管或直接进入十二指肠。十二指肠壁内部是指肠壁内的胆总管部分，长 1.5 ~ 2.0 cm。胆总管与胰管在十二指肠壁外相遇，并行 1.0 ~ 2.0 cm 后斜行穿入十二指肠壁内。

二、肝外胆管壁

肝外胆管黏膜由单层柱状上皮细胞构成，黏膜下为一层坚实的纤维组织层，分为弹力纤维层和胶原纤维层，其中弹力纤维层较薄，靠近黏膜下，而胶原纤维层较厚，位于弹力纤维层的外方，呈环状平行排列。肝内胆管无平滑肌组织，但是自肝总管以下，平滑肌细胞逐步增多，至胆总管下端，形成 Oddi 括约肌，但是肝外胆管肌层欠发达，故胆总管本身无肯定的蠕动功能。在胆道梗阻、慢性炎症、胆管溃疡等情况下，胆管壁的弹力纤维因被破坏而断裂，胶原纤维组织增生，胆管扩张，其中胆管扩张的程度随腔内的压力高低和扩张持续时间的长短而异，但是已经发生扩张的胆管很难恢复到原来的大小。

三、肝外胆管的血管

肝动脉又称肝总动脉，是腹腔动脉的 3 个分支之一。肝总动脉从腹腔干发出后，位于小网膜外层沿胰腺上缘右行，随后转向前上方至幽门或球部上缘，肝总动脉在此分出胃十二指肠动脉和胃右动脉，其后称为肝固有动脉，此动脉斜向右上方，沿门静脉腹面和胆总管左上行至肝总管后方，随后分为肝左、右动脉。肝外胆管的血供主要来自十二指肠上动脉和十二指肠后动脉的分支，并与来自肝固有动脉、胆囊动脉或肝右动脉的分支在胆总管周围互相吻合呈血管网。另外，在半数人体中尚有来自肠系膜上动脉或腹腔动脉分出的门静脉后动脉，该动脉连接十二指肠后动脉后，维持胆总管的供血。

（1）十二指肠上动脉：发自胃十二指肠动脉或肝动脉分处的小动脉，其起于幽门环后上方，然后贴近十二指肠球部上缘，沿胆总管内半圈分布，主要为胆总管上段提供血液。

（2）胰十二指肠上后动脉：有 1 ~ 2 个分支为十二指肠后方的胆总管提供血液。

（3）胰十二指肠血管弓，特别是后弓，主要为 Oddi 括约肌和十二指肠降段提供血液。

（4）肝固有动脉、胆囊动脉或肝右动脉也可有 1 ~ 2 个小分支为肝总管供血。

在肝外胆管的 3 点和 9 点处有纵向的微细动脉，这些微细动脉发出多个分支在肝外胆管的外周附着，并与肝动脉分支发出的微细动脉相连接，形成微细血管网络，而网络中的微细动脉穿过管壁，在黏膜下层形成毛细血管丛。

四、肝外胆管的神经

肝外胆道的运动神经纤维主要来自腹腔神经丛的交感神经和副交感神经（迷走神经），二者均随肝动脉分布于肝外胆管。手术中分离胆道旁血管周围的筋膜时，遇见的韧性结构即为神经组织。

五、肝外胆管的淋巴

肝十二指肠韧带内淋巴结有以下多组：①位于胆总管右侧、引流向小网膜游离缘淋巴结的右侧组淋巴结；②位于韧带左前缘沿肝固有动脉走向的前组淋巴结；③位于韧带深部、沿门静脉方向走行的淋巴结。

第三节　胆胰汇合部

胆胰汇合部是指胆总管、主胰管与十二指肠相交通的部位，是人体的精细结构之一。它受解剖学构型、括约肌功能、内分泌调控、神经支配等影响，共同调节胆汁和胰液的排泄。由于临床诊断困难，使得该部位长时间被看作“腹部外科被遗忘的角落”。随着对胆胰汇合部解剖和功能的研究不断深入，动物实验研究和临床观察均证实该部位的病变与胰胆系统疾病的发生和发展有着密切的联系，包括畸形、炎症、结石、肿瘤等。

一、Oddi 括约肌

胆总管与主胰管在十二指肠壁内汇合，形成一个共同通道并膨大为肝胰壶腹，即 Vater 壶腹，壶腹周围有括约肌，即 Oddi 括约肌，括约肌包括以下四个部分。

（1）胆总管括约肌：位于胆总管末端的环形肌，也是胆总管最有力的肌纤维，其收缩后可关闭胆总管末端。由于该肌纤维的存在，使胆管壁明显增厚，而管腔相对狭窄，因此在胆道造影中可见生理性狭窄切迹。

（2）胰管括约肌：位于胰管的最末端，肌纤维较少甚至缺如。

（3）壶腹括约肌：由十二指肠纵行肌纤维的延续部分和环形肌纤维组成，括约肌纤维在壶腹开口处向肠腔突出而形成十二指肠大乳头，黏膜本身则形成瓣膜样皱襞。

（4）纵肌束：分前、后两束，位于胆总管与胰管之间。

二、胆总管与胰管汇合形式

在正常胚胎发育中，胰胆管于妊娠周期的前 8 周汇合于十二指肠壁外，并随着时间推移，胆总管和胰管逐渐向十二指肠腔内移行，最终共同或分别开口于十二指肠降部下1/3或中1/3处的十二指肠大乳头。人体中约70%的胆管和胰管呈“Y”形汇合，20%的胆管和胰管呈“V”形汇合，分别开口于十二指肠大乳头。在少数人中，胆总管与主胰管分别开口于十二指肠壁。

三、Oddi括约肌的神经体液调节

Oddi括约肌具有收缩和舒张功能，在调节胆汁和胰液的排出，控制细菌、肠液、气体等内容物向胆道和胰管反流方面均具有重要的作用，有胆胰“门户”之称。在所有激素对Oddi括约肌运动调节的研究中，胆囊收缩素（CCK）、胰高血糖素、胃动素、P物质、胃泌素、促胰液素及生长激素释放抑制素，均对括约肌有不同程度的刺激和抑制作用，其中CCK-促胰液素对胆汁分泌的调节作用比较明确。大部分学者认为Oddi括约肌中含有肾上腺素能神经元、胆碱能神经元及含有一氧化氮合成酶的非肾上腺素、非胆碱能神经纤维，其中交感神经兴奋的结果是胆囊松弛和Oddi括约肌收缩，一氧化氮能抑制括约肌收缩，但是乙酰胆碱对Oddi括约肌的调节机制目前并不清楚。笔者认为Oddi括约肌功能障碍（sphincter of Oddi dysfunction，SOD）最终是通过神经纤维来表达，因为SOD患者行内镜下十二指肠乳头括约肌切开术（endoscopic sphincterotomy，EST）后大部分症状消失，少部分症状未消失者以电针刀烧灼乳头3点、6点、9点、12点，点部位，疼痛症状可消失，考虑为EST或灼烧损伤了十二指肠乳头神经束，导致其异常电荷传导中断。

四、胆胰结合部位异常

1. 胰胆管合流异常

胰胆管合流异常（pancreaticobiliary maljunction，PBM）指胰管、胆管在十二指肠壁外汇合，形成过长的壁外共同通道，使十二指肠乳头括约肌不能作用于整个合流部，胆汁、胰液相互反流，引起胆道及胰腺的各种疾病。有文献将PBM列为独立性疾病，目前公认PBM是一种常合并先天性胆总管囊状扩张的先天性疾病。尸检PBM发生率占61.8% ~ 70%，共同通道平均长约5 mm。多数研究认为成年人共同通道长度≥15 mm，小儿共同通道长度≥5 mm，即可诊断为PBM。临床上根据胆总管与主胰管的汇合方式不同分为胆-胰型、胰-胆型及复杂型。磁共振胰胆管成像（magnetic resonance cholangiopancreatography, MRCP）、内镜逆行胰胆管造影术（endoscopic retrograde cholangiopancreatography, ERCP）、经皮经胆道穿刺引流术（percutaneous transhepatic cholangio drainage, PTCD）能清晰地显示PBM的共同通道长度、结构及是否合并胆管扩张，是PBM的常用诊断方法。而胆道镜下发现胆管和胰管开口也属于PBM，该类型

PBM 在 ERCP、MRCP 及 PTCD 上均难以发现。

2.Oddi 括约肌功能障碍

SOD 是指无论有无胆囊切除病史，在胆胰管解剖结构无变化的情况下，因 Oddi 括约肌失去正常的生理功能，胆汁、胰液排出不畅引起胆胰管高压而出现的病理症状，主要表现为腹痛、肝脏或胰腺酶谱升高、胆道或胰管扩张、胰腺炎发作。临床上 SOD 并不少见，特别是在胆囊切除术后，其发生率可达 5%。根据发生机制的不同，将 SOD 分为 Oddi 括约肌狭窄和 Oddi 括约肌运动障碍。近年来，随着 Oddi 括约肌测压（sphincter of Oddi manometry，SOM）、超声检查、核素闪烁扫描、ERCP、磁共振水成像等诊断手段的实施，学者们对 SOD 的诊断有了进一步的认识，其中 SOM 被奉为 SOD 诊断的“金标准”，但是 SOM 操作复杂、技术要求高、术后胰腺炎的发病率较高、费用高，从而限制了 SOM 的临床应用，因此典型的临床症状仍然是诊断 SOD 的首要标准。

3. 十二指肠乳头旁憩室

十二指肠憩室是指从十二指肠腔向外延伸的袋状或囊状结构，多位于十二指肠降部，其中以十二指肠乳头旁憩室（periampullary diverticulum，PAD）最受临床关注，因其位置的特殊性，它与胆总管结石的发生有着密切的关系，有报道称 PAD 合并胆总管结石的发生率高达 63.6%。PAD 的诊断主要依靠上消化道钡剂造影，低张十二指肠 X 线造影可提高 PAD 的诊断率，十二指肠镜检查可大幅提高 PAD 的发现率。

第二章 胆道生理

第一节 胆汁代谢

一、胆汁的组成

胆汁是一种成分复杂的液体，主要成分是水、有机溶质、无机电解质，其中有机溶质的主要成分是胆汁酸、胆固醇、磷脂和胆红素等。肝胆汁中水分占96% ~ 97%、固体物质占3% ~ 4%，胆囊胆汁中水分占80% ~ 96%，固体物质占4% ~ 20%。

正常人胆汁中胆汁酸分为游离胆汁酸和结合胆汁酸两大类。游离胆汁酸主要有三种，包括胆酸、鹅去氧胆酸和去氧胆酸，此外还有少量的熊去氧胆酸和石胆酸。游离胆汁酸与甘氨酸或牛磺酸结合形成各种结合胆汁酸。胆汁酸与胆汁中的Na^+、K^+形成胆盐，而胆盐是胆汁中的胆汁酸的主要存在形式，其平均浓度为20 ~ 30 mmol/L（20 g/L）。胆固醇占胆汁中固体成分的3% ~ 6%，其平均浓度为2 ~ 3 mmol/L（1 g/L）；胆汁中的磷脂几乎全是卵磷脂，卵磷脂占胆汁中固体成分的25% ~ 30%，其平均浓度为7 mmol/L（5 g/L）；胆红素仅占胆汁中固体成分的1%，其浓度约为0.2 mmol/L（0.2 g/L），主要以结合性胆红素的形式存在，包括80%的胆红素双葡萄糖醛酸酯和18%的胆红素单葡萄糖醛酸酯，而游离胆红素含量极少，含量＜2%。

胆汁酸中无机离子的主要成分为Na^+、K^+、Ca^{2+}、Mg^{2+}、Cl^-、HPO_4^{2+}、HCO_3^-等，还含有微量的重金属，包括Cu^{2+}、Mn^{2+}、Fe^{3+}、Al^{3+}、Zn^{2+}等。胆汁中无机电解质总量约为9 g/L。胆汁中的固体成分还有微量的蛋白质、尿素、某些激素（甲状腺素、性激素等）的代谢产物和酶（碱性磷酸酶、谷氨酰转肽酶等）等。

二、胆汁的分泌

正常人每天分泌800 ~ 1000 mL的胆汁，胆汁分泌是一个复杂的生理过程，其机制至今仍不十分明确。胆汁是由肝脏产生的复杂浆液性液体，胆汁中各种成分都有自己的分泌途径，并不都是由肝细胞的同一部位产生。

胆汁的分泌可分为两个阶段。第一阶段：肝细胞分泌的胆汁先储存在胆小管中，肝胆汁的溶质成分主要为胆酸、胆固醇和其他有机物；第二阶段：胆汁经由胆小管、小叶间胆管排入左肝管、右肝管，最终达到肝总管，此阶段导管的上皮细胞可分泌 Na^+、HCO_3^- 进入胆汁，从而大大增加了胆汁的分泌量。此后胆汁流入胆囊或直接排入十二指肠。因此，胆汁按其来源分为肝细胞性胆汁和胆管性胆汁两种；就其形成机制可分为胆汁酸依赖性胆汁与非胆汁酸依赖性胆汁两种，其中胆汁酸依赖性胆汁约占胆汁的 2/3。胆汁酸依赖性胆汁是指由肝细胞主动分泌胆汁酸，水分被动转运而生成胆汁；非胆汁酸依赖性胆汁的生成取决于胆汁酸中电解质的分泌，胆汁中的电解质大部分无机电解质，尤其是 Na^+ 通过 cAMP 的作用传递。

三、胆汁的功能

肝胆管内胆汁的密度为 1.010 ~ 1.012，pH 为 6.5 ~ 8.6，胆囊内胆汁的密度为 1.012 ~ 1.059，pH 为 6.1 ~ 8.6。胆汁的主要生理功能如下。

（1）乳化脂肪：胆汁酸具有广泛的生物活性，它对食物中的脂肪颗粒具有乳化作用，可促进脂类的消化与吸收。各种胆汁酸均为双亲性分子，能使胆汁酸中的脂肪酸、部分未转化的胆固醇等疏水分子溶于胆汁酸的胶团中，使疏水的脂类在水中乳化为直径为 3 ~ 10 μm 的细小微团，既有利于消化酶的作用，又能刺激胰脂肪酶的分泌及激活，水解脂肪，促进脂类、胆固醇和脂溶性维生素的吸收。当发生胆汁酸生成或分泌缺陷时，粪便中就会出现未消化或未吸收的脂肪，而脂溶性维生素 A、维生素 D、维生素 E、维生素 K 不能完全吸收，可导致脂溶性维生素缺乏。

（2）胆盐有抑制肠管内致病菌生长繁殖和内毒素形成的作用。Cahill 的研究证明胆盐和胆酸在体外能使内毒素灭活，这可能与它的去垢特性有关。胆汁酸和胆盐是细菌内毒素的清除剂，它可直接作用于内毒素脂多糖分子并使之分解破坏，这可能是胆盐抑制从小肠吸收内毒素的基本机制。

（3）刺激蠕动。

（4）中和胃酸等。

四、胆汁酸的肝肠循环

从肠道吸收的胆汁酸经门静脉进入肝，被肝细胞摄取。在肝细胞内，有利胆汁酸被重新合成结合胆汁酸，与新合成的结合胆汁酸一同随胆汁排入小肠，形成胆汁酸的“肝肠循环（enterhepatic circulation）”。在人体内，每餐中进行肝肠循环 2 ~ 3 次，每日总计达 6 ~ 12 次，从肠道吸收的胆汁酸总量为 15 ~ 32 g。由于肝脏每天合成胆汁酸的量仅为 0.4 ~ 0.6 g，而肝胆管的胆汁酸池为 3 ~ 5 g，即使全部倾入小肠也难以满足饱餐后小肠内脂类乳化的需要，因此肝肠循环可以弥补肝脏合成结合胆汁酸的能力不足和满足人体对胆汁酸的生理需要。

未被肠道吸收的小部分胆汁酸在肠道内细菌的作用下，生成多种胆烷酸的衍生物并随粪便排出，每日的排出量与肝脏合成的胆汁酸相当。经过肝肠循环回吸收入肝脏的石胆酸在肝脏中被硫酸化，生成石胆酸硫酸酯。一方面降低了石胆酸的毒性，同时增加了它的水溶性，使其得以经尿液排出；另一方面，进入肠道的石胆酸硫酸酯基本上不再被重吸收而经粪便排出，从而保持了胆汁酸循环的安全性。

胆汁酸的合成、排出和重吸收之间存在一种极为精细的反馈调节关系。摄入胆汁酸后，当胆汁酸经肠吸收，进入肝脏的量增加时，可以抑制 7-a 羟化酶的作用，从而抑制胆固醇合成的限速酶，即羟甲基戊二酰辅酶 A（HMG-CoA）还原酶的活性，进一步抑制肝脏将胆固醇合成胆汁酸。一般来说，每日镜检粪便可发现排出体外的胆汁酸量与肝细胞的生成量相等。胆汁酸排出多、丢失多、重吸收少，则可以促进肝细胞对胆汁酸的合成。

在临床上，可以通过测量血清胆汁酸来反映胆汁酸的肝肠循环情况。在生理条件下，肝细胞对胆汁酸的摄取量比较恒定，永远不会达到饱和状态。正常时的胆汁酸水平，首先反映进入肠道的胆汁酸情况。

（1）餐后胆囊收缩，胆汁进入肠道，血清胆汁酸的含量立即升高；

（2）当肠道对胆汁酸的重吸收不良时，血清胆汁酸低于正常水平；

（3）肝脏对胆汁酸的摄取发生障碍时，血清胆汁酸可以接近门静脉内的含量；

（4）肝细胞合成受损时，初级胆汁酸的含量则降低，胆汁酸池含量变少；

（5）胆汁吸收入肠障碍时，血液内次级胆汁酸含量减少，经尿排出增多；

（6）胆囊病变或切除后，胆汁酸池含量变少，胆汁酸的肝肠循环次数明显增加，表现为餐后血清胆汁酸的峰值变小。

五、胆汁分泌的调节

胆汁分泌受神经及激素的双重调节。迷走神经兴奋，胆汁分泌增加，而交感神经兴奋，胆汁分泌则减少；促胰液素、胃泌素、胰高血糖素、肠血管活性肠肽等可促进胆汁分泌，生长抑素、胰多肽等则能抑制胆汁分泌；胆汁的分泌还受药物和食物的影响，最强的刺激胆汁分泌的物质是促胰液素，而胃酸、脂肪和蛋白质的分解产物由胃进入十二指肠后，能刺激十二指肠黏膜分泌促胰液素和 CCK，两者均可引起胆囊平滑肌的收缩和 Oddi 括约肌的松弛，促使胆囊内的胆汁排入肠道。

（1）促胰液素：由直径> 15 μm 的肝内胆管中分离的胆管细胞可以表达囊性纤维化跨膜转导调节器，而且还可与 Cl^- /HCO_3^- 交换，故此类胆管是促胰液素引发胆汁分泌的主要部位。小鼠的促胰液素与仅存在于胆管细胞上的促胰液素受体结合，调节胆道上皮分泌。促胰液素与受体结合引发细胞环磷酸腺苷水平上升，使低介导的 Cl^- 通道（如

CFTR）开放、活化顶膜上的 Cl^- /HCO_3^- 交换，增加胆汁中碳酸氢盐的富集。蛋白激酶 A 调节促胰液素引发的 Cl^- /HCO_3^- 交换和胆管细胞的体液分泌。PKA 拮抗剂 Sp-cAMPs 能显著增加胆管细胞碳酸氢盐的分泌；而 PKA 抑制剂 Rp-cAMPs 可减少促胰液素引发的体液分泌和 Cl^- /HCO_3^- 交换。胆管结扎 BDL 鼠迷走神经切断或胆汁酸减少引起胆管细胞繁殖减少就会引起 *SR* 基因表达的明显下调。反之，任何引起胆管细胞增殖的物质均可上调 *SR* 基因的表达，因此促胰液素刺激胆管细胞就会引起胆管细胞增殖，从而表现为胆管细胞内 cAMP 水平上调。

（2）促生长素抑制素：胆管结扎 BDL 小鼠肝脏内的促生长素抑制素与 SSTR2 受体亚型（仅在胆管细胞内表达）结合。促生长素抑制素与受体相互结合引起第二信使系统 cAMP 、膜上 Cl^- 流出，最终调节胆管性胆汁分泌。促生长素抑制素抑制胆汁分泌的位点主要集中于大胆管的胆管细胞。

（3）胃泌素：对 BDL 小鼠的基础胆流或碳酸盐富集的胆汁分泌没有影响，但是在体内，胃泌素 G 与其受体 CCK-B 作用抑制促胰液素分泌引发的胆汁分泌，进而降低 *SR* 基因的表达和 cAMP 的合成。

（4）铃蟾肽：Boyer 实验室已经证明在肝内铃蟾肽主要作用于胆管细胞。铃蟾肽活化胆管细胞 Cl^- /HCO_3^- 交换，Cl^- /HCO_3^- 交换与 Na^+/HCO_3^- 转运体相互作用维持细胞内 pH 恒定。

（5）P 物质（substance-P，SP）：是在肝微管水平抑制电解质分泌，可发挥抗利胆效应，而与胆酸依赖性分泌无关。也有研究发现，SP 能提高游离或结合胆汁酸、胆红素、总蛋白和胆固醇等的浓度。

（6）血管活性肠肽（vasoactive intestinal polypeptide，VIP）：是一种具有多种生理功能的神经肽，对胆汁分泌有刺激作用。离体胆管单位模型研究表明，VIP 通过活化 Na^+/HCO_3^- 交换增加 HCO_3^- 分泌，而 Na^+/HCO_3^- 交换只受到 Cl^- 通道抑制剂 NPPB 的抑制。

（7）胰岛素：其与胆管细胞作用刺激胆小管胆汁流。通过 Ca^{2+}- 依赖型 PKC 活化与膜间的转移，胰岛素可以调节多种上皮细胞的功能。促进氯化物、碳酸氢盐的排出等，但是胆盐的排出量一般无变化。

（8）雌激素：雌激素在正常和 BDL 小鼠的胆管细胞内调节胆管细胞增殖。正常和 BDL 小鼠胆管细胞表达雌激素受体有 ER-α 和 ER-β 两种亚型，而肝细胞只表达 ER-α 亚型。增加雌二醇可以显著增加胆管细胞增殖，例如 BDL 小鼠用他莫昔芬（雌激素的抑制剂）可以抑制胆管细胞增殖，诱导 Fas 抗原过表达和细胞凋亡。

（9）内皮素：内皮素 -1 对基础胆流没有作用但是可抑制碳酸氢盐富集的胆汁分泌。

第二节　胆囊生理

一、胆囊功能

胆囊通过吸收、分泌和运动而发挥浓缩、存储和排出胆汁的作用，其主要功能如下。

（1）浓缩存储胆汁：胆囊容积仅为 40 ~ 60 mL，但是 24 小时能接纳 500 mL 以上由肝分泌的胆汁，胆囊黏膜具有强大的吸收水和电解质的功能，胆汁可浓缩 5 ~ 10 倍并存储于胆囊内。

（2）排出胆汁：胆汁的分泌是持续的过程，而胆汁的排放则随食物消化而断续进行，通过胆囊平滑肌收缩和 Oddi 括约肌松弛来实现，受神经系统和体液因素（胃肠道激素、代谢产物、药物等）的调节。排胆时相的长短与食物的种类和量相关，其中 CCK 是胆囊收缩的主要生理性刺激因子。每个排胆时相完成后仍约有 15% 的胆汁留在胆囊内。

（3）分泌功能：胆囊黏膜每天分泌约 20 mL 的碱性黏蛋白，其中 60% ~ 80% 是碳水化合物，15% ~ 25% 是蛋白质。黏蛋白具保护胆囊黏膜的作用，可增加胆汁的润滑性，有利于胆汁的流入和排出。当胆囊发生炎症时，黏蛋白分泌增加，其凝集能力增加，进而促进结石的形成。胆囊管梗阻时，胆汁中胆红素被吸收，胆囊黏膜分泌黏液增加，胆囊内积存的液体呈无色透明，称为白胆汁。积存白胆汁的胆囊称胆囊积水。胆囊黏膜发生慢性炎症时，胆囊内钙盐含量增加，钙盐与黏液混合呈石灰样，称“石灰性胆汁”。

（4）免疫功能：胆囊黏膜分泌的黏蛋白中含有大量的免疫球蛋白（IgA），胆汁中 IgA 的浓度远远高于血液中 IgA 的浓度。胆囊黏膜分泌的 IgA 是肠道 IgA 的主要来源，具有保护肠道黏膜不受次级胆汁酸侵犯的作用。

（5）调节胆道压力：胆囊具有调节胆管内压力平衡的作用，胆囊 Oddi 括约肌收缩、胆囊舒张时，肝胆汁流入胆囊，但是不会引起胆道压力显著升高；胆囊收缩时，胆道压力逐渐升高，一旦胆道压力超过 Oddi 括约肌内压，胆汁就进入十二指肠。当胆管发生炎症或结石引起胆道梗阻时，梗阻上端胆管内压不断升高，所有胆管逐渐扩大，最后累及小胆管和毛细胆管并使其破裂，胆汁经淋巴管反流到体循环，产生反流性黄疸。当梗阻部位位于胆囊管和肝总管汇合部位以下的胆管时，胆囊对胆道压力的升高起到很好的代偿作用，表现为胆囊胀大。

胆囊切除后，肝胆汁由肝内排出且无处可存，不管人体是否需要，都持续不断地排入肠道，胆总管可代偿性扩大，表现为管壁增厚，黏膜腺体肥厚增多，从而使肝胆汁在通过胆管系统时得到一定的浓缩，但是也容易出现一些并发症。

（1）消化不良：胆囊在进餐后就排出胆汁，进高脂、高蛋白饮食就多排，进素食时就少排。餐后需大量胆汁帮助消化时，胆囊已经无应答，容易引起消化不良、腹胀、腹泻，当进食高脂饮食后甚至能发生脂肪泻。

（2）反流性胃炎和食管炎：胆囊存在，进食时胆囊可排出胆汁，空腹时胆囊就不排泄胆汁。十二指肠降部无胆汁存在，即使幽门短时开闭异常时，也无胆汁反流，自然不会发生反流性胃炎和食管炎。当胆囊切除术后胆汁储备功能的丧失，导致胆汁由间歇性和进食有关的排泄变为持续性排入十二指肠，此时胃食管反流增多，同时伴有食管下端括约肌张力明显降低。

（3）胆总管结石发生率明显升高。胆囊切除后，胆囊调节胆道压力平衡的作用消失，而肝分泌出的胆汁不会减少，反而有大量的胆汁经过 Oddi 括约肌开口排入十二指肠腔内，表现为胆汁淤积、排泄不畅，长此以往必然会发生胆总管代偿性扩张病变。扩张的胆总管常使鸟嘴状末端变为圆钝形状，此时急于排出的胆汁流向变成涡流，整体呈旋涡状，这便是涡流学说，也是形成胆石的重要学说之一。此时极易形成胆石，临床实践也证明了这一点。

（4）胆囊切除术后综合征。以往“胆囊切除术后综合征”这一名词是一个模糊的概念，但随着现代影像学诊断技术的进步，已经排除了胆道术后残余结石、胆管损伤等诊断，只有胆道术后发生的 Oddi 括约肌炎症和运动障碍方能称得上“胆囊切除术后综合征”，这一征候的出现与胆囊切除有着密切的关系，这是由胆囊切除后胆管压力增高及免疫功能紊乱所致，临床治疗也甚为困难。

（5）胆囊切除与结肠癌的关系。近年来，许多欧洲学者发现一种现象并产生了相应的疑惑，在结肠癌病例中，不少病例都有胆囊切除的病史，Moorehead 对 100 例 60 岁以上的胆囊切除与 100 例胆囊未切除的病例分析，发现两类病例中患结肠癌的比例为 12 ∶ 3。Morvay 通过动物实验指出，次级胆汁酸能直接增高动物结肠癌的发生率。

Vernivk 等认为胆囊切除后易患结肠癌的现象可由次级胆汁酸论解释。次级胆汁酸能使结肠黏膜细胞有丝分裂增强，容易引起结肠癌变。而近端结肠内的次级胆汁酸浓度较高且右半结肠对次级胆汁酸的吸收大于左半结肠，故胆囊切除后结肠癌好发于右半结肠。其病理生理的改变主要如下。①次级胆汁酸的由来：肝胆管分泌出的胆汁酸为初级胆汁酸，进入肠道后与细菌接触变为次级胆汁酸；②胆囊切除后功能丧失，不能控制胆汁的排泄和胆汁在肠道的分布；因而初级胆汁酸 24 小时持续不断地流入肠道并与细菌接触，产生大量次级胆汁酸，这无疑增加了结肠癌变的危险性。然而，在胆囊功能正常时胆汁只发生在进食时，排出的胆汁酸与细菌接触的机会很少，因而产生次级胆汁酸的量很少，也就降低了结肠癌变的可能性。

（6）胆囊切除与胰腺癌的关系。胰腺癌是恶性程度最高的恶性肿瘤之一，其5年生存率低于5%。Meta分析发现胆囊切除术可能会增加胰腺癌发生的风险，且这种胰腺癌发生增加的风险与地域、性别、研究设计无关，而几个可能的生物学机制为：①胆囊切除术后循环中的胆囊收缩素水平会上升，可能会导致仓鼠胰腺癌的发生和刺激人胰腺癌细胞系的生长；②胆囊切除术后胆盐降解为次级胆汁酸（尤其是脱氧胆酸），而次级胆汁酸或胆汁中的代谢产物可能在动物模型中对胰腺有致癌作用。

（7）胆囊切除与食管腺癌的关系。胆囊切除术后由于胆囊储存胆汁功能的缺失而使十二指肠内胆汁增多，胃内的胆汁也随之增多，进而使胆汁酸反流至食管的机会也增加。在动物模型中发现胆汁对食管黏膜的致癌性超过了单纯的酸性液体反流，而食管腺癌又与胃－食管反流及肥胖密切相关。Lagergren等通过对1965—2008年在瑞典行胆囊切除术的共计345 251例患者进行了长达平均15年的随访，发现其中126例新发食管腺癌病例，表明胆囊切除术后食管腺癌的发病风险明显增高，而食管鳞状细胞癌的发病风险却没有明显增高，这是因为食管鳞状细胞癌的发病与反流无关，同时在有胆囊结石却未行胆囊切除术的患者中，食管腺癌的发病风险未增加。

（8）胆囊切除与肝细胞癌的关系。肝细胞癌常见的病因包括肝炎、肝硬化、黄曲霉毒素、酒精、糖尿病、肥胖等。而最近胆囊切除术与肝细胞癌的关系也逐渐引起了人们的注意。Lagergren等通过对1965—2008年在瑞典行胆囊切除术的共计345 251例患者平均长达15年的随访发现，胆囊切除术后患者从长期来看肝细胞癌发生的风险增加。其可能的机制为：胆囊切除术后胆道压力增加，肝内胆管随之扩张，可能会导致肝组织周围的慢性炎症，而这种慢性炎症可能会导致肝细胞的增殖并最终导致癌变。

二、胆囊运动的神经体液调节

胆囊运动主要指其收缩和舒张。胆囊收缩有三种形式：①节律性收缩，2～6次/分；②紧张性收缩，表现为平滑肌张力增强，促进胆汁排出；③蠕动性收缩，表现为胆囊颈与胆囊管的扩张。一般认为胆囊的收缩舒张功能主要受自主神经、体液因素和某些药物的影响。

1. 胆囊运动的神经调节

在胆囊运动中，神经调节是次要的，而且目前为止神经调节的某些方面未有定论，但是比较一致的意见是刺激迷走神经可使胆囊收缩，并维持胆囊的紧张度。交感神经对胆囊的影响至今尚无统一观点，有学者认为其对胆囊有抑制作用，但是也有学者认为其有较弱的兴奋胆囊的作用。动物实验显示切除狗的迷走神经后，狗的胆汁黏滞性增加，胆汁内含有颗粒物质，不能溶解胆固醇结石。如果在狗胆囊内置入人结石，将引起类似急性胆囊炎的综合征；脂餐后狗胆总管胆汁流量和胆汁酸含量均有明显下降，但是胆固醇含量不变，可引起胆汁酸与胆固醇比例失常，容易诱发结石形成。而当人的迷走神经切除后可出现胆囊扩张、张力降低，静止时胆囊体积增加一倍，同时伴有排空延迟。由于迷走神经同时支配胃、十二指肠和小肠，这些器官功能的改变，亦可间接影响肝胆系统，如胃酸降低、胃排空减慢，可使十二指肠内促胰液素、CCK 的形成减少，同时也可使小肠黏膜产生的 CCK 减少，小肠对胆盐的吸收受到干扰，导致胆汁酸盐的肝肠循环减慢。

2. 胆囊运动的体液调节

一些胃肠激素与胆囊的运动相关。

（1）CCK：是调节胆囊运动的主要激素，该激素由十二指肠和上部空肠黏膜的内分泌细胞，受脂肪和蛋白性食物刺激时所释放。它可以通过血液循环直接兴奋胆囊，兴奋作用较强，可引起胆囊强烈的收缩和 Oddi 括约肌开放，从而将胆汁排入十二指肠。

（2）胃泌素：一方面对胆汁的分泌具有刺激作用，另一方面也对胆囊的紧张度及运动有一定的刺激作用。相关动物实验证实，胃泌素Ⅰ、胃泌素Ⅱ、4 肽胃泌素及 5 肽胃泌素均可引起胆囊运动加强，前两者作用更强些。胃泌素对胆囊的作用也是直接的，可有利于胆囊收缩，且其作用不被抗胆碱能药物及抗肾上腺素药物阻断。

（3）促胰液素：对胆囊无直接作用，但是可以通过加强 CCK 的作用，使 Oddi 括约肌松弛，降低胆管内压力。

上述为胃肠肽激素及多肽类物质，虽然均具有使胆囊收缩的作用，但是效果强弱不等，一般认为 8 肽 CCK ＞ CCK ＞胃泌素Ⅰ、Ⅱ＞ 4 肽胃泌素＞ 5 肽胃泌素。

3. 某些药物

如肾上腺素、垂体后叶素、组织胺、醋甲胆碱等有兴奋胆囊平滑肌的作用，而吗啡、麦角碱、阿托品则对其有抑制作用。

第三节　Oddi 括约肌生理

一、Oddi 括约肌功能

Oddi 括约肌（sphincter of Oddi，SO）是一个具有自主运动功能的器官。正常人消化间期 SO 运动存在两种形式：紧张性收缩和时相性收缩。前者主要是抗反流、调节流入十二指肠的胆汁和胰液流量，后者一方面对前者有辅助功能；另一方面可通过主动的节律性收缩来保持胆管内胆汁的动态流动，以防止细菌滞留和堵塞。也有研究表明人 SO

时相性收缩的主要功能是使壶腹部远端充满胆汁，而对推进胆汁进入十二指肠的作用则较弱。SO 紧张性收缩的电生理特征主要是呈慢波改变，为自发性、肌源性（也可能是 Cajal 源性）。SO 时相性收缩发生于紧张性收缩的基础上，电生理呈快波改变，传导方式分为顺行性、逆行性、同步性三种。整个运动呈动态的周期性变化过程，并与胃肠移行性运动复合波（migrating motor complex，MMC）密切相关。在十二指肠 MMC Ⅲ时，SO 表现为规律的最大幅度和频率的时相性收缩和动作电位，与十二指肠 MMC Ⅲ的时相性收缩频率相同，呈明显相关。SO 的收缩活动是呈位相性的，从 SO 运动起源处向近端或远端推进。SO 运动的功能效应是泵还是阀，即 SO 的收缩是加速还是阻碍胆汁流动一直是被讨论的话题。一般认为，SO 是泵还是阀，主要取决于动物的种类。在人、狗、猫是阀，而在负鼠、草原犬鼠和兔子则为泵。但也有研究认为 SO 的功能可随外界环境因素在泵与阀之间进行转换，例如澳洲负鼠在胆总管低压时为泵，而在高压时为阀。

二、Oddi 括约肌功能的调节

SO 运动受多种神经、体液和局部因素调节，与胆囊、胃窦及十二指肠运动相协调。SO 自主动力为肌源性，可能受 Cajal 间质细胞调节。多种神经调节 SO 运动，同时协调 SO 与十二指肠、胆囊和胃运动。SO 动力改变是 Cajal 细胞、平滑肌神经和生物活性物质信号整合的结果。较多证据表明 SO 含多功能神经元，对某种刺激呈不同反应。SO 运动同时受肌间兴奋性和抑制性两种运动神经元调控，前者释放乙酰胆碱收缩平滑肌，后者释放一氧化氮松弛平滑肌。SO 运动还受多种生物活性物质和药物的影响。

1. 嘌呤

外源性嘌呤经多个 P1、P2 受体影响 SO 运动，诱导复杂的神经反射和非神经反射。需研究内源性嘌呤是否有类似反应，并识别和定位所涉及的受体亚型。

2. 食欲素

食欲素是调节食欲的神经肽。静脉或局部注射食欲素 A 或食欲素 B 增加肌电活动，增加 SO 收缩，影响胆胰液经括约肌流量。阿托品可完全阻止食欲素并增加肌电活动，说明食欲素的 SO 作用需 M 胆碱受体通路的活化。尚需阐明食欲素受体位点，证实其对 SO 动力及经括约肌流量的作用。

3. 钙通道拮抗剂

钙通道拮抗剂常用于治疗心血管病，据报道硝苯地平可减轻其他平滑肌异常引起的疼痛，如 SOD。硝苯地平通过降低 SO 基础压和收缩，缓解 SOD 患者的疼痛。每一种钙通道拮抗剂似乎都可以使用其相关临床上可耐受的浓度抑制 SO 收缩，硝苯地平和非洛地平较维拉帕米更佳。

4. 麻醉药物

ERCP 和 SO 测压用于胆胰疾病诊断。ERCP 和 SO 测压可使用多种麻醉药物，使 SO 松弛的肌松药有利于 ERCP 插管，但可能影响 SO 动力。SO 测压理想麻醉药物不应引起 SO 松弛或收缩。麻醉药物对 SO 动力的作用有争议，目前正研究其用于 ERCP 和 SO 测压。

5. 生长抑素

生长抑素常用于抑制急性胰腺炎的胰腺分泌，其对 SO 动力的影响有争议，许多研究认为生长抑素及类似物抑制 SO，但或有双相和兴奋作用。SO 测压时给予 8 肽生长抑素 100 μg 后胆总管压力增高，对 SO 动力无影响；给予 14 肽生长抑素 250 μg/h 后 SO 基础压力和收缩幅度增高，追加剂量后 SO 压力回到基线。临床应用生长抑素类似物应考虑种类和剂量，小剂量可能增加 SO 活动，加重 ERCP 诱发胰腺炎；大剂量则抑制 SO 活动，预防 ERCP 诱发胰腺炎。8 肽生长抑素对 SO 动力无作用，不建议应用。

6. 一氧化氮

一氧化氮对心血管和胃肠道系统有作用，使 SO 释放一氧化氮的药物可用于临床，松弛 SO 而易于 ERCP 插管，帮助取石，减少 ERCP 诱发胰腺炎，并缓解 SOD 疼痛及吗啡诱导 SO 痉挛性疼痛。一氧化氮及其调节药物对 SO 动力机制尚未阐明。

7. 血管活性肠肽

VIP 是重要的肠抑制神经递质。动物的 VIP 有调节 SO 的作用，其 SO 及邻近的十二指肠中存在一氧化氮合成酶和 VIP 免疫活性神经。人体 SO 和相邻十二指肠存在硝基能和 VIP 神经。病变 SO 神经细胞数目与健康 SO 相似， 但一氧化氮合成酶和 VIP 免疫活性明显下降。抑制性神经支配的下降与胆胰疾病的因果关系有待明确。

8. 胆囊收缩素

不同物种的 CCK 对 SO 动力的调节不同， 取决于 SO 是泵型还是流阻型。CCK 可促进胆汁流入十二指肠。目前，CCK 作用的调节途径仍在继续研究中。

第三章　胆囊结石

胆囊结石是一种常见疾病，西方国家成年人胆囊结石的发病率达 15% ~ 20%，我国的发病率为 4% ~ 7%，而 70% ~ 80% 的胆囊结石为胆固醇结石。对胆囊结石，尤其是胆固醇结石的成因研究一度成为胆管外科的研究热点。胆固醇结石发病机制的研究，已从 Admirand 和 Small 基于热力学的生理化学解释转移到多种因素综合作用的结果，如胆汁成分的改变、肝脏代谢紊乱、胆汁分泌过饱和、胆汁细菌感染、胆汁排泄不畅等。

第一节　胆囊结石的病因

胆囊结石的成因比较复杂，是多因素相互作用的结果，病因及流行病学研究显示，胆囊结石的发生与下列因素有关。

一、年龄

胆囊结石主要见于 40 岁以上的成年人，且与年龄呈正相关。

二、性别

胆囊结石主要见于女性，男女比例为 1 ∶ 3，但随着年龄的增长，其性别比例缩小，50 岁时男女比例为 1 ∶ 1.5，而老年人中男女发病率基本相等。这与雌激素在胆囊结石形成中的作用相关。

三、遗传

现代遗传学证实胆囊结石是一种具有遗传倾向的多基因疾病。1995 年 Paigen 等发现了首个小鼠致石基因即 *Lith-1* 基因，迄今已经有 23 种 *Lith* 基因被确认，其中 *Lith-1* 和 *Lith-2* 的重要性已被肯定。Henkel 等研究发现，编码胆汁酸盐输出泵或 ABCB11 的基因被认为是 *Lith-1* 最有可能的候选基因。

四、饮食

高脂肪、高蛋白、高热量及低膳食纤维饮食均可提高胆囊结石的发生率，这与胆固醇合成增加、胆囊胆汁中胆固醇过饱和相关，因此肥胖患者容易发生胆囊结石。

五、禁食

因行腹部手术而禁食超过 48 小时的患者患胆囊结石的概率增高，这可能与术后长期禁食引起的胆汁淤积、胆泥形成有关。据报道，在超过 3 个月的完全肠外营养患者中有多于 45% 的成年人和 43% 的儿童发生胆囊结石。

六、多次妊娠

女性妊娠期容易发生神经内分泌系统紊乱，引起胆囊内胆汁淤积，而妊娠期间胆囊内胆固醇含量相对较高，更增加了胆囊结石的发生率。

七、药物

药物与胆囊结石的关系目前争议较大，某些药物，如噻嗪类利尿剂、雌激素、避孕药等可促进结石的形成。

八、胆囊收缩功能异常

胆囊收缩功能异常、排空延迟，引起胆囊内胆汁淤积，致使已形成的胆固醇结晶不能及时排入肠道，从而聚集成石。

九、胃大部切除或迷走神经干切断术后

临床发现胃大部切除或迷走神经干切断术后的患者胆囊结石的发生率显著升高，主要是因为迷走神经切断后使胆囊收缩功能调节受损，胆囊排空延迟，导致胆汁淤积而利于结石形成。

十、胆道感染

胆道感染是胆结石形成的常见原因，彼此互为因果，因此胆囊结石与胆囊炎往往同时存在。杨玉龙等对胆固醇结石进行电镜观察，在结石的核心和外周中均发现有细菌存在，故认为细菌为胆囊结石核心形成的重要因素之一。Kawai 等在 57% 的样本中发现了细菌的 DNA 成分，且这些细菌 100% 为革兰阳性细菌。

十一、脏器结构异常

胆囊颈管过长、Heister 瓣膜过多、十二指肠乳头狭窄、PAD、PBM 等均可导致胆囊结石的形成。

第二节 胆囊结石的形成机制

一、胆汁胆固醇过饱和的机制

胆囊结石多为胆固醇结石，胆汁中胆固醇过饱和是胆石形成的前提条件。近年来，在该领域主要有两大进展：共同成石论的提出和胆盐介导胆固醇运载方式的调节。早在20世纪60年代就有学者描述了胆盐、卵磷脂及胆固醇之间的相互关系和关于胆固醇结石形成机制的著名假说，其认为微胶粒相胆固醇的过饱和是胆固醇结晶析出的基础，胆固醇、卵磷脂、胆盐三者比例失调则会导致结石形成。近年来研究认为胆汁中的其他成分如胆色素、微量金属元素、蛋白质和微生物等，也参与了结石的形成。在此基础上推测胆汁的成石性是胆汁中诸多致石因素的综合表达，并认为胆固醇结石和胆色素结石具有共同的成石启动步骤，胆红素和胆固醇在成石胆汁中共同沉淀和饱和，即“共同成石”，在正常胆汁中则无此关系。然而，微胶粒学说不能解释超过溶解范围的胆固醇并未马上沉淀形成结晶的现象。1983年有学者提出了关于胆固醇溶解和转运机制的新学说“泡”的概念。实验表明胆汁泡才是成石胆固醇的主要载体，单层胆汁泡聚集、融合成复层泡，复层泡进一步聚集导致胆固醇结晶核团形成。因此，胆汁中的泡相胆固醇才是真正的致石胆固醇，而微胶粒相胆固醇则是起缓冲作用的部分。胆固醇在微胶粒相和泡相之间存在动态平衡，胆盐对胆固醇在微胶粒相和泡相间的双向移动起重要的调节作用，增加胆盐浓度促使泡相胆固醇向微胶粒相转移，降低胆汁成石性，反之则增加泡相胆固醇浓度，并有助于胆固醇结晶成核和析出。

二、胆石形成学说

胆汁中溶解状态的胆固醇形成胆固醇单水结晶（cholesterol monohydrate crystals，CMC）过程称为成核。目前，在成核活性蛋白研究领域中主要有以下三个方面：①研究表明糖链参与和介导了胆石的形成，对调节成核效应蛋白活性起重要作用；②最强促/抑成核蛋白的筛选和鉴定在众多的成核活性蛋白中究竟哪种最具病理学意义，尚缺乏系统地研究和比较；③胆石的形成与否取决于促/抑成核因子活性的强度比，促成核因子活性超过抑成核因子有助于胆固醇成核，反之则会抑制结石的形成。随着越来越多的促/抗成核因子被不断发现，人们一度期待将这些成分分离出来，并最终用于胆囊胆固醇结石的预防和治疗，遗憾的是，这一目标始终没能实现。近年来，促/抑成核因子的确切作用也受到了质疑。已知胆色素结石的发生与胆道感染密切相关，细菌参加胆固醇结石的形成已引起国内外学者的广泛关注。有研究发现，螺杆菌DNA存在于胆囊结石、胆汁及胆囊黏膜中，并证明了螺杆菌感染和胆囊结石的形成有关。目前，国内外研究推测螺杆菌参与胆结石形成，感染破坏胆囊功能、损伤胆管黏膜，使胆汁淤滞，同时胆囊、胆管损伤后又利于其他细菌的侵袭，促进结石形成。胆汁细菌感染是发生在胆石形成前还是后仍不明确，但可以肯定胆固醇结石不是无菌的。

三、胆囊功能异常

1. 胆囊运动功能异常

胆囊收缩功能异常、排空延迟，使得胆囊内胆汁滞留，而已形成的胆固醇结晶不能被及时排入肠道，反而聚集成石，这是胆石形成机制的经典学说。Jazrawi 等同时应用闪烁照相和超声方法证实，肝胆汁在进入小肠前大部分进入胆囊并很快离开胆囊，这种类似“风箱”样的运动即使在消化间期依然存在；胆囊内这种胆汁成分的不断更换，最终产生“洗刷”作用，不利于结石形成；而胆石症患者的这种“风箱”样运动明显减弱。丁夷峰等通过对无痛性胆囊结石患者脂餐前后的胆囊容积变化进行研究发现，研究组空腹胆囊容积和脂餐后剩余容积均较正常组增大，且排空率下降，随餐后时间延长，正常组 80% 为持续排空，而研究组 48.9% 进入再充盈期，说明其存在明显的胆囊排空功能障碍。另外，也有学者研究发现胆囊收缩功能的异常只存在于胆固醇结石患者，而在胆色素结石患者中则不存在或不明显。

2. 胆囊内分泌及神经调节异常

胆囊运动受内分泌和神经的调控。调节胆囊运动的激素有两类：一类是促动力激素，包括 CCK、胃泌素、促胰液素、胃动素、神经肽 Y、SP 等；另一类为胆囊运动抑制剂，包括肠血管活性肽、生长抑素、胰多肽、肽 YY，以及前列腺素、NO、雌激素等。Miyasaka 等研究显示，在胆囊结石的小鼠中，CCK-A 受体（CCK- AR）基因的表达明显下降，去除 CCK-AR 基因的小鼠胆囊结石发生率明显上升。用放射配基法发现，胆囊收缩减弱组的 CCK 受体（CCK-R）含量和活性都显著低于正常对照组（$P < 0.01$），也低于收缩正常组；而收缩正常组的 CCK-R 活性显著低于正常对照组（$P < 0.01$），但含量与正常对照组无明显差别。由此认为胆囊结石患者胆囊收缩减弱是 CCK-R 的活性和（或）含量降低所致。胃大部分切除、孕激素和应用生长抑素等，都会影响胆囊收缩，导致胆囊结石的发生率明显增加。Das 等报道阿司匹林可改善胆石症患者胆囊排空，并认为长期应用阿司匹林可作为胆囊结石的二级预防。

3. 胆囊黏膜功能异常

正常胆囊上皮有脂质吸收作用，而胆囊结石患者胆囊上皮细胞选择性吸收胆汁胆固醇和卵磷脂的能力均降低。Conter 等认为胆囊结石形成早期卵磷脂与胆汁酸比值升高，胆汁浓缩，产生促成核作用。胆汁的浓缩伴随着胆汁的酸化，而酸化能提高钙在胆汁中的溶解度，有利于胆囊结石的形成。胆囊黏膜分泌蛋白在胆囊结石的形成过程中也具有重要的作用，其中黏糖蛋白就是一种成核因子。

四、脂质代谢异常

胆囊结石的形成与脂质运输、代谢、分泌异常密切相关，血浆高密度脂蛋白胆固醇（high-density lipoprotein cholesterol，HDL-C）介导机体胆固醇的逆转运，将机体过多的胆固醇转运至肝脏代谢。参与该摄取过程的是肝脏清道夫受体（scavenger receptor，SR）2 a1，有研究表明，该受体在调节血脂过程中具有重要作用，它和胆石症的关系正受到学者的关注。文献研究结果证实，HDL-C 是机体的防石因子，可抑制胆固醇合成，尤其是 HDL-C 能将周围组织包括动脉壁的胆固醇运送至肝脏进行代谢，所以认为 HDL-C 可能为防石因子；而低密度脂蛋白胆固醇（low-density lipoprotein cholesterol，LDL-C）是机体的致石因子，与 HDL-C 一同影响血脂的转运及代谢。胆囊结石患者 HDL-C 分解代谢增高，而 LDL-C 合成、分解代谢也均增加，但以合成代谢增加为主，从而导致 HDL-C /LDL-C 比例失常。此外，胰岛素可激活 LDL-C 受体，使血 LDL-C 向肝脏内转运增加，使肝脏内 LDL-C 增高。载脂蛋白 A（apolipoprotein A，ApoA）、载脂蛋白 B（apolipoprotein B，ApoB）分别是血浆高密度脂蛋白（high-density lipoprotein，HDL）和低密度脂蛋白（low-density lipoprotein，LDL）的主要载脂蛋白，故血浆 ApoA 1、ApoB 可以反映 HDL、LDL 的水平。

在胆囊结石的发病机制中，存在抑成核因子和促成核因子，ApoA 1 是一种主要的抑成核因子，而 ApoB 被认为是一种促成核因子（或致石因子），胆囊结石患者的 ApoA 1 降低，ApoB 升高，易于形成胆囊结石，提示脂代谢异常是胆囊结石形成的一个高危因素。

糖尿病患者多合并胆囊结石，而胰岛素抵抗是 2 型糖尿病的特征性改变，胰岛素抵抗可引起高甘油三酯血症，而后者又可影响胰岛素活性，导致或加重胰岛素抵抗，造成恶性循环，故 2 型糖尿病常伴有脂代谢紊乱，主要与肝脏胰岛素抵抗有关。2 型糖尿病伴胆囊结石患者与不伴胆囊结石患者比较，血清甘油三酯（triglyceride，TG）、LDL-C、ApoB 水平均较高，而 HDL-C、ApoA 1 水平则较低，两者比较差异具有显著统计学意义（$P < 0.05$），提示胆囊结石的形成与脂质代谢异常有关。

五、基因学说

胆囊结石的发生除了环境因素外，还与遗传因素有关。流行病学调查显示，胆囊胆固醇结石的发病率在各人种间存在很大的差别。一级亲属胆囊切除术阳性家族史是胆囊胆固醇结石发病的显著危险因素。在症状性胆囊结石的发病因素中，基因作用占 25%，单独环境因素占 62%。这些研究表明，胆囊结石是由多种未确定基因同环境因素相互作用所导致的。

通过对人群、家系和动物研究提示胆固醇结石具有遗传性。迄今已经有 23 种 *Lith* 基因被确认，其中 *Lith-1* 和 *Lith-2* 的重要性已被肯定。有研究发现，编码胆汁酸盐输出泵或 ABCB11 的基因被认为是 *Lith-1* 最有可能的候选基因。已有的研究发现，有些基因，如载脂蛋白 E、胆固醇载脂蛋白 2、LDL 受体、HMG-CoA 还原酶、HDL、胆固醇脂转移因子、胆固醇 7 a- 羟化酶等基因影响胆固醇的代谢；有些基因，如 MDR 族基因影响卵磷脂的转运；有些基因则调节 CCK 及其受体，以及胆汁黏蛋白等。目前认为胆固醇结石是多种基因相互作用的结果，这方面的研究进展将有助于筛选好发人群，对预测和预防胆固醇结石的发生有重要临床价值。

遗传因素是基础，环境因素是通过改变靶基因的结构或靶基因的表达来发挥作用。胆囊结石的基因研究为最终揭示胆囊结石的发病机制找到了一个突破口，它在理论上解释了胆囊结石的发生为何具有一定的遗传倾向。

六、胆汁流出道不畅

胆囊、胆囊管、胆总管及十二指肠乳头病变均可导致胆汁排泄障碍，以十二指肠乳头病变为主。国外研究资料显示，十二指肠乳头病变包括 PAD、PBM、十二指肠乳头炎性狭窄、十二指肠乳头腺瘤等疾病均与胆囊及胆总管结石的形成有密切的关系。

1. 胆囊分隔与泥沙样结石

胆囊分隔是指胆囊由于先天因素或后天因素被分隔成两个相通的腔隙，根据部位的不同，胆囊分隔可位于胆囊底部、体部及颈部。利用超声检查分隔胆囊收缩功能的研究中发现，远端与近端分隔胆囊排空指数具有显著差异，说明胆囊分隔是导致远端胆囊腔内胆汁淤积及结石形成的重要原因。从笔者及所在团队既往的临床经验判断，如分隔孔直径＞ 5 mm，胆道镜可自由进出，此类分隔一般不会引起胆汁的淤积；如超细胆道镜不能通过或难以通过，此类患者术后结石的复发概率较高，但是因病例数较少，目前尚缺乏胆囊结石形成及保胆取石术后结石的复发与胆囊分隔部位及隔孔大小的相关性研究。

远端胆囊腔由于胆汁淤积、炎性增生、罗 - 阿氏窦形成等，对于分隔胆囊的处理，目前仍以胆囊切除为主，而对于近端胆囊形态功能正常者可选择部分胆囊切除，以保留部分胆囊功能。关于部分胆囊切除病例的选择目前仍存在争议，有学者认为胆囊分隔距离胆囊管开口＞ 5 cm 者，可进行部分胆囊切除，残留的胆囊可发挥正常的作用，如果残留胆囊腔过小，如同憩室一般，则无保留价值。但是也有研究发现，残留胆囊腔仅占原胆囊体积的 1/3 也可进行保胆，因为部分胆囊切除术后，残留胆囊会出现代偿性扩张，残留胆囊甚至可扩张到正常大小。除了上述情况之外，笔者及所在团队在临床中观察到，还有一类近胆囊管开口的分隔，此类的隔孔较小，很容易被误认为胆囊管开口，但是与正常的 Heister 瓣膜又有显著的差异，部分胆囊切除难以正常实施。为此笔者及所在团队开展了胆囊肝 / 胆总管侧侧吻合术以建立旁路，该手术又称胆囊肝 / 胆总管成形术，原本用于肝门部胆管狭窄治疗，以胆囊作为肝门狭窄切开整形的修补物，既解决了狭窄问题，又保留了胆囊功能。为了促进胆囊内絮状物、黏蛋白等物质的排出，胆囊肝 / 胆总管成形手术中应该使用带侧孔的“T”形管。

2. 胆囊管与泥沙样结石

胆道镜作为第三双眼睛可在直视下发现胆囊腔内结石、息肉、罗 – 阿氏窦内结石等病变，但是胆囊管目前仍是胆道镜的相对禁区，胆囊管平均长度为 2 ~ 3 cm，直径为 2 ~ 3 mm，而且胆囊管内壁有连续的 5 ~ 12 个 Heister 瓣。临床大样本资料统计显示，胆囊管变异率达 16.33%，以汇入点的变异为主占胆囊管变异的 97.99%，其中胆囊管与肝总管平行低位汇入占 11.36%，胆囊管横过肝总管前面汇入占 30.47%，胆囊管绕过肝总管再汇入占 19.69%，胆囊颈部的囊状凸与胆总管粘连占 29.49%，胆囊管与胆总管高位汇合占 6.98%。胆囊管走行与胆总管的位置关系对降低胆囊切除术中胆管损伤的发生率尤为重要，但是对于保胆手术，其实用性相对较差。目前胆囊管的通畅性大小是决定是否保留胆囊，以及术后结石是否复发的重要因素。对于胆囊颈管通畅性的判断，首先根据流入胆囊的胆汁速度进行判断，其次是胆道镜检查及胆道造影，但其金标准仍是胆道镜下观察。而决定胆道镜能够逐个通过 Heister 瓣膜，最终看见胆总管腔的因素是胆囊管的直径、长度及角度。

工程流量（Q）、管道口径（D），水压差（P）的三者关系：$Q=(H/SL)^{1/2}=[(PD^{5.33})/(10.3n^2pgL)]^{1/2}$，式中 H 为压力水头，$H=P/pg$；S 为管道比阻，$S=10.3n^2$；n 为管内壁糙率；P 为管道首尾的压力差；p 为水的密度；g 为重力加速度；D 为管内径；L 为管长。将此流体力学公式应用于胆汁经胆囊管排泄。可见胆汁经胆囊管进入胆总管的胆汁量与胆囊管直径呈正相关，而与胆囊管的长度、胆汁密度及胆道阻力呈负相关，因此胆囊管越细长、Heister 瓣膜越多、走形越曲折或胆囊管内有碎石，越容易导致胆汁淤积，而且随着胆汁的浓缩及胆汁密度的增大，可引起胆汁淤积的恶性循环。

针对此种胆囊管，理论上通过扩大直径、缩短长度、去除 Heister 瓣、清除胆囊管内结石可降低胆汁淤积 – 泥沙样结石形成的概率，目前条件下可以通过行胆囊肝 / 胆总管侧侧吻合术建立旁路，保持胆汁的排泄通畅。临床研究发现胆囊肝 / 胆总管侧侧吻合术后肝门部胆汁酸浓度明显升高，而 Ca^{2+} 和游离胆红素浓度无明显变化，黏蛋白和过氧化脂质明显降低，而过氧化物歧化酶显著术后升高，胆汁成分的改变具有防止色素结石复发的作用。

3. 胰胆合流异常与保胆取石

（1）SOD与保胆取石

SOD是指由于Oddi括约肌良性狭窄或运动功能障碍导致出现右上腹或上腹部胆胰源性腹痛、胰腺炎或肝功能检查异常等临床表现的一类疾病。临床上多发生在胆囊切除术后数月或数年内，过去称为胆囊切除术后综合征。目前SOD的发病机制仍不清楚，而Oddi括约肌测压，也因其操作困难、有创、所需仪器特殊、相关并发症发生率高等原因不能广泛应用于临床，致使SOD诊断困难，只能用作辅助检查以排除结石、肿瘤或其他胆管梗阻病变时，才考虑SOD的可能。笔者及所在团队曾遇见11例患者，在胆囊结石取净后，部分患者疼痛症状依然存在，甚至有加重；部分患者在术后或术后数月新出现右上腹疼痛，而术前并无上述症状，再次完善上腹部CT、肝胆超声、MRCP，并在除外胆道系统阳性疾病的基础上，使用泮托拉唑、丁溴东莨菪碱、奥曲肽、乌司他汀对症治疗，其后症状缓解而被诊断为SOD。其中10例患者药物治疗后疗效显著，1例患者药物治疗无效，采取EST症状方缓解。由此可见SOD可发生于胆囊尚未切除、胆道系统尚完整的患者，而内镜保胆取石手术亦可诱发SOD。

（2）十二指肠乳头憩室与保胆取石

由于先天性肠肌发育不全、内在肌张力低下，以及年龄增长造成的十二指肠壁退行性病变，共同导致十二指肠黏膜下肌层缺损，十二指肠降部的肠壁在肠腔内高压、肠腔外粘连带牵拉等因素的刺激下，从肌层缺损处向外延伸形成的袋状或囊状结构，该结构称为PAD。笔者及所在团队采取ERCP治疗胆总管结石发现，既往行胆囊切除术或合并胆总管结石者往往合并PAD，多见于50 ~ 59岁及以上者，且随就诊年龄的增长呈逐渐升高的趋势。国内外诸多文献均报道了PAD与原发性胆总管结石的密切关系，其可能的发病机制为憩室内因食物淤积而继发细菌感染，引起乳头炎和（或）乳头功能不全，进而影响胆泥或胆石的排出；憩室压迫胆管，致胆液排流不畅；憩室可能影响Oddi括约肌的收缩功能，引起胆汁反流或排泄不畅；增加胆管内的细菌感染率，激活葡萄糖醛酸酶，水解结合型胆红素为游离胆红素，游离胆红素结合钙盐形成结石核心，促进胆色素结石形成。部分报道指出PAD所致的胆石主要为胆总管结石而非胆囊结石，有文献显示，原发性胆总管结石和胆道探查术后复发性胆总管结石两组的统计学差异尤为明显，而胆囊结石、胆囊结石合并胆总管结石及胆囊切除术后胆总管与非PAD组差异无统计学意义。

在临床工作中发现部分结石复发者，尤其是反复出现胆囊内胆泥或絮状物淤积的高龄患者，行十二指肠镜检查时多可发现乳头旁憩室的存在，对于胆囊泥沙样结石或絮状物淤积者，采取EST及内镜下乳头球囊扩张术（endoscopic papillary ballon dilation，EPBD）后超声检测未再出现絮状物及胆泥淤积。笔者及所在团队将PAD视为胆道系统结石形成、保胆取石术后胆系结石复发的重要原因之一，合并胆石症的 PAD 患者选择 EST 能达到治疗和预防胆系结石复发的双重目的，但是需要术者具备娴熟的十二指肠内镜技术。对于无胆系结石的 PAD 者是否均需行 EST 以预防结石的复发，需要进一步研究证明。

（3）胰胆合流异常与保胆取石

PBM 是指解剖学上胰管与胆管在十二指肠乳头开口处上方十二指肠壁外或胰管和胆管在十二指肠壁外汇流处的先天性解剖学畸形。胰管内压力通常较共同通道内压力高，胰液频繁地反流入胆管，当共同通道存在或胰管处的结石或蛋白填塞物，使胆汁反流至胰管，胆汁和胰液混合生成胆汁酸变异物质及活性胰酶造成胰酶激活，特别是磷脂酶 A2，从而引起胰腺炎、胆系结石、胆胰肿瘤等疾病。笔者及所在团队曾遇见 4 例 PBM 中胆囊造瘘管拔出后发生经瘘道持续性胆汁外漏、胆囊内胆泥淤积 / 泥沙样结石及反复发作的胰腺炎。虽然肝胆 CT、MRCP 及 ERCP 在描述 PBM 中胆管扩张及并发症时均有较高的价值，并能确定汇合类型，但是低位汇合 PBM 对影像学检查并不敏感，往往需要内镜辅助诊断，目前认为胆胰管共同管道小儿≥ 5 mm，成年人≥ 15 mm 即为异常，胆汁内淀粉酶增高也是诊断胰胆管合流异常的一项重要指标。既往在发现 PBM 时，为了防止胆囊癌变，无先天性胆总管扩张的 PBM，尤其是无胆囊结石的相对年轻的女性患者，推荐行腹腔镜下胆囊切除术。但是胆囊结石是 PBM 的产物，结石取净后，病因尚未解除，胆囊切除后，仍有再次发作胰腺炎、胆系结石及胆管癌的可能。为了减少胰液的反流及激活，内镜下乳头括约肌切开以促进胆汁的排泄可能是治疗 PBM 的一种微创而有效的方法。

（4）十二指肠乳头炎与保胆取石

十二指肠乳头炎往往因机械或化学性刺激致所致，长期的炎性刺激能引起乳头狭窄，与胆系结石、胆管炎、胰腺炎、寄生虫病密切相关。但是这一疾病在常规上腹部 CT、超声及 MRCP 上往往缺乏特征性征象。笔者及所在团队曾遇到 3 例保胆取石术后患者，其因存在十二指肠乳头炎而引起胆囊造瘘管拔出后经瘘道持续性胆汁外漏及胆囊内胆泥淤积 / 泥沙样结石，只有当行十二指肠镜检查时才发现十二指肠乳头水肿、绒毛样改变，ERC 显示造影剂排泄延迟，从而被诊断为十二指肠乳头炎。这类患者在临床上往往存在反复发作的胆管炎、胰腺炎、胃十二指肠炎，采取对症及抗感染治疗即可缓解，但是容易反复发作，长时间的胆汁淤积及胆管炎症反应可诱发胆囊内胆泥淤积并形成结石。

（5）十二指肠乳头癌与保胆取石

十二指肠乳头癌临床少见，以直接浸润邻近脏器和淋巴途径转移为主，浸润转移和肿瘤大小无明显关系，存在“ 跳跃”转移的生物学特性，所以胰腺十二指肠切除术

（Whipple 手术）是十二指肠乳头癌的首选术式。由于十二指肠乳头癌的病变位置特殊，一般早期即可引起胆道下段梗阻的症状，临床表现为进行性无痛性黄疸，早期易发现，故手术切除率高，但是未引起胆道梗阻症状时，临床诊断比较困难。本组 1 例十二指肠乳头癌伴胆囊结石患者，因为胆汁的排泄不畅，胆囊内出现胆泥淤积，而在胆囊造瘘管拔出后经瘘道持续性胆汁外漏，胆道造影显示胆总管末端截断。胆汁排泄不畅提示需行十二指肠镜检查，从而发现病因所在。

第三节　胆囊结石

一、临床表现

大多数胆囊结石患者可无明显的不适症状，仅在其健康体检、手术或尸体解剖时偶然发现，这种类型的胆囊结石称为静止性胆囊结石。还有一部分患者表现为胆绞痛、急性或慢性胆囊炎，主要临床表现如下。

1. 胆绞痛

典型的发作表现是在饱食、进食油腻食物或睡眠中体位改变时，由于胆囊收缩或结石移位加上迷走神经兴奋，结石嵌顿在胆囊壶腹部或胆囊颈部，胆囊排空受阻，胆囊压力升高，胆囊强力收缩而发生胆绞痛。疼痛位于右上腹或上腹部，呈阵发性，或持续性疼痛阵发性加剧，可向右肩胛部或背部放射，部分患者因疼痛剧烈而不能准确说出疼痛的部位，多伴有恶心、呕吐。

2. 胃肠道症状

多数患者仅在禁食过多、吃油腻食物、工作紧张或休息不好时感到上腹部或右上腹隐痛，还可有饱胀不适、嗳气、呃逆等，常被误诊为“胃病”。胆囊结石急性发作时，除腹痛症状外，患者常有恶心、呕吐等胃肠道反应，呕吐物多为内容物，呕吐后腹痛无缓解。急性发作后常有厌油腻、腹胀和消化不良等症状。

3. 寒战与发热

发病的早期可以没有发热或发冷，胆囊发生化脓性感染，可以出现高热和寒战症状。

4. 黄疸

单纯性胆囊结石通常不伴有黄疸，部分患者可出现一过性黄疸，多在剧烈腹痛之后，且黄疸较轻。胆囊管与肝总管伴行过长或胆囊管与肝总管汇合位置过低时，持续嵌顿于胆囊颈部和较大的胆囊结石可压迫肝总管，引起肝总管狭窄，反复的炎症发作可导致胆囊肝总管内瘘、胆囊管消失、结石部分或全部堵塞肝总管，称为 Mirizzi 综合征。临床特点是反复发作的胆囊炎及胆管炎，明显的梗阻性黄疸。影像学检查可见胆囊增大、肝总管扩张而胆总管正常。

5. 继发性胆总管结石

小的胆囊结石可通过胆囊经管进入并停留在胆总管，形成胆总管结石，此类结石称为继发性胆总管结石。

6. 胆源性胰腺炎

进入胆总管的结石可通过 Oddi 括约肌引起括约肌损伤或嵌顿于壶腹内导致胰腺炎发作。

7. 胆囊癌

结石及炎症的长期刺激可诱发胆囊癌变。

8. 内瘘

较大的结石压迫胆囊壁可引起胆囊炎症甚至慢性穿孔，可造成胆囊十二指肠瘘或胆囊结肠瘘，大的结石通过瘘管进入肠道偶尔可引起肠梗阻，称为胆石性肠梗阻。

9. 综合征

（1）胆 – 心综合征

胆 – 心综合征指有胆道系统疾病的患者，在疾病发作时出现类似冠心病的症状、体征及心电图的改变，其中 53% 的患者有心绞痛。以老年患者、有严重胆道疾病者发生率较高。慢性胆道疾病只要近期有发作，再次发作时也易出现冠心病样的症状和体征。

（2）胆 – 胃综合征

胆 – 胃综合征指有胆道系统疾病的患者并发胃十二指肠炎性病变，且常有上腹部隐痛、泛胆汁性苦水和食后饱胀等类似“胃病”的症状。胃镜检查可见胃内有胆汁存在，胃黏膜充血水肿，易出血和（或）呈现萎缩性胃炎改变，在幽门处可见胆汁反流的现象。病理检查胃黏膜呈急性或慢性炎症改变，且有严重炎性细胞浸润，有的还可见肠腺化生、瘤变或腺瘤。胆 – 胃综合征的病因多样，一般认为与胆囊的胆汁贮存功能丧失、胆汁反流、胃黏膜屏障破坏、细菌和毒素影响、神经体液调节功能失调等有一定的关系。

（3）胆囊 – 结肠肝曲粘连综合征

急性胆囊炎时，肿大的胆囊易与结肠肝曲发生粘连，胆囊底部受牵拉，虽然胆囊本身尚能维持基本功能，但是由于餐后胆囊收缩受到影响而常有右上腹部饱满、胀痛，有时还因消化系统受影响而发生恶心和呕吐，立位时可使症状加重。同时，由于结肠肝曲也受胆囊牵拉，可形成锐角，使肠内容物通过困难而致结肠肝曲常有一个较为恒定的积气区。

（4）剑突疼痛综合征

剑突疼痛综合征又称过敏性剑突或前胸壁受压综合征，是属于前胸壁疼痛综合征的分型之一，其特点是剑突部及前胸壁有疼痛。前胸壁疼痛综合征指在急性心肌梗死后1 ~ 2 个月，出现前胸壁及剑突部位疼痛。其发病机制不清，可能与心肌梗死引起反射性血管运动障碍有关，也有学者认为其与变态反应及邻近器官疾病有关。

二、诊断

胆囊结石的诊断主要根据患者的临床表现和体征，但是确诊需要靠影像学检查。

1. 临床表现

胆囊结石临床表现与结石的位置、大小、有无梗阻及感染等因素有关，约 70% 的胆囊结石患者无明显症状，多在体格检查时被超声发现，即“无症状性胆囊结石”。胆囊结石较为常见的症状是反复发作的右上腹不适或右上腹痛，其发作常与油腻饮食、高蛋白饮食有关。少数患者可能会发生胆绞痛，是结石嵌顿于胆囊颈部或胆囊管诱发胆囊、胆道平滑肌及 Oddi 括约肌痉挛收缩，从而引起的绞痛，常在饱食或油腻饮食后发作，表现为右上腹或上腹部持续疼痛伴阵发性加剧，可向右肩、背部放射，如嵌顿结石因体位变动或解痉等药物解除梗阻，则绞痛可缓解。胆囊结石患者常伴有胆源性消化不良，表现为嗳气、饭后饱胀、腹胀和恶心等症状。

2. 体征

胆囊结石在无感染时，一般无特殊体征或仅有上腹部轻压痛，但是当发生急性感染时，可使胆囊肿大且压痛明显，表现为中上腹部压痛、反跳痛、肌紧张、Murphy 征阳性。

3. 影像学检查

影像学检查是确诊胆囊结石的主要手段，其中 B 超检查为首选，其诊断胆囊结石的准确率接近 100%，表现为胆囊内强回声团且随体位改变而移动，其后有声影，可确诊为胆囊结石。胆囊伴有胆囊炎时可显示胆囊肿大，胆囊壁水肿、增厚，胆囊周围积液及“双边征”，胆囊内胆泥淤积或积脓。CT 可显示胆囊内高密度影、胆囊壁增厚，但是部分结石不含钙，CT 可不显影。MRCP 及 MRI 也可显示胆囊结石，但是不作为常规检查。

三、治疗

1. 胆囊结石的传统治疗

对于有症状的胆囊结石患者，首选腹腔镜胆囊切除术治疗，与经典开腹胆囊切除相比，其效果同样确切，但其创伤更小。无症状的胆囊结石患者一般无须积极的手术治疗，可以观察和随诊，但是下列情况需考虑手术治疗：①结石直径≥ 3 cm；②合并需要开腹的手术；③伴有胆囊息肉＞ 1 cm；④胆囊壁增厚；⑤胆囊壁钙化或瓷性胆囊；⑥儿童胆囊结石；⑦合并糖尿病；⑧有心肺功能障碍；⑨偏远或交通不发达地区、野外工作的人员；⑩发现胆囊结石 10 年以上。胆囊结石的传统治疗方法包括：胆囊造瘘术、开腹胆囊切除术、小切口胆囊切除术、腹腔镜胆囊切除术及经自然腔道的胆囊切除术。

（1）开腹胆囊切除术

德国的外科医师 Langenbuch，经过多年的临床解剖和动物实验研究，发现单纯胆囊造瘘取石术后，胆囊结石的复发率高达 80% ~ 90%，提出切除胆囊是消除结石生长的关键，得出胆囊切除可以根治胆囊结石。Langenbuch 认为胆囊切除不是因为胆囊里有结石，而是因为胆囊内能生长结石，他在 1882 年为一位遭受胆绞痛长达 16 年之久的 43 岁男性患者，施行了世界首例开腹胆囊切除手术，4 年后，美国明尼苏达州的 Ohage 医师完成了美国的首例胆囊切除手术，经过 20 多年的临床实践，胆囊切除手术的并发症和死亡率逐渐降低，疗效逐渐提高，越来越多的胆囊结石患者得到治愈，胆囊切除手术成为治疗胆囊结石的最佳方式，在随后的 100 余年，甚至目前，仍为治疗胆囊结石的经典手术，并在临床上广泛应用。

（2）腹腔镜胆囊切除术

1987 年法国 Mouret 医师在做妇科腹腔镜手术时，发现患者同时患有胆囊结石，他一并切除了胆囊，完成了世界上第一例腹腔镜胆囊切除手术，随后 Mouret 与外科医师 Dubois 合作开展腹腔镜胆囊切除手术，但当时并未引起更多的关注，直到 1989 年，Dubois 在美国亚特兰大的外科年会上报道腹腔镜胆囊切除术以后，腹腔镜以其创伤小、出血少、术后疼痛轻、恢复快等优点，为大多数专家学者知晓，自此之后美国有接近 60% 的胆囊结石手术通过腹腔镜完成。在中国，1991 年香港的钟尚志医师在广州医学院演示腹腔镜胆囊切除术，同年 2 月，云南省曲靖市立医院的荀祖武医师完成内地首例胆囊切除手术，随后腹腔镜微创手术在国内迅速发展，受到手术医师的欢迎，也被胆囊结石患者所接受，腹腔镜胆囊切除术已经和开腹胆囊切除手术一样成为治疗胆囊结石的最佳方式。

（3）经脐单孔腹腔镜胆囊切除手术

尽管腹腔镜手术切口很小，但也会影响腹部的整体美观，随着人们生活水平的不断提高，一些患者不仅要求手术安全，而且对伤口美观程度的要求也越来越高，为此外科医师开始探索使用腹部天生的瘢痕，即经脐部置入腹腔镜器械，应用腹腔镜技术切除胆囊，切口隐藏在脐部，术后疼痛更轻，恢复更快，近乎可以达到腹部“无瘢痕”。1997 年意大利的 Navarra 医师通过两个 10 mm 经脐部的戳卡和三个经腹部的缝线牵引胆囊，率先经脐部切除胆囊。1999 年美国 Piskun 医师通过脐部向腹腔内置入两个 5 mm 穿刺套管，经右上腹壁的两根缝线悬吊胆囊，使用腹腔镜手术技术切除胆囊，胆囊经脐部切口取出，术后无明显并发症，同时达到满意的美观程度。国内，同济大学附属东方医院胡海教授团队率先在国内开展经脐单孔腹腔镜胆囊切除术及隐藏瘢痕胆囊切除术。单孔腹腔镜胆囊切除手术是切口和瘢痕最小的手术之一，但目前仍存在很多困难，如经脐置入腹腔的视频设备和操作器械相互平行，很难在腹腔内形成角度，显露胆囊三角困难，手术时医师很难判定器械的进入深度和位置，影响手术操作，如遇到患者过度肥胖，则手术难度更大。

（4）自然腔道胆囊切除术

伴随着外科医师娴熟掌握微创手术技术，腹腔镜和内镜器械亦日趋完备，微创外科医师更加追求完美，进一步探索无瘢痕手术。1998 年，经自然腔道内镜外科技术（natural orifice translumenal endoscopic surgery，NOTES）的概念首次被提出，2000 年美国约翰霍普金斯大学的 Kalloo 医师尝试经胃探查猪的腹腔，并行肝脏活检，最终取得了成功。2005 年 Park 使用两个经胃的内镜成功切除猪的胆囊。2007 年法国的 Marescaux 医师在临床上报道了经阴道 NOTES 技术切除胆囊。NOTES 技术的出现令人振奋，但 NOTES 不一定适合所有的胆囊结石患者。目前 NOTES 的安全应用还缺少足够的循证医学资料，NOTES 在胆囊牵引、从肝床分离并解剖胆囊、夹闭和切割胆管时仍困难重重。

在切除胆囊时，有下列情况需同时行胆总管探查术：①术前病史、临床表现或影像学检查证实或高度怀疑胆总管有梗阻，包括有梗阻性黄疸，胆总管结石，反复发作的胆绞痛、胆管炎、胰腺炎；②术中证实胆总管有病变，如术中胆道造影证实或扪及胆总管内有结石、蛔虫、肿块，胆总管扩张直径超过 1 cm，胆管壁明显增厚，发现胰腺炎或胰头肿物，胆管穿刺抽出脓性、血性胆汁或泥沙样胆色素颗粒；③胆囊小结石有可能通过胆囊颈管进入胆总管。术中应行胆道造影或胆道镜检查，以避免盲目的胆道探查和不必要的并发症。

2. 保胆取石手术治疗

胆囊结石的保胆治疗方法包括：溶石治疗、体外冲击波碎石及保胆取石手术治疗。保胆取石手术包括开腹保胆取石术、小切口保胆取石术、腹腔镜辅助保胆取石术、全腹腔镜下保胆取石术、单孔腹腔镜保胆取石术、隐瘢痕保胆取石术、经皮经肝保胆取石术、保胆取石并胆囊造瘘术、胆囊肝总管成形术等，目前以腹腔镜下保胆取石术的开展最为广泛。术中在胆道镜直视下使用取石网篮完整取出胆囊腔内结石，用胆道镜进行胆囊管探查，使用胆道镜吸附器及超细网篮，以取净胆囊管结石，最后对胆囊黏膜进行探查，使用胆道镜下电切技术取净胆囊壁间结石，整个取石过程中禁止使用取石钳、取石勺取石，以避免结石残留，减少胆囊黏膜损伤。保胆取石手术治疗目前仍存在争议，对于胆囊功能良好的特定人员可以实施保胆取石手术治疗，如妊娠期胆囊结石、青少年胆囊结石等，但仍需做好结石复发的准备。

第四章　胆囊息肉

胆囊息肉又称胆囊息肉样病变或胆囊隆起性病变，是向胆囊内突出的局限性、息肉样、隆起性病变的总称。多为良性病变，分为非肿瘤性和肿瘤性两大类，大部分为非肿瘤性息肉样病变。常见的如胆固醇样息肉、炎性息肉，少见的如腺肌性增生、黄色肉芽肿、异位胃黏膜或异位胰腺组织。肿瘤性息肉样病变常见肿瘤和腺癌，此外血管瘤、脂肪瘤、平滑肌瘤、神经纤维瘤均属罕见。

第一节　病因及发生机制

胆囊息肉的病因及发病机制较复杂，有些病因目前尚不清楚，需进一步的研究证明。

一、代谢性的原因

常见的胆固醇样息肉主要原因是胆汁中脂质代谢异常。胆汁是非常复杂的溶液，胆汁中的脂质主要由胆汁酸盐、胆固醇、卵磷脂三部分组成。胆汁酸与胆汁中的阳离子（主要是钠、钾离子）结合形成胆汁酸盐（简称胆盐），胆盐约占胆汁固体成分的一半以上。生理状态下胆盐、胆固醇、卵磷脂三者以一定比例溶解于胆汁中，当三者的正常平衡发生改变或在胆道系统的一些病理状态下，胆固醇则形成结晶析出、沉淀，直至胆固醇样息肉形成。胆汁中的胆固醇溶解于胆盐和卵磷脂组成的微胶粒中，胆固醇可能处于微胶粒中的溶液、液晶、结晶体三种物相状态。胆汁中胆盐浓度的高低与胆固醇结晶析出有密切联系，胆盐浓度高，胆固醇易溶解，不易析出；反之，胆汁中胆固醇浓度增高，反馈刺激肝脏合成胆汁酸，以达到新的溶解平衡。因此高胆固醇膳食可以增加胆汁酸的分泌，以溶解多余的胆固醇；相反饥饿、热卡不足、维生素 C 缺乏、蔗糖、精致的淀粉、少纤维素的食品则使胆汁中的胆固醇含量减少，从而抑制胆汁酸的分泌。卵磷脂可对胆汁中的胆固醇起助溶作用，动物实验研究显示，饥饿时胆汁中的卵磷脂减少，增加营养性甘油酸酯时胆汁中的卵磷脂增加。

二、增生性的改变

常见增生性的改变如腺瘤胆囊腺肌增生等，从轻度的慢性炎性细胞浸润到胆囊黏膜的严重破坏、纤维化萎缩，严重时纤维瘢痕增生，完全丧失生理功能。

三、病理性因素

病理性因素包括胆囊管的部分梗阻，胆囊内长时间的胆汁停滞，浓缩胆汁的刺激，胰液反流，胆道的细菌、病毒、霉菌、寄生虫感染。

第二节　病理分型

一、胆固醇样息肉

胆固醇样息肉最为常见，是胆囊胆固醇沉着病的一种，体积较小，直径< 1 cm，并带有蒂，常为多发。显微镜下可见集结的胆固醇晶体有细蒂并与胆囊黏膜相连，有微血管分支，呈绒毛样突起，有密集的泡沫状巨噬细胞。息肉可脱落至胆囊腔内，经 Oddi 括约肌排出时可引起胆绞痛和急性胰腺炎。但脱落的息肉是否成为胆囊结石形成的核心尚未定论。

二、炎性息肉

炎性息肉可以单发或多发，直径< 1 cm，常合并有慢性胆囊炎及胆囊结石。

三、胆囊腺瘤

胆囊腺瘤是胆囊常见的良性肿瘤，属真性肿瘤，发病报道不一，占胆囊息肉样病变的 3.6% ~ 30%，多见于中、老年女性，腺瘤可生长在胆囊的任何部位，以体部、底部较多见，呈乳头状向腔内生长，可为单发或多发，以单发多见，直径 0.2 ~ 0.3 cm，有时可更大甚至充满整个胆囊腔。腺瘤质地软，色泽不一，瘤体呈绒毛状或桑葚状，有蒂或呈广基性与胆囊相连。病理类型以乳头状腺瘤多见，以管状腺瘤或混合状腺瘤少见。乳头状腺瘤可发生出血、坏死、恶性变，有时可脱落至胆囊腔。腺瘤还可合并慢性胆囊炎及胆囊结石。有学者认为胆囊腺瘤属癌前病变，文献报道其癌变率为 6% ~ 36% 不等。

四、腺肌增生或腺肌病

腺肌增生或腺肌病属胆囊的增生性改变，可呈弥漫性改变，其特点是过度增生的胆囊黏膜上皮陷入增厚的肌层，造成局部狭窄或在胆囊底部有局限性的充盈缺损，但胆囊造影时可有造影剂进入其中央，犹如脐状。

第三节　胆囊息肉癌变的高危因素

胆囊息肉大部分为良性息肉，且恶性率较低，但是胆囊息肉与胆囊癌有密切的关系，胆囊息肉中有 8% ~ 15% 为肿瘤性息肉。胆囊癌为高度恶性肿瘤，多无特异性临床症状，易侵犯肝脏并发生转移，发现时患者多为晚期，即使采取根治性切除治疗，预后仍较差。据报道，胆囊癌患者的平均存活时间为 6 个月，5 年生存率仅为 5%，但对早期胆囊癌患者行单纯胆囊切除即可达到临床治愈。因此，早期诊断胆囊癌并尽早进行手术治疗尤为重要。在胆囊息肉中，胆囊腺瘤是一种癌前病变。

目前，术前准确判断胆囊息肉样病变的性质较困难，只能依靠术后病理检查，但是息肉样病变发生肿瘤存在高危因素，主要包括以下 6 个方面：①单发息肉；②直径＞ 10 mm；③广基或蒂粗大；④病变增长快速；⑤年龄＞ 50 岁；⑥合并胆囊结石。对于直径＜ 10 mm 的息肉患者也不能放松警惕，B 超提示胆囊息肉样病变不规则、基底宽、内部回声不均匀、单发息肉或合并结石影应怀疑胆囊息肉癌变。在胆囊结石治疗过程中，笔者及所在团队曾发现一例 3 mm 息肉患者，病理证实其为胆囊癌。

第四节　胆囊息肉

一、临床表现

胆囊息肉的临床表现多样，症状多不典型。从无症状到胆囊炎再到胆囊癌变均有，约 50% 的患者无明显症状或症状轻微，其隐蔽性较强，仅在体检时通过 B 超检查发现。部分胆囊息肉患者以腹痛、腹胀等消化道症状为主，少数患者可有右上腹不适或隐痛、腹泻、恶心、呕吐、食欲下降、厌油腻，极个别患者可引发胆绞痛、阻塞性黄疸、无结石性胆囊炎、胆道出血、胰腺炎等。有 8% ~ 15% 的患者发生癌变，体检可能有右上腹疼痛。

胆囊息肉的症状与其发生的部位有关，发生于胆囊颈部的病变，其临床症状较发生于其他部位的病变重，这可能与病变局部刺激或影响胆囊排空引发的胆囊反射性痉挛有关。

二、诊断

胆囊息肉的诊断主要靠B超，针对本病变的检查手段很多，可以根据实际情况选择。

1. B超检查

B超是本病首选也是最重要的检查方法，典型病变表现为胆囊黏膜面的局部隆起病变，声像图上以强回声或中强回声为主，后方不伴声影或有弱声影。病变不随体位改变而移动，有的病变还可见到蒂，与胆囊壁相连。超声对胆囊息肉的敏感性及特异性均较强，不但可以明确病变的数目、位置、大小，而且可观察是否并发慢性胆囊炎及胆囊结石，比较脂餐前后胆囊大小变化，从而可推测胆囊的收缩功能。

2. 胆囊造影法

胆囊造影法分为口服胆囊造影和静脉胆囊造影，此方法是以往诊断胆囊疾病的主要方法，阳性病例表现为胆囊影像内局限性造影剂充盈缺损，且不随体位改变，同时能评价胆囊的功能，但是对于较小的病变难以发现，部分对造影剂过敏或胆囊因其他病变不显影时则难以诊断，因此假阳性率较高，临床应用较少。

3. CT检查

CT检查可明确病变与胆囊的关系，有无肝浸润或并发胆囊结石等，在诊断胆囊癌时有较高的价值，但是准确率不及超声检查。

三、治疗

1. 胆囊息肉的传统治疗

胆囊息肉病因复杂，病变种类繁多，并且混杂有一定比例的早期胆囊癌及癌前病变。由于绝大多数患者术前难以准确判断息肉样病变的性质，故胆囊息肉的传统治疗为胆囊切除。依据患者有无明显的临床症状、息肉大小、有无恶变或恶变的可能性来决定是否采用传统治疗。

2. 胆囊息肉的保胆疗法

新开展的内镜微创保胆取息肉手术，摒除了旧式方法的错位理念，弥补了手术方法的不足，采取新观点和新技术，取出、取净息肉的同时进行病理检查，对非肿瘤性息肉则可顺利保留胆囊，但是对于腺瘤性息肉或胆囊癌仍需采取胆囊切除或胆囊癌根治性手术治疗。

第五章　保胆取石 / 息肉手术内镜设备

保胆取石 / 息肉手术常用内镜设备包括胆道镜、腹腔镜、十二指肠镜，有时需要用到 SpyGlass 胆道镜、胃镜、胰管镜等，其中胆道镜、腹腔镜及十二指肠镜在保胆取石 / 息肉手术治疗中发挥了重要作用，本章重点介绍上述设备的成像原理、基本结构、种类及常用附件等。

第一节　内镜设备成像原理及结构

一、成像原理

根据成像原理的不同，内镜主要分为纤维内镜和电子内镜两大类，每种内镜根据其功能的不同，又分为多种型号，不同型号的内镜图像处理不尽相同，但是其成像原理及基本结构类似。

（1）纤维内镜：其原理是将冷光源的光传入导光束，导光束的头端（内镜的先端部位）装有凹透镜，导光束传入的光通过凹透镜照射于脏器内腔的黏膜上，这些照射到脏器内腔黏膜面上的光立即被反射。这些反射光再反射至观察系统，按照先后顺序经直角屋脊棱镜、成像物镜、玻璃纤维导像束、目镜等一系列的光学仪器，便能在目镜上观察到被检查的脏器内腔黏膜图像。

（2）电子内镜：其原理是利用电视信息中心装备的光源所发出的光，经内镜内的导光纤维将光导入受检脏器内，依赖于镜身前端、由集成电路片组成的电荷耦合器件（charge coupled device，CCD）接收到脏器内黏膜面反射的光，并将此光的光线变为电荷，收集在陈列的储存单元中，即把图像的光信号转换成电信号，再通过导线将信号输送到电视信息中心，电视信息中心将这些电信号储存和处理，最后传输到电视监视器中，在屏幕上显示出受检脏器黏膜的彩色图像。

二、基本结构

1. 纤维内镜的基本结构

目前，临床上应用的纤维内镜型号较多，分为上消化道内镜和下消化道内镜。上消化道内镜包括食管胃镜、胃镜、十二指肠镜、胆道镜、小肠镜；下消化道内镜包括纤维结肠镜及纤维乙状结肠镜。不同型号的内镜其结构不完全相同，如胃肠镜、胆道镜为前视镜，十二指肠镜为侧视镜，大体可分为光学系统和机械系统两部分。除光源、照相机及摄像系统外，内镜的光学系统由导管束、棱镜、胃镜、导像束及目镜等组成；机械系统由操作部的弯曲钮、固定钮、牵引钢丝、各种管道及外套等组成。大体可分为头端部、弯角部、镜身（软管部）、操纵部（含目镜部）、导光束及其光源插头 5 个部分。

（1）头端部：前端有观察窗（包括物镜及导像束）、照明窗、送气送水孔、器械出口、器械升降器等结构。

（2）弯角部：弯角部能做上、下、左、右 4 个方向的运动。

（3）镜身：镜身连接操作部及弯角部，镜身内有导光束、导像束、送气送水管道、器械管道及牵引钢丝等。

（4）操纵部：由目镜、屈光调节及调焦圈、器械活检插口、吸引按钮、送气送水按钮、弯角钮及固定钮、器械升降钮等组成。

（5）导光束及其光源插头：导光束是内镜与冷光源的连接部分，内有导光束、运气管、送水管、吸引管及控制曝光的电线等。光源插头内部包括装有摄像自动曝光装置的电线插头及导光束插头。光源插头的两侧各有 1 个插头，分别接储水瓶及吸引器，向外还有 1 个接头连接高频电并用于治疗。

2. 电子内镜的基本结构

电子内镜主要由内镜、电视系统信号中心和电视监视器 3 部分组成，电子内镜的基本结构与纤维内镜相似，大体可分为 4 个部分：镜身、操作部、CCD 镜头、导光束及其光源插头。其基本结构还包括活检孔、导光束、软管部、弯曲部、前端部和吸引送气部、送水阀。

第二节　胆道镜

一、胆道镜的历史

胆道镜图像内镜的发展促进了胆道镜的临床应用。1900 年光学玻璃纤维诞生；1923 年，Bakes 用装有反射镜的近似喉镜样的窥镜间接观察胆总管下段，被认为是历史上最原始的胆道镜；现代胆道镜始于 1953 年，wildegans 尝试制成由三棱镜和透镜组成的硬质胆道镜并应用于临床；1965 年，美国的 Shore 和 cAMI 公司成功制造了纤维胆道镜；1971 年德国的 Karl- Sotrz 公司将 Wolf 胆道镜的导光系统微型化，生产出镜身更细、光亮度更高、焦距固定、成像更清晰的 Wildegans 胆道镜及 Berci-Shore 胆道镜；1983 年，美国的 Welch Allyn 公司研制出首台电子内镜，并成功应用于临床，随后日本的 Fujinon 和 Olympus 公司开发了此类产品。随着内镜技术的发展，近年还研制出电子胆道镜、经皮肝胆道镜（PTCS）和经口胆道镜（胆道子母镜），胆道镜检查进入了精密化阶段。

二、胆道镜系统

一套完整的胆道镜系统应包括胆道镜、医用冷光源、图像处理装置、摄像主机、医用监视器、台车、工作站、手术车等。本节以 Olympus 胆道镜系统为例进行说明。

三、附件

胆道镜的附件包括取石网篮、息肉切除器、圈套器、扩张球囊、导丝、碎石导线、高频发生器等。

1. 取石网篮

（1）常规取石网篮：外鞘直径 4.5 Fr；长度 65 cm；网篮直径 2 cm。

（2）超细取石网篮：外鞘直径 3 Fr；长度 65 cm；网篮直径 1 cm。

2. 息肉切除器

（1）电圈套器。

（2）针形刀：外鞘直径 2.2 mm；长度 1950 mm；针长 3 mm；针直径 0.4 mm。

（3）活检钳。

3. 异物钳

4. 球囊扩张导管

不同球囊直径的球囊扩张导管见表 5-2-1。

表 5-2-1 球囊扩张导管分类

球囊长度	球囊直径	导管直径	导管长度
40 mm	4 mm	5.3 Fr	75 cm
40 mm	6 mm	5.3 Fr	75 cm
40 mm	7 mm	5.3 Fr	75 cm

5. 导丝

（1）斑马导丝：直头、弯头；长度 450 cm；直径 0.035 in、0.025 in。

（2）超滑导丝：弯头；长度 150 cm；直径 0.035 in（0.89 mm）。

第三节 十二指肠镜

ERCP是一种无创或微创诊治肝、胆、胰系疾病的重要方法。将十二指肠镜放至十二指肠降段，找到十二指肠乳头，经内镜洁检孔道插入造影导管，并进入乳头开口部、胆管或胰管内，注入造影剂，做X线膜胆管造影，若胰管、胆管同时显影或先后显影称为ERCP；若造影导管仅插入胆管内，注入造影剂仅胆管显影，则称之为内镜逆行胆管造影术（endoscopic retrograde cholangiography，ERC）；若造影导管仅插入胰管内，注入造影剂仅胰管显影，则称为内镜逆行胰管造影术（endoscopic retrograde pancreatography，ERP）。ERCP操作的成功及安全与否，很大程度上取决于操作适应证的选择、术者操作技术的熟练度及介入单位的设备。除了专用的ERCP操作间及放射性检查室外，ERCP必需的设备还包括十二指肠镜、各种辅助设备及附件。

一、十二指肠镜的历史

ERCP技术已有50年的历史。1968年美国乔治·华盛顿大学的McCune等组装了一种内镜下胰胆管插入器械，在Eder式纤维十二指肠镜上装上一根导管，对Vater乳头（又称十二指肠乳头）直视下进行插管，此为首次报告，其成功率仅有25%。随着内镜设备的不断发展，此项技术更为便捷。1970年日本人Oi和Kasugai又相继做了进一步探索，这一技术臻于完美，并在世界范围内广泛应用于临床。国内开展ERCP略晚于国外，1978年陈敏章及王仪生等教授在国内首次报告，直到1990年，经国外著名内镜专家的现场操作演示及培训，我国ERCP诊疗技术才得以逐步普及，成功率也逐渐提高，目前胰胆管显影的成功率与国外相仿，但还存在差距。

在诊断性ERCP进一步完善和提高的同时，各种治疗性ERCP的技术也相继问世，1970年德国的Soehendra教授设计了塑料胆管支架，首次报告了采用内镜下进行胆管内引流术（endoscopic retrograde biliary drainage，ERBD）治疗胆管梗阻。1973年和1974年分别由Kawai、Classen及相马等教授报道了EST治疗胆总管残留结石和复发结石。20世纪80年代初期，上海、天津等地开展EST治疗技术，目前EST已成为胆总管结石的主要治疗手段。1975年川井和永井等首先试行经十二指肠镜行鼻胆管引流成功。1976年有经内镜十二指肠镜套取胆道蛔虫的成功案例。1977年，Web和Classen采用鼻胆管引流术（endoscopic nasobiliary drainage，ENBD）治疗急性化脓性胆管炎，1983年国内于中麟、曾焕章教授首先开展此项技术。在积极开展治疗性ERCP治疗胆道疾病的同时，20世纪80年代初国内相继开展了胰腺疾病的治疗。1982年Seigel报道了胰胆管狭窄的十二指肠镜下水囊胆管扩张术。1983年，Stantiz首创对于乳头括约肌损伤小、有望替代部分 EST 的 EPBD，同年 Seigel 等率先应用塑料支架治疗胰管梗阻性疾病。1985 年 Carrasco 等率先将原用于血管内的可膨胀式金属支架应用于胆管狭窄的治疗，该技术 1989 年在世界范围内广泛用于胆管恶性梗阻的减黄治疗，国内于 1994 年引进此技术，并首先在上海应用。1994 年有采用可膨胀式金属胆道支架治疗胰头癌所致的胆管梗阻的报告，笔者及所在团队于 2013 年开始使用全覆膜自膨式可回收金属支架治疗胆管的良恶性梗阻。急性胰腺炎过去被认为是 ERCP 手术治疗的禁忌证，目前采取内镜下胰管内引流术（endoscopic retrograde pancreatic drainage，ERPD）及内镜下鼻胰管引流术（endoscopic nasopancreatic drainage，ENPD）治疗急性胰腺炎。

在 ERCP 不断发展的同时，其相关的诊断技术也相继问世。1971 年开展了纯胰液的收集及相应的分子生物学检查，大大地提高了胰腺疾病的诊断正确率。1975 年开展了胆管、胰管细胞刷检，提高了胰胆疾病的诊断率。近年腔内超声技术逐步发展，开展了胰胆管腔内超声检查（intraductal ultrasonography，IDUS），并通过内镜在最接近病变的部位进行超声检查，以显示十二指肠及胆胰管的层次结构，其不仅能显示病变所在部位的结构破坏，还可以显示有无浸润、浸润深度，以及周边淋巴结的情况。这些技术弥补了 ERCP 仅能观察管腔形态，不能观察壁内或实质内病变的缺陷。随着医学科学技术的发展，ERCP 还会更加完善。

二、十二指肠镜的分类

在诊断和治疗性 ERCP 的操作中，常规配备有抬钳器的侧视内镜，以辅助插管及其他附件的置入，直径 4.2 mm 和 4.8 mm 的钳道可以使用更大的附件，而钳道直径 2.2 mm，插入部 7.4 mm 的儿童内镜可应用于婴儿的检查，但是小孔径限制了内镜治疗的潜力。通常标准的成人十二指肠能应用于大多数 2 岁以上的儿童，5.5 mm 钳道的十二指肠镜曾用于“子母”内镜系统，但是这套系统因操作困难，现已很少应用。

三、十二指肠镜的附件

十二指肠镜的附件包括：导丝、造影导管、乳头括约肌切开刀、乳头扩张球囊、取石球囊、取石网篮、碎石网篮、胆道内引流管、胰管内引流管、鼻胆引流管、胆道金属支架。

1. 导丝

（1）斑马导丝：直头、弯头；长度 450 cm；直径 0.035 in、0.025 in。

（2）超滑导丝：弯头；长度 260 cm；直径 0.035 in（0.89 mm）。

2. 造影导管

3. 乳头括约肌切开刀

（1）弓形乳头括约肌切开刀；

（2）针状乳头括约肌预切开刀。

4. 取石球囊导管

5. 其他

其他附件还有十二指肠乳头扩张球囊导管；压力泵；胆道内引流管；鼻胆引流管；胰管内引流管；鼻翼引流管；胆道金属支架；注射针；止血夹；圈套器。

第四节　腹腔镜

腹腔镜手术具有创伤小、术后疼痛轻、恢复快、住院时间短等优点，有些不适于开腹手术的患者也可选用腹腔镜手术治疗。

一、腹腔镜历史

腹腔镜技术是在内镜技术的基础上发展起来的，大致可以分为诊断性腔镜时期、治疗性腹腔镜早期和现代外科腹腔镜时期 3 个时期。

诊断性腹腔镜时期主要是建立和发展腹腔镜系统，并初步开展了某些疾病的腹腔镜检查。1901 年，俄罗斯圣彼得堡的一位妇产科医师首次将窥阴器通过腹前壁的小切口插入腹腔并观察腹腔内脏器。同年德国的外科医师用过滤空气建立气腹，将 1 根膀胱镜和 2 根套针插入狗的腹腔进行腹腔内镜的检查，开创了腹腔镜的历史。

治疗性腹腔镜早期，腹腔镜系统和手术器械有了进一步发展和完善。1933 年，Fevers 首先报道了腹腔镜下行肠粘连松解术。1980 年，Kurt Semm 首次成功应用腹腔镜技术施行阑尾切除术。1986 年，Cuschieri 完成了腹腔镜胆囊切除术的动物实验。

现代外科腹腔镜时期许多腹腔镜器械得以发明和改进，促进了腹腔镜手术的长远发展。1987 年，法国妇科医师 Philippe Mouret 为一名疼痛性盆腔粘连及症状性胆囊结石的患者，同时实施了腹腔镜盆腔粘连松解和胆囊切除术。1991 年 2 月，我国云南曲靖第二人民医院荀祖武医师完成了国内首例腹腔镜胆囊切除术，标志着现代外科腹腔镜技术在我国萌芽。

目前，肝胆外科逐步由开腹手术向腔镜手术转变，已经成功开展腹腔镜胆囊切除术、腹腔镜保胆取石 / 息肉术、腹腔镜肝组织活检、肝楔形切除术、改良肝囊肿开窗（或去顶）术、肝段或肝叶切除术、肝癌或胆管癌根治术等。

二、腹腔镜的分型

目前临床应用的腹腔镜较多，生产厂家也多样。

1. 根据用途分型

（1）诊断性腹腔镜：外径 5 ~ 7 mm，一般用于腹腔镜检查及诊断。

（2）治疗性腹腔镜：外径 10 ~ 11 mm，能够提供较大的视野和更好的放大倍数，有的腹腔镜还设计有放置器械的通道。

2. 根据腹腔镜头端设计的不同光学视角分型

（1）前视 0° 镜：观察时符合正常解剖，深浅定位较容易，适合初学者。视觉为直视，有时为仰视，因改变由上向下看的视觉习惯，容易对熟悉的解剖结构做出误判，甚至引起不必要的损伤。

（2）斜视 25° 、30° 、45° 镜，侧视 70° 、90° 、120° 镜。斜视 30° 镜符合人们的视觉习惯，而更大视觉的腹腔镜增加了定位错误的可能性，因此较少用于腹腔手术。

3. 微型腹腔镜

近年来，随着设备及制造技术的发展，出现了直径＜ 3 mm 的诊断及治疗用超细腹腔镜。

4. 根据成像技术分型

（1）2 D 腹腔镜：传统腹腔镜采取二维成像技术，其最大的弱点在于二维平面视野缺乏手术的立体感和空间感，视觉信息相对匮乏。3 D 腹腔镜具有手术视野的单位立体感和手术操作的纵深感，是对传统腹腔镜技术进一步发展的有益补充。

（2）3 D 腹腔镜：三维成像技术在 20 世纪 90 年代已经用于腹腔镜手术系统，解决了传统腹腔镜二维图像在空间定位和辨认解剖结构方面的不足，但当时 3 D 腹腔镜由于分辨率低，容易导致术者视觉疲劳，一直未得到推广应用。

三、腹腔镜系统

腹腔镜系统包括：监视器、摄像系统、腹腔镜主镜、气腹机、冷光源、冲洗水泵、高频电刀、手术器械。

（1）监视器的选择：监视器分 CRT（显像管型）和液晶监视器；按尺寸又分为 14 寸、17 寸、20 寸、21 寸等。

（2）摄像系统：摄像系统由摄像机、光学接口和腹腔镜体组成，它又分单晶片和三晶片及高清摄像系统。

（3）腹腔镜主镜。

（4）气腹机：气腹机有 20 升、30 升和 40 升之分，流量的大小取决于医院对手术的要求，小流量的气腹机容易造成进气量小于出气量，引起视野不清。

（5）冷光源：冷光源分氙灯光源和卤素光源，氙灯光源又有 180 瓦和 300 瓦之分，对于冷光源建议选择氙灯光源，因为氙灯光源一般恒定色温 6000 卡尔文，接近自然光，灯泡寿命达 500 小时，氙灯光源又分自动调光和手动调光，如果选择三晶片摄像机建议配用自动调光 300 瓦氙灯光源，可以达到最佳效果。卤素光源现在一般很少选择，虽然其在价格上比氙灯光源要便宜很多，但是效果不好。

（6）冲洗水泵：主要用于清洗手术器械。

（7）高频电刀： 腹腔镜手术选择高频电刀最好选择大功率的，这样以备后期发展汽化电切镜。

（8）手术器械：如剪刀、双极电凝钳、持针钳等。

四、腹腔镜的附件

1. 冲洗和吸引装置

（1）带冲洗和吸引装置的全自动 CO_2 气腹机：CO_2 气源经除尘过滤后注入无菌生理盐水瓶中，可用于腹腔冲洗。该机器内同时有一个负压吸引泵，可用于左腹腔内吸引。

（2）单独的冲洗和吸引装置：利用负压吸引泵的吸引端做腹腔镜吸引，再通过排气端向生理盐水瓶内加压进行腹腔冲洗。

（3）简易冲洗和吸引装置：将生理盐水袋放置于加压袋中，通过向加压袋内手动注入空气，挤压生理盐水袋进行腹腔冲洗，并通过单独负压吸引泵进行腹腔吸引。

2. 切割止血系统

高频发生器是腹腔镜手术进行切割、电凝止血的常用工具，此外还有激光刀、超声刀、氩气刀、微波刀等进行剥离和止血。

3. 内镜超声系统

内镜超声系统是一种内镜和超声相结合的消化系统疾病诊疗技术，它将微型高频超声探头装在内镜前端，内镜可以观察消化道管腔的病变，通过超声扫描，获得管壁各层次组织及周围邻近脏器的超声图像，结合弹性成像、超声造影及超声内镜引导下细针穿刺，进一步评估病变的性质。

4. 其他器械

腹腔镜手术常用的器械有几十种，包括气腹针、戳卡、抓钳、分离止血钳、齿状抓钳、沟状电极、电凝铲、分离剪、冲洗吸引管、金属夹与施夹器、标本袋、缝合结扎用具、胆道造影用具、腹腔内吻合器和钉匣。

第六章　保胆取石/息肉手术适应证与禁忌证

第一节　《内镜微创保胆手术指南（2011版）》

中国医师协会内镜医师分会微创保胆委员会于2011年10月22日在上海召开的第三届内镜微创保胆学术大会上讨论通过《内镜微创保胆手术指南（2011版）》。

一、胆囊结石保胆手术适应证及禁忌证

1. 适应证

（1）经B超或其他影像学检查确诊为胆囊结石者；

（2）经 ^{99}Te ECT或口服胆囊造影证实胆囊功能正常；

（3）胆囊未显影，但术中能够取净结石，证实胆囊管通畅者。

2. 禁忌证

（1）胆囊萎缩、胆囊腔消失者；

（2）胆囊管内结石，术中内镜无法发现、无法取出者；

（3）胆囊管经术中造影证实梗阻，无法解除者；

（4）胆囊有弥漫性壁间结石存在者；

（5）胆囊结石伴癌变者。

3. 适应证及禁忌证解读

保胆取石手术适应证中，首先强调诊断明确。胆囊结石不仅是指发生于胆囊内的结石，还包括胆囊颈管结石及罗－阿氏窦内结石（胆囊壁间结石、黏膜下结石）。胆囊结石的检查方法有B超、CT及MRCP，其中超声为检查胆囊结石的首选方法，阳性率达95%，但是对于胆囊管结石阳性率较低，Laing等研究表明，术前对于胆囊管结石诊断的准确率B超为29%。笔者及所在团队对术中确诊为胆囊管结石的患者进行回顾性研究发现，超声诊断胆囊管结石的准确率为6.7%，CT为20%，而MRCP仅有4.4%，3种方式联合诊断的阳性率也只有22.2%。因此，常规检查未发现胆囊结石，而存在急性胆囊炎、胆囊增大时，需考虑胆囊管结石存在的可能，^{99}Te ECT或口服胆囊造影可判断胆

囊管是否存在堵塞。其次胆囊结石的大小直接影响B超的检查结果，对于细小的泥沙样结石，超声往往诊断为胆囊内胆泥淤积。罗－阿氏窦内结石体积较小、位置固定，超声医师认识不足，往往认为其是“胆囊壁胆固醇结晶”。上述众多原因导致胆囊结石的漏诊和误诊。

胆囊功能包括浓缩存储胆汁、排出胆汁、分泌功能、免疫功能及调节胆道压力。指南中指出，经 ^{99}Te ECT或口服胆囊造影证实胆囊功能正常。不仅能判断胆囊管的通畅情况，而且能测定胆囊的储存、浓缩及收缩功能，其中口服胆囊造影已经淘汰，鲜有医院开展，而 ^{99}Te ECT不但有放射性，而且操作复杂，需要专门仪器，普及较困难。

二、胆囊息肉保胆手术适应证及禁忌证

1. 适应证

（1）经B超或其他影像学检查确诊为胆囊息肉者；

（2）息肉直径≥ 5 mm 者。

2. 禁忌证

（1）胆囊息肉癌变者；

（2）胆囊腔内活动性出血经止血无效者。

第二节　《现代内镜保胆取石术（2011年）》

一、胆囊结石保胆取石手术适应证及禁忌证

1. 适应证

（1）症状性胆囊结石非急性期者；

（2）胆囊有收缩功能及分泌功能者；

（3）经B超或其他影像学检查诊断为胆囊结石者；

（4）患者有临床症状；

（5）经 ^{99}Te ECT或口服胆囊造影，胆囊显影，功能良好者；

（6）经 ^{99}Te ECT或口服胆囊造影虽然不显影，但术前评估能够取净结石者；

（7）术前行MRCP除外肝外胆管结石者；

（8）无胆囊管梗阻，不合并胆总管结石、狭窄，无急、慢性胰腺炎病史者。

2. 禁忌证

（1）胆囊萎缩、胆囊壁增厚及胆囊腔消失者；

（2）胆囊癌变者；

（3）Mirizzi 综合征者；

（4）证明胆囊已完全丧失功能者；

（5）胆囊管经术中造影证实梗阻者；

（6）术中 B 超或造影间发现胆囊管内结石，而术中胆道镜无法发现者。

3. 适应证及禁忌证解读

在接受保胆取石手术治疗的患者中，大部分为症状性胆囊结石，一部分为体检发现胆囊结石。在症状性胆囊结石患者中，部分患者反复发作右上腹绞痛，还有一部分患者未发作急性胆囊炎，但是存在油腻饮食后剑突下、左上腹、右上腹或右侧肩背部不适、反酸等症状，在除外胃肠道疾病的基础上，也考虑为胆囊结石的刺激症状，这部分患者的手术指征明确。对于无任何症状的胆囊结石患者，胆囊结石可刺激胆囊黏膜，导致胆囊出现慢性炎症，从而出现胆囊壁增厚，也可诱发急性胆囊炎，结石的反复刺激，甚至有诱发胆囊癌变、继发性胆总管结石、胆源性胰腺炎的可能，因此无症状的胆囊结石具有手术指征。笔者及所在团队在临床中观察到，无症状性胆囊结石，尤其是体检发现的胆囊结石，胆囊黏膜无损伤者，与急性期胆囊结石相比，具有手术时间短、并发症少、术后恢复更快、住院时间短等优点，因此建议患者在平稳期采取主动性保胆手术治疗，而非急性期被迫保胆。

急性期胆囊结石多伴有不同程度的胆囊壁及胆囊黏膜炎性水肿，部分胆囊甚至存在胆囊化脓性或坏疽。在胆囊切除作为治疗胆囊结石关键的前提下，医师多选择胆囊切除，而不愿意行胆囊造瘘术，但是从保胆角度看，对于病情危重或年老体衰不能耐受胆囊切除、胆囊周围粘连紧密、周围解剖关系不清而切除困难者，可先实施胆囊造瘘术，部分患者不但能因此保留胆囊及其功能，更重要的是降低胆管损伤，因为很多胆管损伤就是在操作复杂胆囊切除时发生的。对胆囊恢复不良者，为了降低术后胆囊结石的复发概率，可行二期胆囊切除术。对于胆囊急性水肿，胆囊造瘘术不只限于急重症胆囊结石患者，在保胆理论的支持下，胆囊造瘘术在胆囊结石的治疗中也可发挥更大的价值。当发生急性胆囊炎时，胆囊壁增厚、充血、水肿，组织脆，取石过程中容易导致胆囊黏膜损伤而出血，血凝块及胆囊黏膜分泌的黏蛋白等物质是术后胆囊结石复发的重要原因，胆囊造瘘不仅能引流这些成核因子，降低保胆取石术后结石的复发概率，而且易于炎症因子的排出，促进胆囊炎症水肿的消退，降低二期手术胆囊的切除率及保胆后结石的复发率。因此，部分急性期胆囊结石患者亦可行保胆手术，而且术后效果较好，大部分患者的胆囊壁厚度可恢复正常。

Mirizzi 综合征是指因胆囊颈或胆囊管结石嵌顿压迫引起肝总管狭窄，或同时有炎症，甚至合并化脓性胆管炎，导致梗阻性黄疸和肝损害。依照 Csendes 分型决定具体术式：Ⅰ型尚未形成内瘘，可行胆囊切除术，但Calot三角解剖困难者强行分离有发生胆管损伤的可能；Ⅱ型瘘口较小，可直接缝合，而炎症明显、瘘口较大者应做胆囊部分切除，残留胆囊壁覆盖修补瘘口，同时行T管引流；Ⅲ、Ⅳ型瘘口较大，切除胆囊取净结石后，行肝总管空肠Roux-en-Y吻合术较为妥当。对于胆管狭窄或缺损，田伏洲等设计了皮下通道型胆囊肝胆管成形术（subcutaneous tunnel and hepatocholangioplasty with the use of gallbladder，STHG），该手术对狭窄胆管切开整形后，以胆囊作为狭窄切开整形的修补物，既解决了狭窄问题，又保留了胆囊的功能、胆汁的生理流向、Oddi括约肌的功能、胃肠道的正常通道。对于胆囊管炎性闭塞或胆囊管内结石无法取净或取出者，采用该手术重建胆囊与胆总管之间的通道，手术扩大的吻合口有利于胆囊及肝总管内的胆汁交换，术后肝门部胆汁中总胆汁酸浓度明显升高，而Ca^{2+}和游离胆红素的浓度及差异不显著，黏蛋白和过氧化脂质明显降低，而过氧化物歧化酶显著升高，术后胆汁成分的变化更有利于防止色素结石的复发。该术式将胆囊固定于腹壁上，通过腹式呼吸运动引起胆囊的收缩及舒张运动，增加胆囊的排空能力。

胆囊结石合并肝内外胆管结石者，可在实施胆总管探查取石的同时行保胆手术，对于合并肝内胆管结石者，可再实施STHG，为复发性肝内胆管结石建立通道，避免再次开腹手术。

二、胆囊息肉保胆手术适应证及禁忌证

1. 适应证

（1）胆囊功能良好，经B超或其他影像学检查确诊为胆囊息肉者；

（2）息肉直径≥ 5 mm者；

（3）胆囊多发息肉者。

2. 禁忌证

（1）病理证实胆囊息肉癌变者；

（2）胆囊息肉创面出血，难以处理者。

第三节 《内镜微创保胆手术指南（2015版）》

中国医师协会内镜医师分会内镜微创保胆专业委员会于2015年7月4日在赤峰召开第五届全国内镜微创保胆学术大会，会上经中国医师协会内镜医师分会微创保胆委员会全体委员讨论通过《内镜微创保胆手术指南（2015版）》。

一、胆囊结石保胆手术适应证及禁忌证

1. 适应证

（1）经 B 超或其他影像学检查确诊为胆囊结石者；

（2）经 ^{99}Te ECT 或口服胆囊造影证实胆囊功能正常者；

（3）经 ^{99}Te ECT 检查胆囊未显影，但术中能够取净结石，证实胆囊管通畅者。

2. 相对适应证

（1）急性、亚急性期胆囊炎合并胆囊结石：根据术中情况决定是否行保胆手术。①胆囊壁组织急性充血、水肿，但经胆囊减压或取出结石后胆囊壁组织柔软、组织层次清晰，胆囊黏膜无缺血坏死灶，可依据胆囊炎症情况放置胆囊引流管，引流 4 ~ 6 周后行胆道镜检查，若结石取净，造影胆囊管通畅，可拔出引流管，保留胆囊；②可以采取经皮经肝胆囊穿刺引流（percutaneous transhepatic gallbladder drainage，PTGD），待急性期过后对胆囊进行二次评估，如胆囊引流管胆汁流出顺畅、胆囊壁厚度＜ 5 mm、胆囊功能良好，可行保胆取石手术。如造瘘管无胆汁流出，胆道造影显示胆囊萎缩、胆囊壁厚薄不均、胆囊管堵塞，则应切除胆囊。

（2）胆囊充满型结石：胆囊结石取出后，胆囊管通畅，胆汁能够重新充盈胆囊，显示为接近形态正常的胆囊，且胆囊壁组织柔软、组织层次清晰，可行保胆取石手术。若胆囊黏膜萎缩、胆囊壁纤维化则应行胆囊切除术。

（3）白胆汁、胆囊萎缩：术中观察胆囊空虚，取出结石后，胆囊管胆汁流入胆囊通畅，胆汁充盈胆囊后显示接近形态正常的胆囊，且胆囊壁组织柔软、组织层次清晰，可行保胆取石手术。

（4）胆囊壁间结石：内镜下取净壁间结石，术后胆囊黏膜炎性水肿较轻，且术前胆囊收缩功能正常者，可行保胆手术。对于Ⅲ°的壁间结石者，如果胆囊黏膜炎症较重或术前胆囊收缩不良，为了预防胆囊内絮状物淤积、短期内结石复发，可行胆囊切除手术。

（5）胆囊腔内分隔：隔孔直径＞ 5 mm，且黏膜正常，胆囊壁厚度≤ 5 mm，可行保胆手术。隔孔直径＜ 5 mm，且近端胆囊＞ 5 cm，可行远端胆囊部分切除，否则应行胆囊切除术。

3. 禁忌证

（1）胆囊萎缩、胆囊腔消失者；

（2）胆囊管内结石术中内镜无法发现、无法取出者；

（3）胆囊管经术中造影证实梗阻，无法解除者；

（4）胆囊有Ⅲ° 以上弥漫性壁间结石存在者；

（5）胆囊黄色肉芽肿及胆囊结石伴癌变者。

二、胆囊息肉保胆手术适应证及禁忌证

1. 适应证

（1）经B超或其他影像学检查确诊为胆囊息肉者；

（2）息肉直径＞ 5 mm 者。

2. 禁忌证

（1）胆囊息肉癌变者；

（2）胆囊高级别上皮内瘤变者；

（3）胆囊息肉切除后创面出血经止血无效者；

（4）合并弥漫性胆囊腺肌症者；

（5）胆囊腺瘤性息肉基底部较宽无法彻底切净者。

第四节 《内镜保胆手术指南（2021 版）》

中国医师协会内镜医师分会内镜微创保胆专业委员会于 2022 年 6 月 11 日在徐州召开全国内镜微创保胆高峰论坛，会上对外正式公布《内镜保胆手术指南（2021 版）》，该指南成为目前内镜保胆手术的最新指南。

一、内镜保胆手术适应证

患者有保胆意愿，并充分了解结石和息肉再发等风险，理解术中需要二次评估胆囊情况，以决定保留或切除胆囊。符合下列适应证者，可行保胆手术。

1. 胆囊结石伴或不伴临床症状

影像学检查确诊为胆囊结石，伴或不伴临床症状，胆囊形态正常，不伴或伴轻微慢性胆囊炎，胆囊壁厚度≤ 5 mm。手术治疗有典型胆道症状的胆囊结石患者，在学术界已达成共识。对于无保胆禁忌者，可行保胆手术。伴有下列危险因素者，建议限期行保胆手术。①胆囊多发细碎结石者；②胆囊充满或几乎充满结石，尚有保胆条件者；③影像学检查提示胆囊颈部结石嵌顿者；④ ECT 检查提示胆囊不显影或显影延迟，但术中可取净结石，证实胆囊管通畅者；⑤胆囊结石直径较大者；⑥胆囊结石增多、增大较快者。

2. 胆囊结石合并肝内、外胆管结石

合并胆总管结石者，可术前或术中行 EST，再行保胆手术，或行保胆手术 + 胆总管探查术。合并肝内胆管结石者，可行保胆手术 + 胆总管探查术，或行 PTCD，胆道镜取

出肝内胆管结石再行保胆手术。需行肝部分切除者，若能保持胆囊的血运及对肝脏的附着，仍可考虑行保胆手术。

3. 胆囊息肉

影像学检查提示胆囊息肉样病变、长径 ＞ 5 mm，或合并胆囊结石、不伴或伴轻微慢性胆囊炎、胆囊壁厚≤ 5 mm、无恶性征象者。

4. 胆囊结石（息肉）合并局限型胆囊腺肌症

胆囊结石（息肉）合并局限型胆囊腺肌症，局部切除腺肌症病变后胆囊长径＞ 5 cm。

二、内镜保胆手术的相对适应证

下列情况需充分评估治疗风险及胆囊的功能，并依据具体情况综合判断，确定手术风险可控的情况下选择保胆手术。对于合并节段型胆囊腺肌症及Ⅲ°罗 – 阿氏窦结石者，保胆手术的远期疗效尚待进一步的前瞻性研究提供证据，建议在患者充分知情但仍有保胆意愿时，谨慎选择保胆手术。

（1）胆囊结石伴急性、亚急性胆囊炎合并胆囊壁炎性水肿且保守治疗有效者，可继续控制饮食及消炎利胆治疗，定期复查，待影像学检查提示胆囊壁炎症水肿消退并再次评估符合保胆条件，可行保胆手术。

（2）胆囊造瘘或穿刺引流后残余胆囊结石（息肉），经影像学及术中胆道镜评估具备保胆条件，可行保胆手术。

（3）合并节段型腺肌症的胆囊病变处可见缩窄环，胆道镜下可见胆囊腔存在分隔。隔孔直径＞ 5 mm，且黏膜正常，胆囊壁厚度≤ 5 mm，可考虑行保胆手术。近端胆囊＞ 5 cm 时，可行远端胆囊部分切除，保留近端胆囊，注意确保狭窄段胆囊壁完全切除。

（4）合并罗 – 阿氏窦结石者，术中胆道镜下取净罗 – 阿氏窦结石，可保留胆囊。鉴于罗 – 阿氏窦结石与术后结石复发相关，对于Ⅲ°罗 – 阿氏窦结石者应慎行保胆手术。

三、内镜保胆手术的禁忌证

保胆手术强调术前评估、术中胆囊外观和胆道镜检查相结合，以最终确定是否保留胆囊。下列情况不建议保留胆囊。

（1）急性胆囊炎合并胆囊化脓、穿孔和坏疽，黄色肉芽肿性胆囊炎；

（2）慢性胆囊炎，胆囊壁均匀增厚＞ 5 mm，或胆囊壁薄厚不均；

（3）胆囊壁纤维化，瓷化胆囊；

（4）胆囊萎缩，术中证实胆囊腔消失，或容积过小；

（5）胆囊管梗阻，术中无法解除；

（6）弥漫型胆囊腺肌症；

（7）节段型胆囊腺肌症，隔孔＜ 5 mm，并且近端胆囊腔过小或远端胆囊壁增厚＞ 5 mm；

（8）弥漫性罗 – 阿氏窦结石；

（9）胆囊恶性肿瘤；

（10）术前影像学检查或术中所见可疑胆囊恶性肿瘤；

（11）胆囊息肉或胆囊占位性病变的术中冰冻提示胆囊恶性肿瘤或高级别上皮内瘤变，或不能确定为良性病变；

（12）术中冰冻病理为良性病变，术后石蜡病理证实为恶性病变，需二期根治性胆囊切除术。

四、附件

1. 胆囊胆固醇沉积分度

0：胆囊黏膜无胆固醇沉积；

Ⅰ°：胆囊黏膜散在少量胆固醇沉积；

Ⅱ°：胆囊黏膜较多胆固醇沉积，或某些局部区域密布胆固醇；

Ⅲ°：整个胆囊黏膜弥漫性分布大量胆固醇。

2. 罗 – 阿氏窦结石分度

0：胆囊壁无罗 – 阿氏窦结石；

Ⅰ°：5 处及以内的罗 – 阿氏窦结石；

Ⅱ°：6 ~ 10 处罗 – 阿氏窦结石；

Ⅲ°：11 处及 11 处以上的罗 – 阿氏窦结石。

紧邻的多个罗 – 阿氏窦结石算作 1 处。

3. 胆囊腺肌症分型

局限型：最常见，为胆囊壁局部增厚，多位于胆囊底部。

节段型：表现为胆囊腔形成一个狭窄环，将胆囊分隔成近、远端两个部分，多位于胆囊体部，可伴有缩窄环处、远端胆囊壁增厚。胆道镜下可见远端胆囊黏膜罗 – 阿氏窦结石形成。

弥漫型：整个胆囊壁弥漫性增厚，可伴有罗 – 阿氏窦结石形成。

4. 胆囊管通畅标准

Ⅰ级标准：胆道镜或超细胆道镜通过胆囊管全程到达胆总管；

Ⅱ级标准：胆道镜下取石网或超细胆道镜下导丝可通过胆囊管到达胆总管，或术中 B 超证实无残余胆囊管结石；

Ⅲ级标准：取石网或导丝未能通过胆囊管，但胆道镜下可见胆汁流入胆囊内，回吸胆囊管无结石细小碎屑流入，胆道镜注水可通畅流入胆囊管，或术中造影证实胆囊管通畅。

5. 胆胰汇合部疾病

胆胰汇合部疾病包括 PBM、PAD 和 SOD 等，此类疾病可引起胰液 - 胆汁反流、肝胆管及胆囊胆汁淤积等病理改变，继而发生胆囊及胆管结石、胆道系统肿瘤等良恶性疾病。术前超声、CT、MRCP 和 ERCP 常能发现异常。此类患者术后的胆囊结石复发率可能升高，行保胆手术需谨慎，术前可行十二指肠镜下胆胰分流术，解除胰胆反流。

第五节　《胆囊结石内镜手术学（2022 版）》

目前，术前各项影像学检查无法做到对胆囊形态结构及功能的精确测定，术中胆囊的形态结构与术前存在一定的差异，尤其是病情突然变化者。笔者及团队认为保胆手术的适应证和禁忌证包括术前和术中两部分，并有相对及绝对之分。根据术前 B 超测定结果、术中胆囊外观、胆囊黏膜等情况，可进行评分（表 6-5-1）。根据这项评分标准，单项评分 3 分是切胆与保胆的平衡点，任意单项达 5 分者为保胆手术的禁忌证，任意单项达 4 分者已不适于保胆手术，任意单项达 3 分者谨慎选择，任意单项在 2 分以下者可选择，任意单项均为 1 分者最佳。术前超声评分 4 项评分总和在 4 分以内者为绝对适应证，5 ~ 8 分者为相对适应证，9 ~ 12 分者应谨慎选择（切胆与保胆的平衡点），13 ~ 16 分者为相对禁忌证，17 分以上者则为绝对禁忌证。术前及术中 7 项评分总和在 7 分以内者为绝对适应证，8 ~ 12 分者为相对适应证，13 ~ 18 分者应谨慎选择（切胆与保胆的平衡点），19 ~ 24 分者为相对禁忌证，25 分以上者则为绝对禁忌证。16 项评分总和为 16 分（胆囊结石或胆囊息肉仅有 1 项时为 15 分）者为绝对适应证，16 ~ 30 分者为相对适应证，31 ~ 45 分者应谨慎选择（切胆与保胆的平衡点），46 ~ 59 分者为相对禁忌证，60 分及以上者则为绝对禁忌证。

表 6-5-1　保胆手术胆囊评分量化标准

评价途径	评价项目	观察或评价指标的分级评价				
		1 分	2 分	3 分	4 分	5 分
症状分期		无	平稳期	亚急性期	急性期	穿孔
术前影像学术评价	息肉	单发、有蒂	多发、有蒂	窄基型	宽基型	弥漫性
	结石	单发	多发	充满型	胆囊管结石	

续表

评价途径	评价项目	观察或评价指标的分级评价				
		1分	2分	3分	4分	5分
术前影像学评价	胆囊壁厚度	≤ 3 mm	3 ~ 5 mm	> 5 mm	厚薄不均	炎性坏死
	胆囊排空指数（EF）	EF ≥ 50%	50% > EF ≥ 30%	30 > EF ≥ 20%	EF ≤ 20%	胆囊萎缩
	壁间结石	无	Ⅰ度	Ⅱ度	Ⅲ度	瓷化胆囊
	胆囊分隔	无	≤ 1/3	1/3 ~ 2/3	> 2/3	糖葫芦状
	胆囊管长度	≤ 3 cm	3 ~ 5 cm	5 ~ 10 cm	> 10 cm	
腹腔镜或肉眼观	胆囊壁	正常	水肿或褶皱	糜烂	溃疡	坏疽
	胆囊粘连	无	膜性粘连	纤维粘连	粘连包裹	内瘘形成
	胆囊壁层次	正常		欠清楚		无
	胆囊壁质地	柔软		僵硬		
胆道镜	黏膜形态	正常	轻度水肿或萎缩	散在腐烂或中度萎缩	广泛糜烂或重度萎缩	坏疽或黏膜消失
	黏膜出血	无	散在出血点	片状出血点	弥漫出血点	活动性出血
	胆囊管开口胆汁	通畅		不畅		无
术中病理	病变性质	结石或胆固醇息肉	结石合并胆囊息肉	不典型增生性息肉	良性肿瘤黄色肉芽肿	恶性肿瘤

第七章　保胆取石／息肉手术前准备

第一节　一般准备

一、入院时准备

1. 疾病分期

不同分期治疗方案各异，对于急性期患者，胆囊多存在不同程度的水肿，组织较脆，甚至存在胆囊化脓性感染或坏疽，手术时机的判断尤为重要，急诊手术往往因术前检查不完善，是否需要行胆总管探查不明确，而有发生胆总管结石残留的可能。胆囊三角组织水肿、胆管走行不明确是导致胆囊切除中发生胆管、血管损伤概率升高的重要原因。但是，如果不及时采取手术治疗，又有发生胆囊坏疽穿孔的可能；亚急性期患者，因胆囊水肿未完全消退，胆囊功能降低，导致胆囊切除的概率升高，而在取石或息肉切除过程中，容易发生黏膜出血，术后可能需要留置胆囊造瘘管。这部分患者可先行药物保守治疗，待胆囊炎症控制后再行保胆手术。慢性胆囊炎患者，胆囊周围存在粘连，粘连可限制胆囊收缩，影响胆囊排空，结石复发率较高。对于发生胆囊萎缩或瓷化胆囊的患者，因胆囊功能丧失，只能行胆囊切除。

2. 患者身体状态

不同年龄的胆囊结石患者的治疗目的不同，其对手术耐受性也不同。低年龄患者对手术耐受性好，手术禁忌证少，着重保留胆囊功能，而高龄患者基础情况相对较差，部分患者还合并重要脏器功能障碍，对手术耐受性差，甚至存在手术绝对禁忌证，治疗重点是缓解痛苦、改善生活质量。对于存在手术禁忌证的高龄患者可实施损伤控制性手术，如为胆囊管梗阻引起的化脓性胆囊炎，可在超声或 X 线引导下行 PTGD，待一般状况改善、胆囊炎症控制后再行根治性手术治疗。

3. 健康知识宣教

虽然保胆取石手术在国内逐步开展，但是国内医师之间仍存在一定的分歧。入院后可向患者讲解胆囊功能、胆囊切除后可能发生的并发症、保胆后结石复发及预防等，争取患者主动保胆，而非被动保胆，减少医疗纠纷的发生。

4. 饮食指导

指导患者保持清淡饮食，少量多餐，禁忌油腻食物及饱食，防止胆囊炎加重或急性发作，因为油腻食物进入十二指肠后，可刺激 CCK 的释放，引起胆囊的强烈收缩，加重胆囊结石对胆囊黏膜的损伤，容易诱发胆绞痛。

5. 术前检查

术前常规实验室检查包括血常规、尿常规、凝血象、血型、肝功能、肾功能、血糖、电解质、血脂、血淀粉酶、尿淀粉酶、肝炎相关检查、艾滋病（HIV）、梅毒抗体。对于胆囊息肉及高龄患者还应行肿瘤标记物检查，包括甲胎蛋白（alpha-fetoprotein，AFP）、癌胚抗原（carcinoembryonic antigen，CEA）、癌抗原 199（cancer antigen 199，CA199)、癌抗原 125（cancer antigen 125，CA125）；肝炎患者需行 DNA 检测，而且禁止在肝炎活动期行手术治疗。

影像学检查包括心电图、X 线检查、超声检查、CT、MRCP。平稳期患者可行脂餐试验，急性期患者则禁止行脂餐试验，防止病情进一步加重；高龄或合并基础疾病的患者，需行心脏超声、肺功能检测，以评估心肺功能及对手术耐受性；心动过缓者，需完善阿托品试验及动态心电图，并请心内科会诊；对病态窦房结综合征患者，术前安置心脏临时起搏器。

6. 其他

禁烟酒，改善睡眠指标，控制血糖及血压等。

二、术前沟通

1. 病情介绍

及时向患者及其家属讲解入院各项生化及影像学检查结果，对异常指标做好解释，寻找原因，并请相关科室会诊，进行辅助检查及治疗。最后对各项检查结果进行综合分析，进一步明确诊断，防止漏诊或误诊的发生。

2. 治疗方案选择

胆囊结石的治疗主要包括药物治疗和手术治疗两种，手术治疗又分为切胆手术和保胆手术两大类。根据手术入路的不同，手术方案包括传统开腹手术、腹腔镜手术、经口内镜手术和介入手术，而腹腔镜手术又分为三孔、两孔、单孔、针孔、免气腹等，见图 7-1-1。因患者年龄、国籍、受教育程度等不同，其对治疗的要求和接受程度也各异，应根据患者的具体情况选择合适的治疗方案。

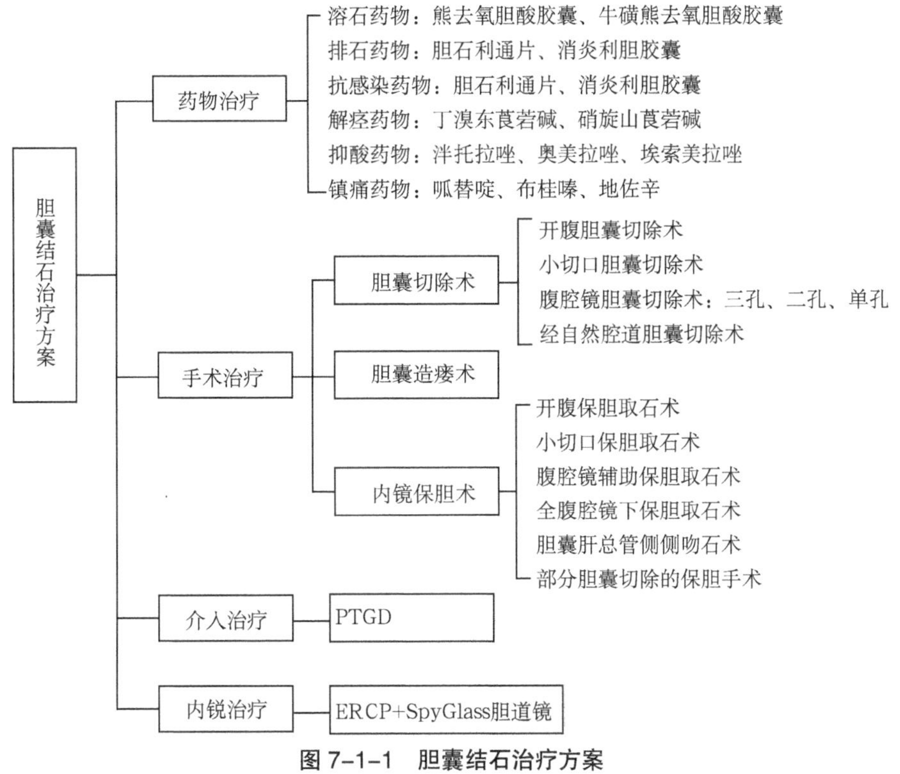

图 7-1-1　胆囊结石治疗方案

3. 风险评估

（1）全身状况评估：主要包括心脏功能及心脏疾病评估、肺功能及呼吸系统疾病评估、脑神经系统疾病评估、肝肾功能及肝肾疾病评估、胃肠道功能及胃肠系统疾病评估、凝血功能评估、内分泌功能及内分泌疾病评估、免疫功能及免疫系统疾病评估、感染情况评估等。美国麻醉医师协会 (ASA) 根据患者体质状况和手术危险性进行分类，于麻醉前将患者分为 5 级。

Ⅰ级：正常健康。除局部病变外，无系统性疾病者。

Ⅱ级：有轻度或中度系统性疾病者。

Ⅲ级：有严重系统性疾病，日常活动受限，但未丧失工作能力者。

Ⅳ级：有严重系统性疾病，已丧失工作能力，威胁生命安全者。

Ⅴ级：病情危重、难以维持生命的濒死患者。

（2）专科状况评估：主要包括胆囊的大小、形态、收缩功能、浓缩功能评估，胆囊管的通畅性评估。

1）胆囊收缩试验：超声动态测量胆囊大小是评价胆囊功能的方法之一。以往胆囊收缩试验是通过进食脂肪餐来测定胆囊的收缩程度，现建议使用配方脂餐代替普通脂餐。普通超声下胆囊收缩试验精度欠佳，建议应用三维超声评价胆囊收缩功能。需注意，对于胆囊结石患者，做胆囊收缩试验有诱发胆绞痛的风险。

2）ECT 肝胆显像：包括静态显像及动态显像。

静态显像：静脉注射“锝 [^{99m}Tc] 依替菲宁注射液”，30 ~ 60 分钟扫描可见胆囊区放射性浓聚为“胆囊显影”；60 ~ 90 分钟显影为“胆囊显影延迟”；90 分钟胆囊区无放射性浓聚为“胆囊不显影”。静态显像可直观地了解胆囊管的通畅程度、胆囊容积和胆囊浓缩功能。

动态显像：与超声相比，动态显像能更精确地了解胆囊收缩功能。需注意，如果胆囊管纤细迂曲，对于胆囊管小结石，MRCP 及超声诊断较困难，ECT 多表现为胆囊不显影或延迟显影。但对于胆囊充满型结石，ECT 检查胆囊不显影并不能说明胆囊无浓缩或收缩功能。

第二节　生化检查及意义

胆囊结石（息肉）患者术前常规生化检查包括血常规、尿常规、便常规、肝功能、肾功能、血糖、电解质、血脂、血淀粉酶 / 脂肪酶、尿淀粉酶、血型、凝血象、肝炎、HIV、梅毒抗体、AFP、CEA、CA125、CA199，对于高龄或合并心脏疾病者，还需行肌酸激酶（creatine kinase，CK）、肌酸激酶同工酶（creatine kinase isoenzyme，CK-MB）、肌钙蛋白、血气等项目。

一、肝功指标

1. 血清谷草转氨酶及谷丙转氨酶

（1）概述

谷草转氨酶又称天冬氨酸转氨酶（aspartate aminotransferase，AST）主要分布在肝脏，其次是骨骼肌、肾脏、心肌等组织，谷丙转氨酶又称丙氨酸转氨酶（alanine amino transferase，ALT）主要分布在心肌，其次是肝脏、骨骼肌和肾脏等组织中。在肝细胞中，ALT 主要存在于线粒体以外，而大约 80% 的 AST 存在于线粒体内。ALT 与 AST 均为非特异性细胞内功能酶，正常时血清的含量很低，但当肝细胞受损时，肝细胞膜通透性增加，胞浆内的 ALT 与 AST 释放入血浆，致使血浆 ALT 与 AST 升高，在中等肝细胞损伤时，ALT 的漏出率远大于 AST，此外 ALT 与 AST 的血浆半衰期分别为 47 小时和 17 小时，因此 ALT 测定反映肝细胞损伤的灵敏度较 AST 高，但在严重肝细胞损伤时，线粒体膜亦受损，可导致线粒体内 AST 的释放，血清中 AST/ALT 比值升高。

（2）正常参考值

1）比色法（Karmen 法），ALT 5 ~ 25 卡门氏单位，AST 8 ~ 28 卡门氏单位；

2）连续检测法（37℃），ALT 10 ~ 40 U/L，AST 10 ~ 40 U/L，AST/ALT ≤ 1。

（3）诊断意义

1）急性病毒性肝炎：ALT 与 AST 均显著升高，可达正常上限的 20 ~ 50 倍，甚至 100 倍，但是 ALT 升高更明显。ALT/AST ＞ 1 是诊断病毒性肝炎重要检测指标。在肝炎病毒感染后 1 ~ 2 周，转氨酶达高峰，在 3 ~ 5 周逐渐下降，ALT/AST 比值逐渐恢复正常；在急性肝炎恢复期，如转氨酶不能降至正常或再升高，提示急性病毒性肝炎转为慢性；急性重症肝炎时，病程初期转氨酶升高，以 AST 升高明显，如在疾病恶化时，黄疸进行性加深，酶活性反而降低，即出现“酶胆分离”现象，提示肝细胞严重坏死，预后不佳。

2）慢性病毒性肝炎：若转氨酶轻度升高（100 ~ 200 U/L）或正常，ALT/AST ＞ 1；若 AST 升高程度高于 ALT，即 ALT/AST ＜ 1，提示慢性肝炎进入活动期。

3）酒精性肝病、药物性肝炎、脂肪肝、肝癌等非病毒性肝病，转氨酶轻度升高或正常，且 ALT/AST ＜ 1。酒精性肝病 AST 显著升高，ALT 几乎正常，可能与酒精具有线粒体毒性及抑制吡哆醛活性有关。

4）肝硬化：转氨酶的活性取决于肝细胞进行性坏死的程度，终末期肝硬化的转氨酶活性正常或降低。

5）肝内、外胆汁淤积：转氨酶活性通常正常或轻度上升。

6）急性心肌梗死后 6 ~ 8 小时，AST 增高，18 ~ 24 小时达高峰，其值可达参考值上限的 4 ~ 10 倍，与心肌坏死范围及程度有关，4 ~ 5 天后恢复，若再次增高提示梗死范围扩大或新的梗死发生。

7）其他疾病：如骨骼肌疾病（肌皮炎、进行性肌萎缩）、肺梗死、肾梗死、胰腺炎、休克及传染性单核细胞增多症，转氨酶轻度升高（50 ~ 200 U/L）。

2. 血清碱性磷酸酶

（1）概述

碱性磷酸酶（alkaline phosphatase，ALP）主要分布在肝脏、骨骼、肾、小肠及胎盘中，血清中 ALP 主要以游离形式存在，极少量与脂蛋白、免疫球蛋白形成复合物。在血清中大部分 ALP 来源于肝脏和骨骼，因此作为肝脏疾病的检查指标之一，患胆道疾病者，可能由于 ALP 生成增加、排泄减少，引起血清 ALP 升高。

（2）正常参考值

磷酸对硝基苯酚连续检测法（30℃）：成人 40 ~ 110 U/L，儿童＜ 250 U/L。

（3）诊断意义

1）肝胆系统疾病：各种肝内、肝胆管梗阻性疾病，如胰头癌、胆道结石引起的胆道梗阻、原发性胆汁性肝硬化、肝内胆汁淤积等，ALP 明显升高，且与血清胆红素升高相平行，累计肝实质细胞的肝胆疾病，如肝炎、肝硬化，ALP 仅轻度升高。

2）黄疸的鉴别诊断：①胆汁淤积性黄疸，ALP 和血清胆红素明显升高，转氨酶仅轻度升高；②肝细胞性黄疸，血清胆红素中等程度升高，转氨酶活性很高，ALP 正常或稍高；③肝内局限性梗死，如原发性肝癌、转移性肝癌、肝脓肿等，ALP 明显增高，ALT 无明显增高，血清胆红素大多正常。

3）骨骼疾病：如纤维性骨炎、佝偻病、骨软化症、成骨细胞瘤及骨折愈合期，血清 ALP 升高。

4）生长中儿童、妊娠中晚期血清 ALP 生理性增加。

3. 谷氨酰转移酶

（1）概述

谷氨酰转移酶（glutamyltransferase，GGT）主要存在于细胞膜和线粒体上，参与谷胱甘肽的代谢，在肾脏、肝脏和胰腺中含量丰富，但血清中 GGT 主要来自肝胆系统，当肝内合成亢进或胆汁排泄受阻时，血清中 GGT 增高。

（2）正常参考值

硝基苯酚连续检测法（37℃）：＜ 50 U/L。

（3）诊断意义

1）胆道梗阻性疾病：由原发性胆汁淤积性肝硬化、硬化性胆管炎等所致的慢性胆汁淤积，肝癌时由于肝内梗阻，诱使肝细胞产生大量 GGT，同时癌细胞也合成 GGT，均可使 GGT 明显升高，可达参考值上限的 10 倍以上，此时 GGT、ALT 及血清胆红素平行增加。

2）急、慢性病毒性肝炎、肝硬化：急性肝炎时，GGT 中等程度升高，慢性肝炎、肝硬化的非活动期，酶活性正常，若 GGT 持续升高，提示病变活动或病情恶化。

3）急、慢性酒精性肝炎、药物性肝炎：GGT 可明显或中等程度以上升高（300 ~ 1000 U/L），ALT 和 AST 仅轻度升高，甚至正常。

4）其他：脂肪肝、胰腺炎、胰腺肿瘤、前列腺肿瘤等 GGT 也可轻度升高。

4. 血清乳酸脱氢酶

（1）原理

乳酸脱氢酶（lactate dehydrogenase，LDH）广泛存在于人体各组织中，故对脏器的特异性低。

（2）正常参考值

120 ~ 150 IU/L。

（3）诊断意义

1）LDH 是一种在糖酵解过程中起重要作用的酶，有 5 种同工酶。LDH1 升高提示心脏疾病；LDH5 升高提示肝脏疾病；严重肝硬化者之血清在 LDH4 和 LDH5 之间有一额外常区，称为 LDH-T。

2）急性肝炎的初期 LDH5 可增高，随病情好转而降低。

3）慢性活动性肝炎和肝硬化者大多 LDH1 ＞ LDH3，慢性非活动性肝炎者则 LDH1 ＞ LDH5 较多，转移性肝癌者常 LDH4 ＞ LDH5，原发性肝癌者则 LDH4 ＜ LDH5。

4）心肌梗死患者发作 10 ~ 12 小时后 LDH 升高，24 ~ 48 小时达高峰，1 周后逐渐下降。

5）血清 LDH 升高的肝胆疾病有急性肝炎、慢性肝炎、肝硬化、胆囊炎、胆石症、肝癌、胆道梗阻等。

6）血清 LDH 升高的肝胆外疾病有心肌梗死、肺癌、血液病、肌肉疾病、恶性肿瘤等。

5. 胆碱酯酶

（1）概述

胆碱酯酶（choline esterase，CHE）分为两类，一类是真性或特异性 CHE，又称全血胆碱酯酶或乙酰胆碱酯酶，存在于红细胞、神经灰质、交感神经和运动终板中，用于诊断有机磷农药及化学毒剂中毒。另一类称假性非特异性 CHE，又称血清胆碱酯酶或酰基胆碱酯酶，存在于血清、肝脏和腺体中，用于诊断肝脏疾病。

（2）正常参考值

1）血清：比色法，30 000 ~ 80 000 U/L，连续检测法（37℃），620 ~ 1370 U/L。

2）全血：80 000 ~ 120 000 U/L，连续检测法（37℃）为血清的 1.5 ~ 2.5 倍。

（3）诊断意义

1）血清 CHE 主要用于判断肝脏的蛋白合成功能和估计肝脏疾病的预后。

2）血清 CHE 值降低的肝胆疾病有肝硬化、肝炎、肝外胆道阻塞、肝转移癌、严重肝细胞性黄疸等。

3）血清 CHE 值降低的肝胆外疾病有重症贫血、急性感染、有机磷中毒、营养不良、恶病质、癌症晚期、血吸虫病等。

二、淀粉酶及脂肪酶

1. 淀粉酶

（1）概述

淀粉酶（amylase，AMS）为水解酶，来源于胰腺的为淀粉酶同工酶 P（P 型），来源于腮腺的为淀粉酶同工酶 S（S 型）。

（2）正常参考值

1）碘 - 淀粉比色法（Somogyi 法），尿液 840 ～ 6140 U/L；酶偶联法（37℃），血清淀粉酶 20 ～ 115 U/L。

2）免疫抑制法：血清 S 型 45% ～ 70%，血清 P 型 30% ～ 50%；尿液 S 型 20% ～ 50%，尿液 P 型 50% ～ 80%。

（3）诊断意义

1）急性胰腺炎一般于发病后 6 ～ 12 小时血清 AMS 开始升高，3 ～ 5 天恢复正常；尿液 AMS 于发病后 12 ～ 24 小时开始升高，持续 3 ～ 10 天，随后恢复正常。慢性胰腺炎急性发作、胰腺癌、胰腺囊肿、胰管阻塞等 AMS 也升高。

2）S 型增高见于腮腺炎、肺癌、卵巢癌等，P 型增高见于急性胰腺炎、慢性胰腺炎急性发作等。

2. 脂肪酶

（1）概述

人体脂肪酶主要来自胰腺，其次为胃黏膜和小肠细胞。当发生胰腺炎时，脂肪酶可大量释放至血液，致使血清脂肪酶水平升高。

（2）正常参考值

比色法 0 ～ 79 U/L，浊度法 0 ～ 160 U/L，滴度法＜ 1500 U/L。

（3）诊断意义

1）急性胰腺炎时血清脂肪酶明显升高，活力可增高至正常值的 10 倍，但是升高较迟，多在出现症状后 24 ～ 48 小时才见增高，第 4 天可达高峰，持续 10 ～ 15 天，其特异性较 AMS 高，故在急性胰腺炎后期，当血清淀粉酶下降至正常时，测定血清脂肪酶可有助于诊断。

2）胰腺癌、慢性胰腺炎、空腹脏器穿孔、肠梗阻、腹膜炎、胆总管结石、胆总管癌、十二指肠溃疡也可引起脂肪酶升高。

第三节　影像学检查及意义

常规影像学检查包括 X 线检查、心电图、上腹部 CT、MRCP、超声检查，平稳期患者需行脂餐试验，有条件者行 ECT 检查，以了解胆囊功能及胆囊管通畅情况。高龄及合并心肺疾病患者，完善心脏超声及肺功能检查，心率过缓者完善阿托品试验及 24 小时动态心电图检查。

一、B 超

B 超是最基本的检查，对胆囊结石及胆囊息肉的诊断率较高，能够了解胆囊的大小、形态、壁厚，胆囊黏膜及胆汁透声情况，能够明确胆囊结石及息肉的大小、位置、形态和活动情况等。动态测量胆囊的大小，还可以评估胆囊的收缩功能。以往胆囊收缩试验是通过进食脂餐来测定胆囊收缩，现建议使用配方脂餐代替普通脂餐。具体做法是：患者空腹状态下，即不进食、不饮水的情况下，用超声测量胆囊的长径和横径，脂餐后 2 小时再次测量上述数据。胆囊排空指数（ejection fraction，EF）的临床意义如下。

（1）胆囊收缩功能良好：EF ≥ 1/2。

（2）胆囊收缩功能尚可：1/2 > EF ≥ 1/3。

（3）胆囊收缩功能欠佳：1/3 ≥ EF ≥ 1/5。

（4）胆囊收缩功能差：EF < 1/5。

（5）空腹胆囊<正常胆囊，多提示有重度病变而失去功能，若胆囊增大，则表示胆囊以下有梗阻。不伴有黄疸者，梗阻部位在胆囊颈部或胆囊管。

二、CT 检查

1. 普通螺旋 CT 动态增强扫描

在怀疑胆道疾病的患者中，CT 检查在显示胆道的同时，还能够发现胆道以外的器官和结构异常，特别是肝、胰腺、邻近淋巴结和血管的异常。因此，胆道 CT 成像时考虑全面至关重要。检查时首先进行正侧位的定位像，从而提供基本的解剖标志，有时还能显示异位的支架或其他器械。随后进行上腹部 CT 螺旋平扫，可在一次屏气内完成，层厚 5 mm，螺距为 1 mm。这种成像方式可以使操作者准确地定位胆管和胰腺，也容易发现胆管、胆囊及胰腺的钙化。有时为了清晰显示十二指肠与胆总管下段的关系，可以在扫描前口服水溶性碘对比剂。此时，对比剂应充分稀释，以避免产生较大的部分容积效应，影响十二指肠周围组织结构的密度。如怀疑胆总管下段有结石，对比剂应充分稀释，因高密度的对比剂常可掩盖结石病变。亦可采用水作为阴性口服对比剂，以减小伪影，增加显示十二指肠和壶腹部异常的敏感性。

平扫后，经肘前静脉或其他静脉以 3 ~ 4 mL/s 的速度注射 80 ~ 100 mL 的水溶性对比剂，随后进行上腹部的动脉期和门脉期扫描。从膈顶开始进行薄层扫描（1 mm 层厚），以便随后进行多平面及容积重建。动脉期扫描在开始注射对比剂后 25 ~ 30 s，门脉期为 60 ~ 70 s。在心脏或其他疾病导致循环缓慢的患者中，应适当增加延迟时间；在年轻的运动员中则应缩短延迟时间（现在许多机器具有自动智能跟踪技术，可以准确把握延迟时间）。图像后处理，多平面重组、最大或最小密度投影或容积再现图像，常有助于确认横断图像中的病变，为临床医师提供类似于 MRCP 或 ERCP 的影像。对于确诊或怀疑胆道系统肿瘤的患者，延迟期图像有助于区分胆管癌与其他肿瘤，特别是肝细胞癌。因为胆管癌在延迟期图像中表现为密度增加，此时延迟时间需要 2 ~ 6 分钟，甚至可以延迟 10 分钟。

应用螺旋 CT 尤其是多层螺旋 CT 扫描进行薄层重建，对胆总管下段小病变的显示极为有利。随着多层螺旋 CT 的发展，这种扫描方法简单、快速，血管显示优良，肝及胆道系统周围组织增强后，与胆道系统对比显著，现在已经得到广泛的应用。

2. 螺旋 CT 胆道造影

螺旋 CT 胆道造影（spiral CT cholangiography，SCTC）是将螺旋 CT 容积采集技术与静脉胆道造影技术相结合，获得胆道内充盈造影剂的容积数据，并经过图像后处理，获得胆系薄层及三维立体影像。SCTC 成像的原理是经周围静脉注入胆系对比剂，利用其 90% 以上由肝细胞摄取、分泌，经胆管排泄的特点，在胆管充盈的高峰期进行感兴趣区（region of interest，ROI）的薄层容积扫描，然后进行图像后处理，获得全胆道系统三维立体图像。具体检查方法：检查前空腹 6 ~ 8 小时，以避免胆囊收缩，先做 CT 定位及平扫，然后经静脉注入胆系对比剂，注射后每 60 ~ 90 分钟（平均 75 分钟）一次屏气扫描 ROI，做 1 ~ 2 mm 连续薄层图像重建及图像重建后处理，获得胆管的二维图像和三维图像。为了更好地显示胆总管下段及壶腹部，可在 CT 扫描前口服 600 ~ 900 mL 水以充盈胃和十二指肠，静脉注射抗胆碱药物（例如丁溴东莨菪碱）以松弛 Oddi 括约肌。后处理方法包括最大强度投影（maximum intensity projection，MIP）、表面遮蔽法（shaded surface display，SSD）等。

SCTC 技术方法简单，检查时间相对较短，胆道充盈效果好，三维图像显示胆道树的解剖影像较佳。但对比剂毒性较大，不良反应发生率高，限制了临床应用。

3. 口服对比剂增强 CT 胆管造影

口服对比剂增强 CT 胆管造影（oral contrast-enhanced CT cholangiography）的具体检查方法是晚餐后 2 小时服用对比剂碘番酸（iopanoic acid）6 克，分两次口服（克 / 次）。

10 ~ 12 小时后，即次日上午行胆管螺旋 CT 扫描。扫描前口服 200 mL 水。如果要更好地显示胆管，可使用俯卧位、头低脚高位或在扫描前 20 ~ 30 分钟服用脂肪餐，均可以提高胆总管的显影。扫描前 20 ~ 30 分钟如再注射抗胆碱药物以松弛 Oddi 括约肌，可进一步显示胆总管末端，并获得 CT 容积数据，经过后处理，即用多平面重建（Multiplanar reconstruction，MPR）、MIP、SSD 获得胆管造影三维成像。此法可显示肝外胆管和左、右肝胆管及二级、三级分支。

口服对比剂增强 CT 胆管造影技术具有操作简单，造影剂使用方便、安全，不良反应极少等优点，但检查时间较长。其特别适用于胆囊及肝外胆管结石的诊断，可在腹腔镜胆囊切除术前及术后了解胆囊管状态和胆囊管汇入胆管的位置。

4. 多层面螺旋 CT 仿真胆道内窥镜

多层面螺旋 CT 仿真胆道内窥镜（Multi-sliceheilic CT virtual cholangioscopy，MSCTVC）是在用对比剂使胆道系统显影的基础上进行仿真胆道内窥镜检查。成像原理是利用螺旋 CT 采集的容积数据和计算机图像后处理技术，用导航软件获得酷似纤维内镜所见的空腔脏器内表面的模拟影像。

第四节 器械准备

一、胆道镜系统及其附件

常规器械：电子胆道镜或纤维胆道镜、超细纤维胆道镜、胆道镜摄像系统、视频刻录机、自制透明帽及吸附器。

胆道镜下电切术器械：高频发生器、针状切开刀、全套器。

取石器械：取石网篮（Olympus 取石网篮、COOK 取石网篮）、等离子碎石仪 / 微电极碎石仪 / 钬激光碎石仪。

球囊扩张器械：球囊扩张导管、斑马导丝。

二、腹腔镜系统及其附件

气腹针 1 支、穿刺器 1 套（包括 10 mm 大穿刺器 2 个、5 mm 中穿刺器 2 个、3 mm 小穿刺器器 1 个）、大小转换帽 1 个、腹腔镜分离钳 1 把、有齿胆囊抓持钳 2 把、可旋转直角分离钳 1 把、可旋转弯分离钳 1 把、可旋转带导电弯分离钳 1 把、胆囊大抓持钳 1 把、钛夹或合成夹钳 1 把、电钩 1 把、电凝棒 1 把、长柄吸引头 1 把、30° 腹腔镜头 1 个、超声刀头 1 把。

三、手术器械

大无菌盘 1 个、大无菌方盘 1 个、治疗碗 2 个、圆刀及尖刀刀柄各 1 把、有（无）齿镊子各 2 个、持针器 4 把、消毒钳 2 把、组织剪及直剪刀各 1 把。

第八章　小切口内镜微创保胆取石术

第一节　典型病例

一、病史

吕××，女，29岁。间断右上腹疼痛3年，再犯1周。无皮肤、巩膜黄染及胆道蛔虫病史。

体格检查：体温36.4℃，心率72次/分，呼吸18次/分，血压120/80 mmHg。皮肤、巩膜无黄染，腹平坦，腹软，无压痛、反跳痛及肌紧张，肝脾肋下未触及，Murphy征（-），肝浊音界无扩大，肝区无叩痛。

二、入院诊断及鉴别诊断

1. 术前诊断

胆囊结石。

2. 鉴别诊断

（1）SOD：胆源型SOD表现为右上腹疼痛，影像学检查可见转氨酶增高、胆总管增宽等，内镜下括约肌测压可见乳头括约肌压力升高。

（2）胆总管结石：结石堵塞胆总管引起胆道压力升高，可表现为右上腹胀痛及右侧腰背部放射痛，结石诱发急性胆管炎时可表现为剑突下疼痛，可伴有转氨酶及胆管酶谱升高，超声、CT及MRCP可见胆总管结石影像。

（3）急性胰腺炎：表现为中上腹部及后背部疼痛，多伴有血、尿淀粉酶升高，上腹部CT可见胰腺肿大、渗出的征象，多合并胆总管结石。

三、入院辅助检查

1. 实验室检查

白细胞（white blood cell，WBC）9.2×10^9/L，中性粒细胞（neutrophils，N）64.6 %，红细胞（red blood cell，RBC）4.34×10^{12}/L，血红蛋白（hemoglobin，HGB）123 g/L，红细胞比容（hematocrit，HCT）37.2 %，血小板计数（platelet count，PLT）255×10^9/L；

总蛋白（total protein，TP）75.7 g/L，白蛋白（albumin，ALB）45.4 g/L，总胆红素（total bilirubin，TBIL）10.1 μmol/L，直接胆红素（direct bilirubin，DBIL）2.0 μmol/L，间接胆红素（indirect bilirubin，IBIL）6.5 μmol/L，ALT 16 U/L，AST 15 U/L，ALP 51 U/L，γ-GTP 18 U/L，LDH 187 U/L；胆固醇（cholesterol，CHO）6.00 mmol/L ↑，甘油三酯（triglyceride，TG）2.04 mmol/L ↑；AMS 49 U/L，脂肪酶（lipase，LPS）185 U/L；K^+ 4.7 mmol/L，Na^+ 145.0 mmol/L；AFP 3.1 ng/mL，CEA 1.2 ng/mL，CA199 6.58 U/mL，CA125 16.93 U/m。

2. 心电图

正常心电图。

3. 胸片

胸片未及异常。

4. B 超

胆囊大小 79 mm × 24 mm × 27 mm，壁厚 3 mm，大小及形态正常，胆囊内探及强回声光团，大小 15 mm × 9 mm，伴声影，随体位移动；胆总管直径 5 mm，未及结石光团；胰头厚 16 mm，体厚 11 mm，尾厚 12 mm，主胰管不扩张；脂餐后 1 小时，胆囊大小 60 mm × 18 mm × 20 mm，胆囊收缩率 42.2%。

5. CT

肝内外胆管无扩张，无结石影像；胆囊体积不大，壁不厚，其内密度均匀，无异常影像；胰腺大小、形态、密度无异常，胰周脂肪间隙清晰。

6. MRCP

肝内外胆管无狭窄及扩张改变，内未见异常信号影，胆囊体积稍大，胆囊颈部可见结节状充盈缺损影，直径约 0.95 cm，胆总管无扩张，胰管显影，未见异常。

四、术前干预

1. 饮食指导

低脂饮食，避免饱食、油腻饮食。

2. 药物干预

（1）熊去氧胆酸胶囊 500 mg，睡前口服，调节胆固醇代谢、改善胆汁淤积。

（2）丁溴东莨菪碱 20 mg，每日 1 次静脉滴注，松弛胆囊及 Oddi 括约肌，抑制胆囊收缩并促进胆汁排泄。

（3）泮托拉唑 40 mg，每日 1 次静脉滴注，预防应激性溃疡并抑制 CCK 的释放。

五、术前预测

1. 诊断依据

胆囊结石诊断明确，且为胆固醇型结石。

（1）间断右上腹疼痛 3 年，再犯 1 周。

（2）超声提示胆囊结石，大小 15 mm × 9 mm；上腹部 CT 提示肝胆脾胰未及异常；MRCP 提示胆囊结石，直径约 0.95 cm。

2. 鉴别诊断

（1）SOD：目前尚不能除外，待取出胆囊结石或切除胆囊后，如右上腹疼痛依然存在，可考虑行内镜下括约肌测压以进一步明确诊断，目前尚不能除外。

（2）胆总管结石：肝功能无异常，腹部超声、CT 及 MRCP 见胆总管无扩张，无结石影，因此可以除外该诊断。

（3）急性胰腺炎：患者疼痛主要位于右上腹，其中上腹部无压痛，且淀粉酶及脂肪酶均正常，上腹部超声、CT 及 MRCP 显示胰腺无肿大、渗出，胰管无扩张，因此可以除外该诊断。

3. 手术方案

（1）胆囊大小及形态均正常，胆囊壁无增厚，收缩功能正常，术前各单项评分均为 1 分，4 项评分总和为 3 分，为保胆取石手术的绝对适应证。

（2）手术入路为右上腹小切口：①患者偏瘦，腹壁脂肪较少；② CT 显示患者胆囊底部位置较低，位于右侧肋骨下缘与锁骨交界点深部；③胆囊内单发结石，呈类圆形，直径约 1 cm。

六、术前沟通

1. 治疗方案的选择

（1）胆囊切除术：为传统胆囊结石治疗的“金标准”，围手术期风险较高。

优点：胆囊切除术后，胆囊结石将不会再发生。

缺点：①胆囊切除、创面渗血多；②胆囊三角解剖层次不清楚，易损伤胆囊床、肝总管、右肝管、肝动脉或肝右动脉、门静脉右干支；③术野污染，术后可导致腹腔脓肿、膈下脓肿；④术后失去了胆囊浓缩、存储、排泄胆汁的功能，调节胆道压力的功能及部分免疫功能；⑤术后胆总管压力升高，将继发肝内外胆管的扩张，有发生胆总管结石、SOD、脂肪泻等并发症的可能。

（2）保胆取石术：为胆囊结石治疗的新标准。

缺点：①设备昂贵，要求有娴熟的胆道镜技术，基层医院开展较为困难；②术后面临胆囊结石复发的风险，5 年复发率为 4%，10 年以上复发率低于 9%。

优点：①保留了胆囊功能；②避免了胆囊切除过程中可能发生的副损伤。

（3）药物治疗。

缺点：①胆囊内结石诱发急性胆囊炎，出现腹痛症状；②胆囊壶腹部结石嵌顿有可能发生急性化脓性胆囊炎、胆囊坏疽及胆囊穿孔；③结石反复刺激诱发慢性胆囊炎，导致胆囊黏膜萎缩、胆囊壁纤维化、胆囊萎缩，逐渐失去胆囊功能；④结石的长期刺激，胆囊黏膜增生导致炎性息肉或胆囊癌变。

优点：①避免了麻醉风险及手术副损伤；②与胆囊切除相比，保留了部分胆囊功能。

2. 保胆取石手术入路的选择

（1）右上腹小切口。

缺点：①仅适合于胆囊位置低、体瘦的患者；②胆囊切除时需延长切口，肌肉损伤大；③长时间对肋骨的牵拉可导致肋软骨炎。

优点：①避免了建立气腹过程中发生的肠管、血管等副损伤；②避免了气腹导致膈肌上移对呼吸和血液循环的影响；③费用低廉。

（2）腹腔镜下保胆取石术。

缺点：①建立气腹过程中发生的肠管、血管等副损伤；②气腹导致膈肌上移对呼吸和血液循环产生影响；③费用昂贵；④合并无胆总管扩张的胆总管结石，腹腔镜下胆道探查难度及副损伤较大。

优点：①降低了高位胆囊、肥胖患者胆囊手术的难度；②保胆失败，可同时行腹腔镜下胆囊切除术；③切口小、腹壁损伤小、术后愈合快。

3. 麻醉方案

目前，此类手术的麻醉方式包括全身麻醉和连续硬膜外麻醉两种。

七、手术同意书

（1）确定治疗方案为保胆取石术。

（2）确定手术入路为右上腹小切口。

（3）确定麻醉方案为全身麻醉。

（4）明确手术风险：①麻醉风险，如药物过敏、心脑血管意外、呼吸抑制等；②手术副损伤，如损伤腹壁神经、血管、肠管、大网膜及血管、肝脏等；③胆囊切除，如胆囊管结石无法取出或取净、发现意外胆囊肿瘤等；④胆囊切除副损伤，如胆囊床、肝总管、右肝管、肝动脉或肝右动脉、门静脉右干支等结构损伤；⑤术后近期并发症，如胆漏、肠漏、出血、切口感染、肋软骨炎、腹腔脓肿、胆囊内胆汁淤积、急性胆囊炎、继发胆总管结石及胆总管结石引起的梗阻性黄疸、急性胆管炎、急性胰腺炎等；⑥术后远期并发症，如结石复发等。

第二节　手术过程

一、手术指征

（1）胆囊结石反复诱发急性胆囊炎，伴有右上腹疼痛，影响患者生活质量。

（2）胆囊结石存在的潜在风险：①胆囊壶腹部结石嵌顿有可能发生急性化脓性胆囊炎、胆囊坏疽及胆囊穿孔；②结石反复刺激诱发慢性胆囊炎，导致胆囊黏膜萎缩、胆囊壁纤维化、胆囊萎缩，胆囊逐渐失去功能；③结石的长期刺激，使胆囊黏膜增生，导致炎性息肉或胆囊癌变。

二、术前准备

（1）预防性应用抗生素。

（2）术前肠道准备。

（3）术区备皮、留置尿管及输液留置针。

（4）交叉配血及不规则抗体检测，备悬浮红细胞 2 U，新鲜冰冻血浆 400 mL。

（5）签署知情同意书、授权书、手术同意书、自费协议书、输血同意书。

三、手术麻醉、体位、入路及手术名称

（1）全身麻醉。

（2）术前采取仰卧位。术者站于患者右侧，第一助手位于患者左侧，第二助手位于患者右上方。

（3）右上腹肋缘下小切口。

（4）内镜微创保胆取石术。

四、主要手术步骤

（1）CT 确定穿刺点后，选择肋缘下一指于锁骨中线交叉点，沿肋缘斜行切开皮肤，长约 3 cm，逐层切开腹壁进入腹腔。

（2）使用纱布垫压迫大网膜并显露胆囊。

（3）胆囊底部穿刺抽吸部分胆汁（术后送检，行胆汁细菌培养基药敏实验），于

穿刺部位缝两针牵引线。切开胆囊壁，长约 1 cm，将吸引管置入胆囊内吸净胆汁，并于切开口两端缝两针牵引线。

（4）电子胆道镜经切口进入胆囊内，经胆囊底逐步螺旋走行探查至胆囊颈管开口。

（5）使用取石网篮将结石取出。

（6）胆道镜头端套上吸附器，探查胆囊颈管。

（7）术前及术中 7 项评分为 6 分，为保胆手术绝对适应证，遂保留胆囊。

（8）经胆囊颈管逐渐探查至胆囊切口，确定无结石残留后，3–0 可吸收线连续全层缝合胆囊切口，使用湿纱布压迫胆囊床数分钟，观察纱布有无黄染，进而明确有无胆汁外漏。

（9）冲洗腹腔，观察有无胆囊周围副损伤。

（10）清点器械、敷料无误，逐层关腹。

五、术中诊断

胆囊结石。

六、术中所见

（1）无腹水，肝脏大小、形态、色泽正常。

（2）胆囊大小、形态、色泽正常，呈充盈状态，与大网膜、周围肠管等无粘连。

（3）胆囊穿刺抽出胆汁呈黄褐色，无泥沙样结石及胆泥。

（4）胆囊柔软，胆囊壁层次清晰，无充血水肿。

（5）胆囊黏膜正常，无充血、水肿，无罗 – 阿氏窦结石、胆囊息肉、胆囊分隔及胆固醇沉积。

（6）胆囊腔内见褐色胆固醇结石 1 枚，呈类圆形，大小为 1.0 cm × 1.0 cm。

（7）胆囊管可见豆油色胆汁流出，探查胆囊颈管无息肉及结石。

（8）取出结石后观察，胆囊颈管开口胆汁流出顺畅，胆囊黏膜无渗血，胆囊腔内无结石残留。

（9）缝合胆囊后观察，胆囊恢复充盈状态，挤压胆囊确定缝合切口无胆汁外漏及出血。

第三节　术后治疗

一、术后用药

（1）术后继续静脉抗感染治疗 3 天，3 天后更换为口服药物抗感染治疗 4 天。

（2）静脉用丁溴东莨菪碱解痉、泮托拉唑抑酸治疗 3 天。

（3）术后第 1 天开始使用熊去氧胆酸胶囊或牛黄熊去氧胆酸胶囊 500 mg，每天 1 次睡前口服，连续使用 5 天，停药 25 天，疗程 1 年。

（4）术后第 4 天开始使用胆石利通片，1 次 6 片，每天 3 次，口服，疗程 6 ~ 9 天。

二、术后护理

（1）术后给予一级护理、鼻导管吸氧 3 L/min、心电血压及脉氧监护 6 小时。

（2）术后 6 小时开始低脂全流食，术后第 1 天排气，更改为低脂半流食，术后第 2 天排便，更改为低脂饮食。

（3）术后第 1 天拔出尿管，未出现排尿困难。

（4）术后第 1 天更换腹部敷料，切口无红肿及渗出，以后每隔 2 ~ 3 天更换腹部敷料，1 周后切口达到Ⅱ / 甲愈合。

（5）术后未出现胆漏及出血等并发症。

三、术后检查

（1）术后次日晨复查血常规、肝功能、离子、血尿淀粉酶及脂肪酶，检查结果提示：WBC 8.8 × 10^9 /L，N 74%，RBC 3.96 × 10^{12} /L，HGB 110 g/L ↓，HCT 34.2% ↓，PLT 257 × 10^9 /L；TP 66.4 g/L，ALB 37.6 g/L，TBIL 12.2 μmol/L，DBIL 0 μmol/L，IBIL 12.1 μmol/L，ALT 26 U/L，AST 19 U/L，ALP 46 U/L，γ –GT 13 U/L，LDH 330 U/L；K^+ 4.4 mmol/L，Na^+ 135.7 mmol/L；AMS 52 U/L，LPS 203 U/L。

（2）术后 1 周复查胆囊超声及脂餐试验结果：空腹胆囊大小为 76 mm × 34 mm × 43 mm，胆囊壁厚 3 mm，脂餐后 1 小时胆囊大小为 70 mm × 29 mm × 40 mm，收缩率为 26.9%，胆囊大小、形态正常，壁光滑，囊内未闻及异常回声。

（3）术后 1 个月复查胆囊超声及脂餐试验结果：空腹胆囊大小为 64 mm × 34 mm × 22 mm，胆囊壁厚 3 mm，脂餐后 1 小时胆囊大小为 57 mm × 16 mm × 20 mm，收缩率为 61.9%，胆囊大小、形态正常，壁光滑，囊内未闻及异常回声。

第四节　手术评价及注意事项

（1）活动性胆囊结石患者如果存在右上腹或腰背部疼痛，需注意存在原发性 SOD 的可能，保胆取石术后右上腹疼痛症状可能仍然存在。

（2）手术方案选择上必须严格把握手术适应证，在患者强烈要求保胆并认可胆囊结石复发率的前提下方可实施内镜保胆手术。如果患者或直系亲属对于保胆手术存在顾虑，尤其是对于存在高脂血症、胆囊黏膜有胆固醇附着、胆囊收缩功能不良等非解剖因素的患者，建议优先选择胆囊切除术。本例患者偏瘦，上腹部 CT 显示胆囊位置较低，胆囊位于腹直肌下，适合采取右上腹肋缘下小切口途径。

（3）有可能行胆囊切除的患者，优先选择腹腔镜入路，降低开腹手术对腹壁的损伤。

（4）胆囊切开前先行穿刺，尽可能排尽胆囊内残留的胆汁以减少胆汁外漏量。

（5）取石过程中需减少取石网篮或结石造成的黏膜损伤及出血，以降低术后胆囊内胆汁淤积及结石复发的概率。

（6）胆囊管口胆汁流出顺畅，不代表胆囊管内无结石残留，术前了解结石的数目及大小，完善 MRCP 检查，了解胆囊管走行、直径，术中尽可能探查胆囊管，确定胆囊管内无结石残留，有条件的医院可以行术中胆道造影检查。

（7）胆囊缝合时需全层缝合，如黏膜层未缝合，在胆汁的刺激下可诱导黏膜下成纤维细胞的增殖及胶原的分泌，导致切口部位的瘢痕过度增生，从而影响胆囊的收缩功能。除此之外，在胆囊收缩的情况下，黏膜层可能与肌层分离并形成夹层。

第九章　腹腔镜辅助内镜微创保胆取石术

第一节　典型病例

一、病史

刘 × ×，女，58 岁。发现胆囊结石 2 年余，右上腹不适 3 天。高血压病史 2 年，血压最高 210/120 mmHg，使用“苯磺酸氨氯地平片，5 mg，每天 1 次，早餐前口服”，血压控制在 140/80 mmHg，无皮肤巩膜黄染及胆道蛔虫病史。

体格检查：体温 36.4℃，心率 52 次 / 分，呼吸 18 次 / 分，血压 150/90 mmHg。皮肤、巩膜无黄染，腹平坦，腹软，右上腹深压痛，无反跳痛及肌紧张，肝脾肋下未触及，Murphy 征（–），肝浊音界无扩大，肝区无叩痛。

辅助检查：外院上腹部超声提示脂肪肝，胆囊大小、形态正常，胆囊壁厚 3 mm，胆囊结石大小为 20 mm × 12 mm，肝脏多发囊肿，大者可达 30 mm × 25 mm。

二、入院诊断及鉴别诊断

1. 初步诊断

胆囊结石；肝囊肿；脂肪肝。

2. 鉴别诊断

（1）SOD：鉴别要点同第八章。

（2）胆总管结石：鉴别要点同第八章。

（3）肝囊腺瘤：女性多发，多无明显不适症状，巨大囊腺瘤可压迫胆管引起黄疸，CT 或超声见肝脏多房性囊肿，可见间隔结节及离散软组织块。

三、辅助检查

1. 实验室检查

WBC 3.7 $\times 10^9$/L，N 55.3 %，RBC 4.62 $\times 10^{12}$/L，HGB 136 g/L，HCT 41.6 %，PLT 203 $\times 10^9$/L；TP 78.6 g/L, ALB 44.8 g/L, TBIL 9.9 μmol/L, DBIL 0 μmol/L, IBIL 9.3 μmol/L, ALT 97 U/L ↑，AST 68 U/L ↑，ALP 55 U/L，γ-GT 37 U/L，LDH 633 U/L ↑；

CHO 5.08 mmol/L，TG 1.41 mmol/L；AMY 53 U/L，LPS 126 U/L；K^+ 4.2 mmol/L，Na^+ 142.8 mmol/L；AFP 1.84 ng/mL，CEA 2.04 ng/mL，CA199 1.76 U/mL，CA125 6.47 U/m。

2. 心电图

窦性心动过缓，心率 53 次 / 分，电轴左偏。阿托品试验（+）。

3. 胸片

胸片无异常。

4. B 超

胆囊大小为 84 mm × 30 mm × 35 mm，壁厚 3 mm，大小及形态正常，胆囊内探及强回声光团，大小为 20 mm × 13 mm，伴声影，随体位移动；胆总管直径为 4 mm，无结石光团；肝内多个无回声区，大的约为 33 mm × 26 mm，边界清晰，壁光滑。胰腺大小、形态正常，内回声均匀，主胰管不扩张；脂餐后 1 小时，胆囊大小为 75 mm × 28 mm × 30 mm，胆囊收缩率 28.6%。

5. 增强 CT

肝内见多个类圆形低密度影，大者直径约为 3.5 cm，CT 值约为 6 Hu，无强化。肝内胆管未及扩张，无结石影像。胆囊体积不大，壁不厚，其内密度欠均匀，隐约见类椭圆形稍高密度影。胆总管未见扩张。脾不大，5 个肋单元。胰尾部件类圆形脂肪密度影，直径约 1.1 cm，余胰腺轮廓、形态、大小无异常，胰周脂肪间隙清晰。双肾见类圆形密度影，大者直径约为 0.7 cm，无强化。

6. MRCP

肝内外胆管显影，无狭窄及扩张改变，内无异常信号影。胆囊大小及形态无异常，内见圆形低信号影，直径约为 1.8 cm。胰管显影，无异常。T2 WI 示肝内多个大小不等的异常信号影。

四、术前干预

1. 饮食指导

低脂、低盐饮食，避免饱食、油腻饮食。

2. 血压调整

苯磺酸氨氯地平片 5 mg，早餐前口服，每天 2 次血压监测，血压围绕 130/80 mmHg 波动。

3. 药物干预

（1）熊去氧胆酸胶囊 500 mg，睡前口服，调节胆固醇代谢、改善胆汁淤积。

（2）丁溴东莨菪碱 20 mg，每天 1 次静脉滴注，松弛胆囊及 Oddi 括约肌，抑制胆囊收缩并促进胆汁排泄。

（3）泮托拉唑 40 mg，每天 1 次静脉滴注，预防应激性溃疡并抑制 CCK 的释放。

（4）异甘草酸镁 150 mg，每天 1 次静脉滴注，保护肝细胞膜，改善肝功能。

4. 心内科会诊

（1）补充诊断：病态窦房结综合征。

（2）治疗意见：术前放置心脏临时起搏器，建议早期放置永久性心脏起搏器。

五、术前预测

1. 确定诊断

胆囊结石；肝囊肿；脂肪肝；肝损害；肾囊肿；病态窦房结综合征。

2. 诊断依据

（1）发现胆囊结石 2 年余，右上腹不适 3 天。

（2）明确高血压病史。

（3）肝功能检查提示：ALT 97 U/L ↑，AST 68 U/L ↑，γ-GT 37 U/L ↑。

（4）超声提示：脂肪肝，胆囊结石，大小为 20 mm × 13 mm，肝内多发囊性占位性病变，大的约为 33 mm × 26 mm。上腹部 CT 提示肝多发囊肿、双肾囊肿、胆囊结石、胰尾部脂肪瘤可能。MRCP 提示胆囊结石、肝多发囊肿可能。

（5）心电图提示：窦性心动过缓，心率 52 次 / 分，阿托品试验（+）。

3. 鉴别诊断

（1）SOD：患者存在活动性胆囊结石，且存在右上腹不适、转氨酶升高，因此尚不能除外，待取出胆囊结石或切除胆囊后，如右上腹疼痛依然存在，可考虑行内镜下括约肌测压以进一步明确诊断。

（2）胆总管结石：腹部超声、CT 及 MRCP 见胆总管无扩张，无结石影，其转氨酶及胆管酶谱轻度升高，不除外胆总管小结石的可能。

（3）肝囊腺瘤：患者虽为女性，但是超声、CT 及 MRCP 显示为肝脏多个单发囊肿，囊壁光滑，未及分隔，可以除外该诊断。

4. 手术方案

保胆取石术，备胆囊切除术。

（1）胆囊大小及形态均正常，胆囊壁 3 mm，但是收缩率 28.6%，术前胆囊收缩功能 3 分，4 项评分总和为 5 分，为保胆取石手术的相对适应证。

（2）胆总管直径 7 mm，术前无胆总管探查的相对或绝对手术指征。

5. 手术入路

腹腔镜辅助右上腹小切口。

（1）患者体型正常，腹腔镜直视下于腹壁上定位胆囊底部位置更为准确。

（2）CT 显示患者胆囊底部位置相对较低，右上腹小切口即可进行保胆手术。

（3）先行胆道镜观察，如发现胆囊与周围肠管、大网膜等严重粘连，为影响胆囊收缩功能的因素，可中转腹腔镜下胆囊切除术，避免延长切口而损伤肌肉。

六、术前沟通

1. 治疗方案的选择

（1）胆囊切除术：为传统胆囊结石治疗的“金标准”，围手术期风险较高。其优缺点见初级篇第八章。

（2）保胆取石术：为胆囊结石治疗的新标准。其优缺点见初级篇第八章。

（3）药物治疗：其优缺点见初级篇第八章。

2. 保胆取石手术入路的选择

（1）右上腹小切口：其优缺点见初级篇第八章。

（2）腹腔镜辅助右上腹小切口。

缺点：①胆囊位置高、体型肥胖患者操作较困难；②长时间牵拉肋骨可导致肋软骨炎；③建立气腹过程中发生的肠管、血管等副损伤；④费用昂贵。

优点：①腹腔镜直视下于腹壁上定位胆囊底部位置更为准确，切口更小；②可先进行胆道镜观察，对于分隔胆囊、萎缩或瓷白胆囊、胆囊周围致密粘连且收缩功能较差的胆囊，可直接行腹腔镜下胆囊切除术。

（3）腹腔镜下保胆取石术：其优缺点见第八章。

3. 麻醉方案

全身麻醉。

七、手术同意书

（1）确定治疗方案为保胆取石术、肝囊肿开窗术，备胆囊切除术。

（2）确定手术入路为腹腔镜辅助右上腹小切口。

（3）确定麻醉方案为全身麻醉。

（4）明确手术风险：①麻醉风险，如药物过敏、心脑血管意外、呼吸抑制等；②手术副损伤，如腹壁神经、血管、肠管、大网膜及血管、肝脏等；③建立气腹副损伤，如气体栓塞、酸中毒等；④胆囊切除，如胆囊周围严重粘连为影响胆囊收缩功能的主要因素、胆囊管结石无法取出或取净、胆囊壁纤维化、胆囊黏膜萎缩、发现意外胆囊肿瘤等；⑤胆囊切除副损伤，如胆囊床、肝总管、右肝管、肝动脉或肝右动脉、门静脉右干支等；⑥术后近期并发症，如由胆漏、肠漏、出血、切口感染、肋软骨炎、腹腔脓肿、胆囊内胆汁淤积、急性胆囊炎、继发胆总管结石及胆总管结石引起的梗阻性黄疸、急性胆管炎、急性胰腺炎等；⑦术后远期并发症，如保胆手术后结石复发，胆囊切除术后肝内外胆管扩张、结石形成、脂肪泻、SOD 等。

第二节　手术过程

一、手术指征

（1）患者存在右上腹疼痛，影响其生活质量。

（2）胆囊结石存在的潜在风险：①胆囊壶腹部结石嵌顿有发生急性化脓性胆囊炎、胆囊坏疽及胆囊穿孔；②结石反复刺激诱发慢性胆囊炎，导致胆囊黏膜萎缩、胆囊壁纤维化、胆囊萎缩，逐渐失去胆囊功能；③结石的长期刺激，胆囊黏膜增生导致炎性息肉或胆囊癌变。

（3）胆囊结石较大，可能是影响胆囊收缩功能的因素之一，取出结石后可能改善胆囊排出胆汁的功能。

二、术前准备

（1）预防性应用抗生素。

（2）术前肠道准备。

（3）术区备皮、留置尿管及输液留置针。

（4）交叉配血及不规则抗体检测，备悬浮红细胞 2 U，新鲜冰冻血浆 400 mL。

（5）签署知情同意书、授权书、手术同意书、自费协议书、输血同意书。

三、手术麻醉、体位、入路及手术名称

（1）全身麻醉。

（2）术前采取仰卧位，术中采取头高、脚低、左侧卧位。术者位于患者右侧，第一助手位于患者左侧，第二助手位于患者右上方，第三助手位于患者左下方。

（3）腹腔镜辅助右上腹肋缘下小切口。

（4）内镜微创保胆取石术。

四、主要手术步骤

（1）肚脐旁弧形切开 1.5 cm，逐层分离至腹白线筋膜，切开腹白线筋膜，进入气腹针，注入 CO_2。

（2）进入 1.0 cm 戳卡，置入腹腔镜观察。

（3）在腹腔镜辅助下确定胆囊底部位置，于肋缘下一指，沿肋缘斜行切开皮肤，长为 3 ~ 5 cm，逐层切开腹壁至腹横筋膜，进入 0.5 cm 戳卡，置入电离钩，将肝囊肿壁切除一部分，进入异物钳，将胆囊底牵拉至切口下，使用纱布垫压迫大网膜并显露胆囊。

（4）切开腹横筋膜及腹膜，胆囊底部缝两针支持线。

（5）胆囊底部穿刺抽吸部分胆汁（术后送检，行胆汁细菌培养基药敏实验），切开胆囊壁，长约 1 cm，将吸引管置入胆囊内吸净胆汁，并于切开口两端再缝两针牵引线。

（6）电子胆道镜经切口进入胆囊内，经胆囊底逐步螺旋走行探查至胆囊颈管开口。

（7）使用取石网篮将结石取出。

（8）胆道镜头端套上吸附器，探查胆囊颈管。

（9）经胆囊颈管逐渐探查至胆囊切口，确定无结石残留后，3-0 可吸收线连续全层缝合胆囊切口，使用湿纱布压迫胆囊床数分钟，观察纱布有无黄染，进而明确有无胆汁外漏。

（10）冲洗腹腔，观察有无胆囊周围副损伤。

（11）清点器械、敷料无误，缝合关闭腹膜。

（12）输入 CO_2 并建立气腹，腹腔镜进入观察胆囊切口有无胆汁外漏、右上腹腹膜层是否缝合确切。

（13）放气体，拔出戳卡，逐层缝合肚脐下及右上腹切口各层。

五、术中诊断

胆囊结石；肝囊肿；脂肪肝；肝损害；肾囊肿；病态窦房结综合征。

六、术中所见

（1）无腹腔积液，肝脏大小、形态、色泽正常，胆囊底部可见两处肝囊肿，直径约 3 cm。

（2）胆囊大小、形态、色泽正常，呈充盈状态，与大网膜、周围肠管等无粘连。

（3）胆囊穿刺抽出胆汁呈黄褐色，无泥沙样结石及胆泥。

（4）胆囊柔软，胆囊壁层次清晰，无充血水肿。

（5）胆囊黏膜正常，无充血水肿，无罗 – 阿氏窦结石、胆囊息肉、胆囊分隔及胆固醇沉积。

（6）胆囊腔内见褐色胆固醇结石 1 枚，呈类圆形，大小约 1.0 cm × 1.0 cm。

（7）胆囊管可见豆油色胆汁流出，探查胆囊颈管未及息肉及结石。

（8）取出结石后观察，胆囊经管开口胆汁流出顺畅，胆囊黏膜无渗血，胆囊腔内无结石残留。

（9）术前及术中 7 项评分为 8 分，为保胆手术相对适应证，胆囊周围无粘连，判断胆囊结石过大为影响胆囊收缩功能的主要因素，遂保留胆囊。

（10）建立气腹，镜下观察，胆囊恢复充盈状态，胆囊确定缝合切口无胆汁外漏及出血，右上腹小切口腹膜对合整齐，缝合确切，无出血。

第三节　术后治疗

一、术后用药

（1）术后继续静脉抗感染治疗 3 天，3 天后更换为口服药物抗感染治疗 4 天。

（2）静脉用丁溴东莨菪碱解痉、泮托拉唑抑酸治疗 3 天，异甘草酸镁治疗至出院。

（3）术后第 1 天开始使用熊去氧胆酸胶囊或牛黄熊去氧胆酸胶囊 500 mg，每天 1 次睡前口服，连续使用 5 天，停药 25 天，疗程 1 年。

（4）术后第 4 天开始使用胆石利通片，1 次 6 片，每天 3 次，口服，疗程 6 ~ 9 天。

二、术后护理

（1）术后给予一级护理、鼻导管吸氧 3 L/min、心电血压及脉氧监护 6 小时。

（2）术后 6 小时开始低脂全流食，术后第 1 天排气，更改为低脂半流食，术后第 2 天排便，更改为低脂饮食。

（3）术后第 1 天拔出尿管，未出现排尿困难。

（4）术后第 1 天更换腹部敷料，切口无红肿及渗出，以后每隔 2 ~ 3 天更换腹部敷料，1 周后切口达到Ⅱ / 甲愈合。

（5）术后未出现胆漏及出血等并发症。

三、术后检查

（1）术后次日晨复查血常规、肝功能、离子、血尿淀粉酶及脂肪酶，检查结果提示：WBC 5.1×10^9 /L，N 70.6 %，RBC 4.3×10^{12} /L，HGB 128 g/L，HCT 38.3%，PLT 215×10^9 /L；TP 76.8 g/L，ALB 43.5 g/L，TBIL 10.8 μmol/L，DBIL 0 μmol/L，IBIL 6.4 μmol/L，ALT 39 U/L，AST 33 U/L，ALP 74 U/L，γ-GT 67 U/L ↑，LDH 509 U/L；K^+

4.1 mmol/L，Na^+ 141.6 mmol/L；AMS 51 U/L，LPS 109 U/L。

（2）术后1周复查胆囊超声及脂餐试验，结果：空腹胆囊大小为78 mm × 29 mm × 35 mm，胆囊壁厚3 mm，脂餐后1小时胆囊大小为67 mm × 25 mm × 28 mm，收缩率40.8%，胆囊大小、形态正常，壁光滑，囊内未闻及异常回声。

第四节　手术评价及注意事项

（1）对于具备相对保胆手术指征而胆囊位置较低的患者，优先选择腹腔镜辅助右上腹小切口保胆取石术，在腹腔镜探查后如发现胆囊分隔、胆囊壁纤维化、黏膜萎缩等问题，可缝合右上腹小切口，采取腹腔镜下胆囊切除术，避免因延长切口引起的腹壁肌肉等结构过度损伤。

（2）活动性胆囊结石患者如果存在右上腹或腰背部疼痛，尤其是出现转氨酶、淀粉酶升高，胆总管增宽，需注意存在原发性SOD的可能，保胆取石术后右上腹疼痛症状可能仍然存在或出现胆囊内胆汁淤积现象，可选择ERCP手术治疗。

（3）手术方案选择上必须严格把握手术适应证，术前胆囊收缩功能不良，需分析其原因，部分患者由于胆囊结石过大而影响胆囊收缩，还有一部分患者由于既往反复发作胆囊炎，引起胆囊与周围组织的粘连，此类胆囊患者，即使术中分离粘连带，后期仍会再次发生粘连，导致胆囊排空障碍及胆汁淤积，结石复发率较高，对于胆囊与周围组织严重粘连且收缩功能不良的患者，建议行胆囊切除术。

第十章　腹腔镜下内镜微创保胆取石术

第一节　典型病例

一、病史

张 ××，女，67 岁。发现胆囊结石 7 年，间断右上腹疼痛 4 年，再犯 1 周。

患者 7 年前体检发现胆囊结石，因无症状，未予治疗。4 年前开始无明显诱因出现右上腹胀痛，间断发作，伴右肩背部放射痛，恶心，无呕吐，无发热，皮肤、巩膜无黄染，进食油腻可诱发及加重疼痛，多次予以抗感染等对症治疗，每年发作 2 ～ 3 次。1 周前再次发病，自服消炎利胆片后右上腹胀痛可缓解。此次为求手术治疗入院。

体格检查：体温 36.5℃，心率 60 次 / 分，呼吸 20 次 / 分，血压 122/82 mmHg。皮肤、巩膜无黄染，腹平坦，全腹软，无压痛、反跳痛及肌紧张，肝、脾肋下未触及，Murphy 征（–），肝浊音界无扩大，肝区无叩痛。

辅助检查：外院肝胆脾胰超声提示脂肪肝，胆囊多发结石，胆囊壁增厚、毛糙。

二、入院诊断及鉴别诊断

1. 初步诊断

胆囊结石；慢性胆囊炎急性发作；脂肪肝；窦性心动过缓。

2. 鉴别诊断

（1）胆囊息肉：胆囊结石反复刺激胆囊黏膜，可诱发炎性息肉的发生，超声下表现为不随体位移动的胆囊黏膜隆起性病变。

（2）胆总管结石：鉴别要点见初级篇第八章。

（3）病态窦房结综合征：心电图提示窦性心动过缓，阿托品试验（+）。

三、辅助检查

（1）实验室检查：WBC 14.2×10^9/L ↑，N 87.8 % ↑，RBC 4.53×10^{12}/L，Hb 136 g/L，HCT 39.5 %，PLT 296×10^9/L；TP 75.8 g/L，ALB 43.6 g/L，TBIL 10.1 μmol/L，DBIL 2.7 μmol/L，IBIL 8.9 μmol/L，ALT 19 U/L，AST 20 U/L，ALP 57 U/L，γ–GT 29 U/L，LDH 260 U/L ↑；

AMY 124 U/L ↑，LPS 41 U/L；K^+ 4.1 mmol/L，Na^+ 142.0 mmol/L；GLU 13.2 mmol/L ↑；AFP 2.72 ng/mL，CEA 1.99 ng/mL，CA199 11.92 U/mL，CA125 12.90 U/mL。

（2）心电图：窦性心动过缓，心率 54 次 / 分，电轴左偏。阿托品试验（–）。

（3）胸片：未及异常。

（4）B 超：脂肪肝，胆总管直径 7 mm，未及结石光团。胆囊大小为 62 mm × 24 mm × 30 mm，壁厚 4 mm，大小及形态正常，壁增厚、不光滑，胆囊内探及多个强回声光团，大者为 17 mm × 15 mm，伴声影，随体位移动。胰腺大小、形态正常，内回声均匀，主胰管不扩张；脂餐后 1 小时，胆囊大小 50 mm × 24 mm × 25 mm，胆囊收缩率 32.8%。

（5）增强 CT：肝内胆管未及扩张，未及结石影像。胆囊体积不大，壁增厚，边缘毛糙，其内见多个类圆形高密度影，较大的直径约为 1.7 cm。胆总管未见扩张。脾不大，胰腺轮廓规则，胰周脂肪间隙清晰。

（6）MRCP：肝内外胆管显影，无狭窄及扩张改变，内无异常信号影。胆囊体积不大，内见多发结节状低信号影，直径约 1.8 cm。胆总管未见明显扩张，其内未见确切异常信号。胰管未见显影。

四、术前干预

1. 饮食指导

低脂糖尿病饮食，避免饱食、油腻饮食。

2. 血糖控制

（1）检测三餐前、餐后 2 小时及睡前血糖。

（2）内分泌科会诊：门冬胰岛素 14 u、20 u、14 u 三餐前皮下注射，地特胰岛素 16 u 睡前皮下注射，根据血糖调整胰岛素用量。

（3）空腹血糖控制在 6 ~ 10 mmol/L，三餐后 2 小时控制在 8 ~ 14 mmol/L。

2. 药物干预

（1）熊去氧胆酸胶囊 500 mg 睡前口服，调节胆固醇代谢、改善胆汁淤积。

（2）头孢西丁 2.0 g，每日 2 次，静脉滴注控制感染。

（3）丁溴东莨菪碱 20 mg，每天 1 次静脉滴注，松弛胆囊及 Oddi 括约肌，抑制胆囊收缩并促进胆汁排泄。

（4）泮托拉唑 40 mg，每天 1 次静脉滴注，预防应激性溃疡并抑制 CCK 的释放。

（5）复查血常规：WBC 7.2 x10^9/L，N 63.4%，AMY 63 U/L，LPS 47 U/L。

五、术前预测

1. 确定诊断

胆囊结石；慢性胆囊炎急性发作；脂肪肝；2 型糖尿病；窦性心动过缓。

2. 诊断依据

（1）发现胆囊结石 7 年，间断右上腹疼痛 4 年，再犯 1 周。

（2）超声提示脂肪肝，胆囊多发结石，胆囊壁厚 4 mm；上腹部 CT 提示胆囊多发结石，壁增厚，边缘毛糙；MRCP 提示胆囊多发结石。

（3）心电图提示：窦性心动过缓，心率 54 次 / 分，阿托品试验（－）。

（4）空腹血糖＞ 7.1 mmol/L，糖化血红蛋白 8.3%。

3. 鉴别诊断

（1）胆囊息肉：超声提示胆囊壁不光滑，未及隆起性病变，可以除外胆囊息肉。

（2）胆总管结石：腹部超声、CT 及 MRCP 见胆总管无扩张，未及结石影，但是其淀粉酶升高，不除外胆总管小结石的可能。

（3）病态窦房结综合征：阿托品试验（－），可以除外病态窦房结综合征。

4. 手术方案

保胆取石术，备胆囊切除术。

（1）胆囊大小及形态均正常，胆囊壁厚 4 mm，脂餐后 1 小时收缩率为 32.8%，术前胆囊结石为 3 分，胆囊壁厚度为 2 分，胆囊收缩功能为 2 分，4 项评分总和为 7 分，为保胆取石手术的相对适应证。

（2）胆总管直径 9 mm，术前无胆总管探查的相对或绝对手术指征。

5. 手术入路

本例患者采用全腹腔镜（三孔），选择依据如下。

（1）患者体型肥胖。

（2）CT 显示胆囊底部位置较高。

（3）胆囊壁增厚、收缩不良，有行胆囊切除的可能。

（4）糖尿病病史，未规律治疗。

六、术前沟通

1. 患者病情沟通

（1）各项诊断明确，诊断依据充分。

（2）药物治疗急性胆囊炎有效，其胆系感染逐渐好转。

（3）血糖控制较好，需继续使用门冬胰岛素及地特胰岛素，并监测三餐前、餐后

2 小时及睡前血糖。

2. 治疗方案的选择：保胆取石术，备胆囊切除术

（1）胆囊切除术：优缺点见初级篇第八章。

（2）保胆取石术：优缺点见初级篇第八章。

（3）药物治疗：优缺点见初级篇第八章。

3. 保胆取石手术入路的选择

（1）右上腹小切口：优缺点见初级篇第八章。

（2）腹腔镜辅助右上腹小切口：优缺点见初级篇第九章。

（3）腹腔镜下保胆取石术：优缺点见初级篇第八章。

4. 麻醉方案

全身麻醉。

七、手术同意书

（1）确定治疗方案为保胆取石术，备胆囊切除术。

（2）确定手术入路为全腹腔镜（三孔），如镜下操作难度及风险大，中转开腹。

（3）确定麻醉方案为全身麻醉。

（4）明确手术风险：①麻醉风险，如药物过敏、心脑血管意外、呼吸抑制等；②手术副损伤，如腹壁神经、血管、肠管、大网膜及血管、肝脏等；③建立气腹副损伤，如气体栓塞、酸中毒等；④胆囊切除，如胆囊周围严重粘连为影响胆囊收缩功能的主要因素、胆囊管结石无法取出或取净、胆囊壁纤维化、胆囊黏膜萎缩、发现意外胆囊肿瘤等；⑤胆囊切除副损伤，如损伤胆囊床、肝总管、右肝管、肝动脉或肝右动脉、门静脉右干支等；⑥术后近期并发症，如胆漏、肠漏、出血、切口感染、腹腔脓肿、胆囊内胆汁淤积、急性胆囊炎、继发胆总管结石及胆总管结石引起的梗阻性黄疸、急性胆管炎、急性胰腺炎等；⑦术后远期并发症，如保胆术后结石复发，胆囊切除术后肝内外胆管扩张、结石形成、脂肪泻、SOD 等。

第二节　手术过程

一、手术指征

（1）患者存在右上腹疼痛，影响其生活质量。

（2）胆囊结石存在的潜在风险：①胆囊壶腹部结石嵌顿有发生急性化脓性胆囊炎、

胆囊坏疽及胆囊穿孔的可能；②结石反复刺激诱发慢性胆囊炎，导致胆囊黏膜萎缩、胆囊壁纤维化、胆囊萎缩，逐渐失去胆囊功能；③结石的长期刺激，胆囊黏膜增生导致炎性息肉或胆囊癌变。

二、术前准备

（1）应用抗生素控制胆系感染。

（2）术前肠道准备。

（3）术区备皮、留置尿管及输液留置针。

（4）交叉配血及不规则抗体检测，备悬浮红细胞 2 U，新鲜冰冻血浆 400 mL。

（5）签署知情同意书、授权书、手术同意书、自费协议书、输血同意书。

三、手术麻醉、体位、入路及手术名称

（1）全身麻醉。

（2）术前采取仰卧位，术中采取头高、脚低、左侧卧位。操作腹腔镜时，术中位于患者左侧，持腹腔镜者位于患者左下方。操作胆道镜时，术中位于患者右侧，持腹腔镜者位于患者左下方，扶胆道镜及戳卡者位于患者右上方。

（3）手术入路为全腹腔镜（三孔）。

（4）手术方式为内镜微创保胆取石术。

四、主要手术步骤

（1）肚脐旁弧形切开 1.5 cm，逐层分离至腹白线筋膜，切开腹白线筋膜，采用 7 号丝线经两侧腹白线筋膜穿出备用，进入气腹针，注入 CO_2 建立气腹。经肚脐切口置入 10 mm 戳卡，置入腹腔镜观察。

（2）腹腔镜辅助下确定胆囊底体部位置，于右锁骨中线下 3 ～ 5 cm 处沿肋弓方向斜行切开 2.0 cm，置入 10 mm 戳卡，其头端指向胆囊体部，斜行穿过腹壁。于剑突下 4 ～ 5 cm 处横行切开 8 mm，置入 5 mm 戳卡，其头端指向胆囊三角，经肝圆韧带右侧腹壁斜行穿过腹壁。

（3）于胆囊底部缝合 1 针，经右侧腹壁穿出，牵拉缝线悬吊胆囊于右上腹。

（4）于胆囊底部放置纱布块，在胆囊底体交接部位，采用电凝电切混合模式沿胆囊长轴纵行切开 2 cm。

（5）吸引器吸净胆囊内胆汁（术后送检，行胆汁细菌培养及药敏试验）。

（6）经右侧戳卡置入经液状石蜡润滑的胆道镜保护套管，其头端直达胆囊切口处。

（7）置入电子胆道镜，经切口进入胆囊内，经胆囊底逐步螺旋走行探查至胆囊颈

管开口。

（8）使用取石网篮将结石逐一取出。

（9）胆道镜头端套上吸附器，探查胆囊颈管。

（10）取净结石后再次经胆囊颈管逐渐探查至胆囊切口，确定无结石残留后，给予3-0可吸收线连续全层缝合胆囊切口，使用湿纱布压迫胆囊床数分钟，观察纱布有无黄染，明确有无胆汁外漏。

（11）取出纱布，剪掉胆囊悬吊缝线，吸净腹腔积液。

（12）清点器械、敷料无误后，经右上腹放置腹腔引流管，引流管位于胆囊下，头端置入文氏孔内，腹腔镜监视下拔出剑突下及右上腹戳卡，明确戳卡穿出部位无活动性出血。

（13）放气体，固定腹腔引流管，拔出肚脐处戳卡，预留的7号丝线打结关闭腹白线筋膜。可吸收线缝合肚脐及右上腹切口下脂肪层，可吸收线皮内缝合各戳卡切口。

五、术中诊断

胆囊结石；慢性胆囊炎急性发作；脂肪肝；2型糖尿病；窦性心动过缓。

六、术中所见

（1）无腹水，肝脏大小、形态、色泽正常。

（2）胆囊与大网膜、周围肠管轻度粘连，胆囊大小、形态正常，呈充盈状态，胆囊壁轻度水肿。

（3）胆囊柔软，胆囊壁层次清晰。

（4）胆囊黏膜上少许胆固醇附着，胆囊体部近胆囊颈部黏膜呈慢性炎症改变，无罗－阿氏窦结石、胆囊息肉、胆囊分隔及胆固醇沉积。

（5）胆囊腔内见超过5枚类圆形胆固醇结石，大者直径约为2 cm。

（6）胆囊管可见豆油色胆汁流出，探查胆囊颈管未及息肉及结石。

（7）取出结石后观察，胆囊颈管开口胆汁流出顺畅，胆囊黏膜无渗血，胆囊腔内无结石残留。

（8）术前及术中7项评分为12分，为保胆手术相对适应证。

（9）再次建立气腹，镜下观察，胆囊恢复充盈状态，确定胆囊缝合切口无胆汁外漏及出血，剑突下及右上腹戳卡处有活动性出血。

第三节　术后治疗

一、术后用药

（1）术后继续静脉抗感染治疗 3 天，3 天后更换为口服药物抗感染治疗 4 天。

（2）静脉用丁溴东莨菪碱解痉、泮托拉唑抑酸治疗 3 天。

（3）术后第 1 天开始使用熊去氧胆酸胶囊或牛黄熊去氧胆酸胶囊 500 mg，每天 1 次睡前口服，连续使用 5 天，停药 25 天，疗程 1 年。

（4）术后第 4 天开始使用胆石利通片，每次 6 片，每天 3 次，口服，疗程 6 ~ 9 天。

二、术后护理

（1）术后给予一级护理、鼻导管吸氧 3 L/min、心电血压及脉氧监护 6 小时。

（2）使用中性胰岛素静脉泵入，2 小时测 1 次血糖，根据血糖水平调整胰岛素用量，血糖控制在 6 ~ 12 mmol/L。

（3）术后第 1 天晨开始低脂糖尿病全流食，术后第 1 天排气，更改为低脂糖尿病半流食，术后第 2 天排便，更改为低脂糖尿病饮食。

（4）进食后开始使用门冬胰岛素及地特胰岛素控制血糖，检测三餐前、三餐后 2 小时及睡前血糖。

（5）术后第 1 天拔出尿管，未出现排尿困难。

（6）术后第 1 天更换腹部敷料，切口无红肿及渗出，以后每隔 2 ~ 3 天更换腹部敷料，1 周后切口达到Ⅱ / 甲愈合。

（7）术后未出现胆漏、出血、胆管损伤及切口感染等并发症。

（8）术后第 1 天腹腔管引流出淡血性渗液 80 mL，引流液逐渐减少，颜色变为淡黄色，术后第 4 天拔出腹腔引流管。

三、术后检查

（1）术后次日晨复查血常规、肝功能、离子、血尿淀粉酶及脂肪酶，检查结果提示：WBC 12.6×10^9/L ↑，N 81.2 % ↑，RBC 4.41×10^{12}/L，Hb 133 g/L，HCT 39.3%，PLT 230×10^9/L；TP 65.7 g/L，ALB 37.1 g/L，TBIL 17.7 μmol/L，DBIL 5.2 μmol/L，IBIL 20 μmol/L，ALT 20 U/L，AST 21 U/L，ALP 46 U/L，γ-GT 28 U/L，LDH 226 U/L；K^+ 4.2 mmol/L，Na^+ 138 mmol/L；AMS 99 U/L，LPS 44 U/L。

（2）术后 1 周复查胆囊超声及脂餐实验结果：空腹胆囊大小为 68 mm × 23 mm ×

15 mm，胆囊壁厚 4 mm，脂餐后 1 小时胆囊大小为 55 mm × 12 mm × 10 mm，收缩率为 72%，胆囊大小、形态正常，壁光滑，囊内未闻及异常回声。

第四节　手术评价及注意事项

（1）对于身体肥胖、胆囊位置较高及有可能行胆囊切除术的患者在进行保胆取石时，优先考虑全腹腔镜入路的手术途径，一般情况下选择三孔腹腔镜入路。

（2）胆道镜可经右上腹或剑突下戳卡进入，根据手术方案的不同，选择不同的戳卡，如胆囊保留的可能性大，建议经右侧戳卡置入胆道镜，易于探查胆囊及胆囊颈管；如果同时需要行胆总管探查时，可经剑突下戳卡置入胆道镜。

（3）目前应用的戳卡长度有限，而且其头端为硬质塑料，不利于胆道镜的操作，甚至有损伤胆道镜的风险。因此，在戳卡内放置树脂胆道镜套管，当其头端直达胆囊切口处，既方便了胆道镜进入胆囊内，又降低了胆道镜被损坏的发生率。

（4）术中悬吊胆囊不但有助于胆囊的固定，方便胆道镜经胆囊切口进入胆囊内，而且方便了胆囊的切开及缝合。

（5）胆囊切开过程中需沿着胆囊张力的方向，切口大小要略大于胆囊内最大结石的直径，从而方便结石的取出，同时有利于胆囊内冲洗液、碎石、胆泥等物质经胆囊切口排出。如果切口过小，容易导致结石嵌顿于胆囊切口，导致切口周围黏膜的损伤及出血，与此同时，胆囊内碎石、胆泥等可随着冲洗液进入胆囊经管及胆总管，导致保胆手术室失败或出现胆漏、梗阻性黄疸、急性胰腺炎等并发症。

（6）胆囊切口缝合时，可选用 3–0 可吸收线从切口近端开始，连续全层缝合至胆囊切口的远端，待全层缝合完毕后，从远端折返，连续浆膜层缝合或全层缝合，缝合过程中需注意黏膜对黏膜，避免黏膜下层暴露于胆囊胆汁内而引起胆漏及瘢痕的过度生长，进针时应避开血管，防止出血、胆囊腔内渗血及胆囊壁血肿等并发症的发生。

（7）吸净腹腔积液后，明确无出血、胆漏，一般不放置腹腔引流管，如果不除外胆总管结石、腹腔内有副损伤、创面存在渗血、血糖控制不理想等，建议放置腹腔引流管，防止术后出血、胆漏、肠漏、腹腔脓肿等并发症的发生。

（8）如果全腹腔镜下操作困难，可延长右上腹切口，避免术中副损伤。

第十一章　内镜微创保胆息肉摘除术

第一节　典型病例

一、病史

曲 ××，女，57 岁。体检发现胆囊息肉 3 年。

体格检查：体温 36.4℃，心率 68 次 / 分，呼吸 18 次 / 分，血压 140/85 mmHg。皮肤、巩膜无黄染，腹平坦，全腹软，无压痛、反跳痛及肌紧张，肝、脾肋下未触及，Murphy 征（–），肝浊音界无扩大，肝区无叩痛。

辅助检查：上腹部超声提示胆囊大小、形态正常，胆囊壁厚 3 mm，胆囊多发息肉，大者为 17 mm × 10 mm。

二、入院诊断及鉴别诊断

1. 初步诊断

胆囊息肉。

2. 鉴别诊断

（1）胆囊腺瘤：来源于胆囊黏膜上皮的良性肿瘤，多为单发，镜下肿物呈淡红色，有短蒂，其中乳头状腺瘤呈分支状，有较细的血管结缔组织与胆囊壁相连，管状腺瘤含有大量增生的腺体，被中等量的结缔组织间质包绕，有时可见囊状扩张的腺体。

（2）胆囊腺肌瘤样增生：多位于胆囊底部，呈局部隆起性结节，伴中心脐样凹陷，镜下表现为胆囊上皮和平滑肌增生。

三、辅助检查

（1）实验室检查：血常规、肝肾功能、血糖、离子、血脂、AFP、CEA、CA199、CA125 等均正常。

（2）心电图：正常心电图。

（3）胸片：未及异常。

（4）B 超：胆囊大小为 80 mm × 22 mm × 22 mm，壁厚 3 mm，大小及形态正

常，胆囊壁探及强回声结节，大小为 12 mm × 7 mm，有蒂，不伴声影，不随体位移动。胰腺大小、形态正常，内回声均匀，主胰管不扩张；脂餐后 1 小时，胆囊大小为 52 mm × 12 mm × 12 mm，胆囊收缩率为 81.6%。

（5）增强 CT：未及异常。

（6）MRCP：见胆囊壁上低信号影。

四、术前干预

1. 饮食指导

低脂饮食。

2. 药物干预

熊去氧胆酸胶囊 500 mg 睡前口服，调节胆固醇代谢。

五、术前预测

1. 确定诊断

胆囊息肉。

2. 诊断依据

（1）体检发现胆囊息肉 3 年。

（2）超声提示胆囊带蒂息肉，大小为 12 mm × 7 mm；上腹部增强 CT 提示肝、胆、脾、胰未及异常。

3. 鉴别诊断

（1）胆囊腺瘤：患者为单发息肉，虽然肿瘤标志物及上腹部增强 CT 未及异常，但是息肉较大，不能除外胆囊腺瘤的可能。

（2）胆囊腺肌瘤样增生：多位于胆囊底部，呈局部隆起性结节，伴中心脐样凹陷，与该患者超声下表现不相符，可以除外该诊断。

4. 手术方案

保胆息肉摘除术，备胆囊切除术。胆囊大小及形态均正常，胆囊壁 3 mm，脂餐后 1 小时收缩率为 81.6%，4 项评分总和为 3 分，为保胆息肉摘除手术的绝对适应证。

5. 手术入路

保胆息肉摘除术的手术入路包括右上腹小切口、腹腔镜辅助 + 右上腹小切口、全腹腔镜 3 种。本例患者选择全腹腔镜入路：①患者体型肥胖；② CT 显示胆囊底部位置较高；③不除外腺瘤性息肉或恶变的可能，有行胆囊切除的可能。

六、术前沟通

1. 患者病情沟通

（1）各项诊断明确，诊断依据充分。

（2）治疗方案的选择：保胆息肉摘除术，备胆囊切除术。

（3）入路的选择：腹腔镜（三孔）。

2. 麻醉方案

全身麻醉。

七、手术同意书

（1）确定治疗方案为保胆息肉摘除术，备胆囊切除术。

（2）确定手术入路为全腹腔镜（三孔），如术中病理证实为息肉恶变，将行胆囊癌根治性手术，镜下操作难度及风险大时，中转开腹。

（3）确定麻醉方案为全身麻醉。

（4）明确手术风险：①麻醉风险，如药物过敏、心脑血管意外、呼吸抑制等；②手术副损伤，如腹壁神经、血管、肠管、大网膜及血管、肝脏等；③建立气腹副损伤，如气体栓塞、酸中毒等；④胆囊切除副损伤，如损伤胆囊床、肝总管、右肝管、肝动脉或肝右动脉、门静脉右干支等；⑤术后近期并发症，如胆漏、肠漏、出血、切口感染、腹腔脓肿、胆囊内胆汁淤积、急性胆囊炎等；⑥术后远期并发症，如保胆术后息肉复发、结石形成，胆囊切除术后肝内外胆管扩张、结石形成、脂肪泻、SOD 等。

第二节　手术过程

一、术前准备

（1）应用抗生素控制胆系感染。

（2）术前肠道准备。

（3）术区备皮、留置尿管及输液留置针。

（4）交叉配血及不规则抗体检测，备悬浮红细胞 2 U，新鲜冰冻血浆 400 mL。

（5）签署知情同意书、授权书、手术同意书、自费协议书、输血同意书。

二、手术麻醉、体位、入路及手术名称

（1）全身麻醉。

（2）术前采取仰卧位，术中采取头高、脚低、左侧卧位。操作腹腔镜时，术中位于患者左侧，持腹腔镜者位于患者左下方。操作胆道镜时，术中位于患者右侧，持腹腔镜者位于患者左下方，扶胆道镜及戳卡者位于患者右上方。

（3）手术入路为全腹腔镜（三孔）。

（4）手术方式为内镜微创保胆息肉摘除术。

三、主要手术步骤

（1）肚脐旁弧形切开 1.5 cm，逐层分离至腹白线筋膜，切开腹白线筋膜，采用 7 号丝线经两侧腹白线筋膜穿出备用，进入气腹针，注入 CO_2 建立气腹。经肚脐切口置入 10 mm 戳卡，置入腹腔镜观察。

（2）腹腔镜辅助下确定胆囊底体部位置，于右锁骨中线下 3 ～ 5 cm 处沿肋弓方向斜行切开 1.5 cm，置入 10 mm 戳卡，其头端指向胆囊体部，穿过腹壁。于剑突下 4 ～ 5 cm 处横行切开 8 mm，置入 5 mm 戳卡，其头端指向胆囊三角，经肝圆韧带右侧腹壁穿过腹壁。

（3）于胆囊底部缝合 1 针，经右侧腹壁穿出，牵拉缝线悬吊胆囊于右上腹。

（4）于胆囊底部放置纱布块，在胆囊底体交接部位，采取电凝电切混合模式沿胆囊长轴纵行切开 1 cm。

（5）吸引器吸净胆囊内胆汁（术后送检，行胆汁细菌培养及药敏试验）。

（6）经右侧戳卡置入经液状石蜡润滑的胆道镜保护套管，其头端直达胆囊切口处。

（7）胆道镜头端套上吸附器，经切口进入胆囊内，经胆囊底逐步螺旋走行探查至胆囊颈管开口。

（8）经胆道镜置入针状切开刀，将息肉经蒂部切除，取出息肉送术中冰冻。

（9）清除胆囊黏膜上积血。

（10）再次经胆囊底部逐渐探查至胆囊切口，确定无结石及息肉残留后，给予 3-0 可吸收线连续全层缝合胆囊切口，使用湿纱布压迫胆囊床数分钟，观察纱布有无黄染，明确有无胆汁外漏。

（11）取出纱布，剪掉胆囊悬吊缝线，吸净腹腔积液。

（12）清点器械、敷料无误后，经右上腹放置腹腔引流管，引流管位于胆囊下，头端置入文氏孔内，腹腔镜监视下拔出剑突下及右上腹戳卡，明确戳卡穿出部位无活动性出血。

（13）放气体，固定腹腔引流管，拔出肚脐处戳卡，预留的 7 号丝线打结关闭腹白线筋膜。可吸收线缝合肚脐及右上腹切口下脂肪层，可吸收线皮内缝合各戳卡切口。

四、术中诊断

胆囊息肉（胆固醇型）。

五、术中所见

（1）无腹水，肝脏大小、形态、色泽正常。

（2）胆囊与大网膜、周围肠管轻度粘连，胆囊大小、形态正常，呈充盈状态，胆囊壁轻度水肿。

（3）胆囊柔软，胆囊壁层次清晰。

（4）胆囊黏膜无充血水肿，未及罗 – 阿氏窦结石、胆囊结石、胆囊分隔及胆固醇沉积。

（5）胆囊体部见带蒂息肉，大者直径约为 20 mm × 15 mm。

（6）胆囊管可见豆油色胆汁流出，探查胆囊颈管未及息肉及结石。

（7）采取切凝混合电流，使用针状切开刀，从胆囊息肉根部将息肉切除，同时进行镜下止血。

（8）切除息肉后清除胆囊黏膜上的渗血。

（9）胆囊颈管开口胆汁流出顺畅，胆囊黏膜无渗血，胆囊腔内无结石残留。

（10）术前及术中 7 项评分总和为 6 分，为保胆手术的绝对适应证。

（11）缝合胆囊后腹腔镜下观察，胆囊恢复充盈状态，确定胆囊缝合切口无胆汁外漏及出血，剑突下及右上腹戳卡处活动性出血。

第三节　术后治疗

一、术后用药

（1）术后继续静脉抗感染治疗 3 天，3 天后更换为口服药物抗感染治疗 4 天。

（2）静脉用丁溴东莨菪碱解痉、泮托拉唑抑酸治疗 3 天。

（3）术后第 1 天开始使用熊去氧胆酸胶囊或牛黄熊去氧胆酸胶囊 500 mg，每天 1 次，睡前口服，连续使用 5 天，停药 25 天，疗程 1 年。

（4）术后第 4 天开始使用胆石利通片，每次 6 片，每天 3 次，口服，疗程 6 ~ 9 天。

二、术后护理

（1）术后给予一级护理、鼻导管吸氧 3 L/min、心电血压及脉氧监护 6 小时。

（2）术后第 1 天晨开始低脂全流食，术后第 1 天排气，更改为低脂半流食，术后第 2 天排便，更改为低脂糖饮食。

（3）术后第 1 天拔出尿管，未出现排尿困难。

（4）术后第 1 天更换腹部敷料，切口无红肿及渗出，以后每隔 2 ~ 3 天更换腹部敷料，1 周后切口达到Ⅱ / 甲愈合。

（5）术后未出现胆漏、出血、胆管损伤及切口感染等并发症。

三、术后检查

（1）术后次日晨复查血常规、肝功能、离子、血尿淀粉酶及脂肪酶，均未及异常。

（2）术后 1 周复查胆囊超声及脂餐实验结果：空腹胆囊大小为 71 mm × 23 mm × 29 mm，胆囊壁厚 3 mm，脂餐后 1 小时胆囊大小为 51 mm × 18 mm × 17 mm，收缩率为 67.0%，胆囊大小、形态正常，壁光滑，囊内及胆囊壁未闻及异常回声。

第四节　手术评价及注意事项

一、胆囊息肉作为手术指征的评价

（1）对于直径＞ 1 cm 息肉，80.9% ~ 90.3% 属于胆固醇息肉，2.3% ~ 4.1% 为腺瘤性息肉，仅有 0 ~ 0.7% 为癌性息肉，其中腺瘤性息肉的癌变率为 1.5%。虽然大部分胆囊息肉属于胆固醇息肉，但是普通检查，如超声、CT 及 MRCP 等检查对于息肉性质的鉴定较为困难，其准确的鉴定方法仍然是组织病理切片检查，因此术前难以进行定性诊断。胆囊癌变的恶性程度较高，因此对于胆囊息肉应做到早发现、早治疗。

（2）息肉的病理检查中可见到结缔组织、微血管及大量充满泡沫颗粒的巨噬细胞。随着息肉的不断长大及胆囊的收缩，远端失去血液供应的泡沫细胞会出现死亡而发生结石化。此种结石比较松脆，随着胆囊的收缩而发生碎裂，形成胆囊结石。

（3）较大或多发的息肉可以影响胆囊的收缩功能，导致胆囊排空能力降低。取出息肉后能改善胆囊收缩功能，预防胆汁淤积。

（4）胆囊管开口处的息肉在胆囊收缩时容易堵塞胆囊管开口，在影响胆囊排空的同时，可出现胆囊压力升高的相关症状，如餐后腹胀、恶心、右上腹胀痛等。

二、胆固醇息肉作为手术指征的评价

（1）胆囊黏膜层上皮不仅有主动吸收、分泌和改变胆汁成分的功能，而且能感受胆汁中化学成分和其他化学信号的改变并做出调整。当胆汁中胆固醇浓度过饱和时，胆囊上皮细胞通过主动和被动的方式吸收胆汁中的胆固醇，然后通过细胞膜胆固醇转运体，介导细胞内胆固醇流出至细胞间隙，而黏膜下层巨噬细胞执行吞噬作用清除胆固醇，在此过程中巨噬细胞被胆固醇化，诱导趋化因子产生，从而使更多的巨噬细胞向黏膜下层游走并聚集。随着巨噬细胞吞噬脂质的增多，巨噬细胞逐渐增大，超出其清除脂质的能力，胆固醇在细胞内出现聚集并形成泡沫细胞，当自身的酶被消耗殆尽，则成为包含脂质的终末细胞，不具备生长的能力。

（2）胆囊黏膜下的泡沫细胞不能直接进入血管或淋巴管，随着堆积在黏膜下层泡沫细胞数量的增多，泡沫细胞只能经胆囊黏膜上皮间隙向胆囊腔内移动。有研究发现，在胆囊黏膜内吞噬胆固醇油酸盐的泡沫细胞，随后在黏膜表面出现同样成分的颗粒并最终出现在胆囊胆汁内；通过镜下观察胆囊息肉发现，部分息肉表面已无黏膜覆盖，饱含脂质的泡沫细胞裸露在黏膜表面；胆囊息肉往往与胆囊结石并存，部分诊断为胆囊息肉或慢性胆囊炎，在以后的复查中又发现胆囊结石。上述研究均证实了黏膜下泡沫细胞能突破胆囊黏膜进入胆囊，最终成为成石核心。而尚未排入胆囊腔内的泡沫细胞在黏膜下蓄积，使局部黏膜不断增生，黏膜向胆囊腔内突起并包裹泡沫细胞形成胆固醇息肉。

（3）泡沫细胞在胆囊黏膜下不断堆积，使胆囊运动功能产生不同程度的障碍，表现为慢性胆囊炎、胆囊排空时间延迟，胆汁不断浓缩，辅以胆汁内促成核因素（如黏蛋白、泡沫细胞及胆固醇颗粒等）分泌进而形成胆固醇结石。

（4）随着胆汁中胆固醇浓度过饱和持续存在，将不断诱导趋化因子产生，刺激巨噬细胞的聚集及黏膜的增生，导致息肉不断长大。胆囊息肉的病理切片显示大部分息肉为反复折叠的黏膜上皮细胞层包裹泡沫细胞团，表现为单个或分叶状，并通过含有或不含血管的细蒂与胆囊壁相连，极易脱落。脱落的胆固醇成为促成核因素，在其基础上形成胆固醇型结石。

三、胆囊胆固醇息肉手术治疗评价

（1）根据胆固醇息肉发生及发展的病理过程，必须切除增生的胆囊黏膜及黏膜下蓄积的泡沫细胞，对于含有血管蒂的胆固醇息肉，血管蒂根部的胆囊黏膜结构正常，因此在治疗息肉时，可直接将血管蒂离断，进而完整地切除增生的黏膜及其包裹的泡沫细胞。对于不含有血管蒂的宽基胆固醇息肉，应同时对息肉根部黏膜进行烧灼，破坏增殖活性强的黏膜上皮及黏膜下蓄积的泡沫细胞。黏膜完整性被破坏后，能同时促进黏膜下泡沫细胞的排出，诱导周围正常黏膜上皮细胞对损伤部分的修复。如果部分泡沫细胞残留，其将继续分泌趋化因子，刺激巨噬细胞的聚集及黏膜的增生，导致息肉的复发。

（2）目前，切除息肉的常用工具包括圈套器、活检钳、针刀及微波电极。在切除息肉前，为了便于息肉的观察、切除和及时取出，胆道镜头端需套上吸附器。对于较大的息肉，可使用圈套器套住息肉根部并将其切除。在使用活检钳清除息肉时，先钳夹胆囊息肉近端血管蒂，采取混合电流封闭蒂内血管，然后用电切将息肉从蒂部离断。圈套器在切除血管蒂较短的大息肉较方便，活检钳用于血管蒂的止血效果显著，但是使用圈套器套取息肉时需避免将黏膜套入圈套器内，并使圈套器末端远离胆囊黏膜，以降低对胆囊黏膜的热损伤。在使用活检钳时，必须保持活检钳开口与血管蒂的方向垂直，此举增加了操作的难度，而且两者金属端较粗大，切取息肉过程中的热损伤面积较大，如高频发生器电流过大或与胆囊黏膜接触过多，容易导致胆囊穿孔或迟发性穿孔。因此为了减少组织的副损伤，同时便于息肉的切除，可使用针刀或微波电极。

（3）息肉切除后需立即将息肉吸出，防止其进入胆囊颈管或胆总管，同时将胆囊黏膜上附着的血液清除干净，以减少胆囊内成石核心，避免结石的形成。

（4）少量的息肉切除后一般不会出现胆囊黏膜水肿及胆囊收缩功能障碍，可一期缝合胆囊。如果息肉数量较多，切除息肉后出现胆囊壁炎性水肿或黏膜渗血，可导致SOD及胆囊内絮状物淤积，建议放置胆囊造瘘管，避免急性化脓性胆囊炎的发生。

（5）为了降低术后胆囊内黏蛋白、渗血、炎症介质等絮状物的淤积、胆漏等并发症的发生，术后第1天开始使用丁溴东莨菪碱松弛Oddi括约肌，同时口服熊去氧胆酸胶囊，改善胆囊内胆固醇的过饱和状态，术后3天开始使用胆石利通片或消炎利胆片等利胆药物，以促进胆囊收缩及胆囊内絮状物的排出。

第十二章　开腹胆囊切除术

第一节　典型病例

一、病史

于 ××，女，57 岁。间断上腹部疼痛 10 余年，再犯 1 天。

患者 10 年前无明显诱因出现上腹部疼痛，超声检查提示胆囊结石伴胆囊炎，给予对症治疗后腹痛症状缓解，10 余年来间断出现上腹部疼痛，多次入院行内科保守治疗。1 天前无明显诱因突发上腹部疼痛，呈持续性胀痛，伴右背部放射痛，不能自行缓解，无发热，伴恶心、呕吐，呕吐物为胃内容物，进食后疼痛加剧，与体位无明显关系。于外院行上腹部超声提示胆囊多发结石、胆囊液性暗区消失，给予抗感染、解痉及抑酸治疗，疼痛未缓解，且进行性加重，遂转入我院。

体格检查：体温 36.0℃，心率 90 次 / 分，呼吸 18 次 / 分，血压 110/70 mmHg。皮肤巩膜无黄染，全腹软，剑突下及右上腹压痛，肝脾肋下未触及，Murphy 征（–），肝浊音界无缩小，肝区无叩痛。

辅助检查：上腹部超声提示胆囊多发结石，胆囊液性暗区消失。

二、入院诊断及鉴别诊断

1. 初步诊断

慢性胆囊炎急性发作；胆囊结石。

2. 鉴别诊断

（1）胆总管结石：鉴别要点见初级篇第八章。

（2）上消化道穿孔：既往多有上消化道溃疡病史，多表现为饱食后突发上腹部绞痛，查体示肝浊音界缩小，立位腹平片可见隔下游离气体。

三、辅助检查

（1）实验室检查：WBC 10.9×10^9/L ↑，N 73.4 %，血常规其他项目、肝肾功能、血糖、离子、血脂、AFP、CEA、CA199、CA125 等均正常。

（2）心电图：正常心电图。

（3）胸片及立位腹平片：未及异常。

（4）B 超：胆囊内可见强回声光团，后方可见带状声影，胆囊液性暗区缩小，肝脾胰未及异常，影像提示胆囊结石（充满型）。

（5）CT：胆囊体积不大，壁增厚，密度不均匀增高，可见双边征，胆总管略扩张，直径约 8 mm，脾胰未及异常，影像提示胆囊炎，胆总管轻度扩张。

（6）MRCP：胆囊体积无明显增大，其内可见多发圆形低信号影，胆囊壁未见明显增厚，肝内外胆管显影，胆总管轻度扩张，最宽处直径约 0.97 mm，胰管显影未及异常，影像提示胆囊多发结石，胆总管轻度扩张。

四、术前干预

1. 饮食指导

低脂饮食。

2. 药物干预

（1）熊去氧胆酸胶囊 500 mg，睡前口服，调节胆固醇代谢。

（2）依替米星 300 mg，每天 1 次静脉滴注，控制感染（青霉素及头孢类抗生素过敏）。

（3）丁溴东莨菪碱 20 mg，每天 1 次静脉滴注，松弛胆囊及 Oddi 括约肌，抑制胆囊收缩并促进胆汁排泄。

（4）泮托拉唑 40 mg，每天 1 静脉滴注，预防应激性溃疡并抑制 CCK 的释放。

五、术前预测

1. 确定诊断

慢性胆囊炎急性发作；胆囊结石。

2. 诊断依据

（1）突发上腹部疼痛 1 天。

（2）剑突下及右上腹压痛。

（3）超声提示提示胆囊结石（充满型），CT 可见胆囊双边征，提示胆囊炎，MRCP 提示胆囊多发结石。

3. 鉴别诊断

（1）胆总管结石：患者肝功各项指标无异常，上腹部超声、CT 及 MRCP 示胆总管轻度扩张，但是无结石影，可以除外该诊断。

（2）上消化道穿孔：肝浊音界无缩小，既往无上消化道溃疡病史，立位腹平片未及异常，可以除外该诊断。

4. 手术方案

手术方案为开腹胆囊切除术，充满型胆囊结石，胆囊呈双边征，胆囊壁厚度及收缩功能评分均为 4 分，4 项评分总和为 9 分，不适合保胆取石术。

5. 手术入路

（1）胆囊切除手术入路包括右上腹肋缘下斜切口、经腹直肌旁切口、腹腔镜入路（单孔、三孔、四孔）、隐瘢痕腹腔镜入路、经自然腔道（胃、阴道、直肠、膀胱）。

（2）本例患者入路选择右上腹肋缘下斜切口。原因：①胆囊炎病史较长，胆囊周围粘连严重，分离相对困难；②急性起病，胆囊呈双边征，周围组织水肿严重，组织分离过程中容易出血；③右上腹肋缘下斜切口胆囊分离及切除视野优于腹直肌旁切口。

六、术前沟通

1. 患者病情沟通

（1）各项诊断明确，诊断依据充分。

（2）治疗方案的选择：胆囊切除术。

（3）入路的选择：右上腹肋缘下斜切口。

2. 麻醉方案

全身麻醉。

七、手术同意书

（1）确定治疗方案为胆囊切除术。

（2）确定手术入路为右上腹肋缘下斜切口。

（3）确定麻醉方案为全身麻醉。

（4）明确手术风险：①麻醉风险，如药物过敏、心脑血管意外、呼吸抑制等；②手术副损伤，如腹壁神经、肌肉、血管、肠管、大网膜及血管、肝脏等结构损伤；③胆囊切除副损伤，如胆囊床、肠管、胃、血管、肝总管、右肝管、肝动脉或肝右动脉、门静脉右干支等结构损伤；④ 术后近期并发症，如胆漏、肠漏、出血、切口感染、腹腔脓肿、继发性胆总管结石、黄疸、胰腺炎等；⑤ 术后远期并发症，肝内外胆管扩张、结石形成、脂肪泻、SOD 等。

第二节　手术过程

一、术前准备

（1）应用抗生素控制感染。

（2）术前肠道准备。

（3）术区备皮、留置尿管及输液留置针。

（4）交叉配血及不规则抗体检测，备悬浮红细胞 2 U，新鲜冰冻血浆 400 mL。

（5）签署知情同意书、授权书、手术同意书、自费协议书、输血同意书。

二、手术麻醉、体位、入路及手术名称

（1）麻醉方式为全身麻醉。

（2）术前采取仰卧位，术者位于患者左侧，一助位于患者右侧，二助位于患者右上方，三助位于患者左下方。

（3）手术入路为右上腹肋缘下斜切口。

（4）手术名称为胆囊切除术。

三、主要手术步骤

（1）于右锁骨中线下 2 cm 处沿肋弓方向斜切开 8 cm，逐层切开腹壁进入腹腔。

（2）分离胆囊周围粘连的大网膜、肠管及胃壁，显露胆囊。

（3）顺行胆囊切除：①解剖 Calot 三角：切开胆囊管上的浆膜，钝性分离胆囊管及胆囊动脉，分清肝总管及胆总管；②结扎胆囊动脉，距离胆总管 0.5 cm 处结扎胆囊颈管；③离断胆囊颈管及胆囊动脉，将胆囊颈部向外上方牵拉，形成操作三角；④沿胆囊床两侧切开胆囊浆膜，自胆囊颈部向胆囊底方向游离胆囊，仔细将胆囊从胆囊床上剥离。

（4）逆行胆囊切除：①在决定逆行切除胆囊前，先应分离胆囊壁周围粘连组织，如果胆囊张力过大，为了便于操作，可先行胆囊穿刺减压；②胆囊底部缝合牵引线并提起胆囊底；③切开胆囊两侧的浆膜；④前后结合切开胆囊前三角和后三角浆膜；⑤游离至胆囊颈部时，向外下方牵拉胆囊，在其上方寻找到胆囊动脉，确定该动脉走向至胆囊后，贴近胆囊壁用超声刀切断胆囊动脉或用丝线缝扎胆囊动脉；⑥在胆囊管和肝总管右侧缘之间，分离出胆囊管与胆总管的交汇处；⑦距离胆总管 0.5 cm 处结扎或缝扎胆囊颈管。

（5）清点器械、敷料无误后，经右上腹放置腹腔引流管，引流管经胆囊床置入文氏孔内。

（6）固定腹腔引流管，分层间断缝合腹壁各层组织。

四、术中诊断

急性化脓性胆囊炎；胆囊结石。

五、术中所见

（1）肋缘下壁层腹膜与肝脏及大网膜粘连。

（2）大网膜与肝脏及胆囊严重粘连，分离与胆囊粘连的组织，显露胆囊，可见胆囊红白色，散在出血，质韧。

（3）胆囊三角致密粘连，胆囊管及胆囊动脉解剖不清。

（4）采取顺行及逆行相结合，自胆囊床浅面分离至胆囊壶腹部，近端胆囊管内触及结石 1 枚，于结石处开口取出结石并离断胆囊管，胆囊管残端可见豆油色胆汁流出。

（5）胆囊床渗血明显，给予电凝及缝扎止血。

（6）解剖胆囊三角，分离出胆总管及肝总管。

（7）胆囊管走行区未触及结石，残留胆囊管解剖困难，为了避免胆囊三角内肝动脉损伤，遂距离胆总管 1.5 cm 处缝扎胆囊管。

（8）剖开胆囊，胆囊壁厚薄不均，厚为 0.8 ～ 1.5 cm，胆囊黏膜萎缩，可见大量罗 - 阿氏窦。

（9）胆囊床及胆囊三角处放置止血纱布。

第三节　术后治疗

一、术后用药

（1）术后继续静脉应用依替米星抗感染治疗 7 天，7 天后更换为口服药物抗感染治疗 7 天。

（2）静脉用丁溴东莨菪碱解痉、泮托拉唑抑酸治疗 7 天。

（3）术后第 1 天开始使用熊去氧胆酸胶囊或牛黄熊去氧胆酸胶囊 500 mg，每天 1 次睡前口服，连续使用 5 天，停药 25 天，疗程 1 年。

二、术后护理

（1）术后给予一级护理、鼻导管吸氧 3 L/min、心电血压及脉氧监护 6 小时。

（2）术后第 1 天晨开始低脂全流食，术后第 1 天排气，更改为低脂半流食，术后第 2 天排便，更改为低脂糖饮食。

（3）术后第 1 天拔出尿管，未出现排尿困难。

（4）术后每天定时挤压腹腔引流管，防止大网膜及血凝块引起腹腔引流管头端及侧孔堵塞。

（5）术后第 1 天更换腹部敷料，切口轻度发红，无渗出，给予含庆大霉素的高渗盐水湿敷，以后每隔 2 ~ 3 天更换腹部敷料并调整引流管位置，1 周后切口达到Ⅱ / 甲愈合。

（6）术后至次日晨腹腔引流管引出淡血性渗液 100 mL，术后第 1 天引出淡黄色渗液 150 mL，术后第 2 天引出淡黄色渗液 80 mL，第 3 天引出淡黄色渗液 20 mL，术后第 4 天拔出腹腔引流管。

（7）术后未出现胆漏、出血、胆管损伤及切口感染等并发症。

三、术后检查

（1）术后次日晨实验室检查：WBC 13.3×10^9/L ↑，N 88.4 %，血常规其他项目、肝功能、肾功能、血糖、离子、血尿淀粉酶及脂肪酶均未及异常。

（2）术后 1 周复查上腹部 CT 提示胆囊窝及腹腔内无积液。

第四节　手术评价及注意事项

（1）胆囊切除适应证把握：胆囊结石术前评分单项≥ 4 分或术中评分≥ 13 分者则不适合行保胆取石手术，应果断选择胆囊切除。

（2）胆囊切除入路选择：一般情况下对于无明显粘连或炎症的胆囊，腹腔镜胆囊切除具有创伤小、操作简单、恢复快的优点，但是对于急性期胆囊组织严重水肿、慢性胆囊炎反复发作引起周围组织粘连，甚至胆囊萎缩致使胆囊三角显露不清，为了降低术中出血、胆管及肝动脉等副损伤，应选择开腹胆囊切除术。

（3）胆囊周围粘连的处理：分离过程中应贴近胆囊壁分离粘连带，如怀疑粘连带下有肠管时，建议在胆囊浆膜下分离。术中出血肠管浆膜电灼伤，应及时修补，预防迟发性穿孔的发生。

（4）胆囊床的处理：对于胆囊炎症重且胆囊床较深的患者，胆囊切除过程中容易发生出血，甚至损伤肝实质，为了减少术后出血、胆囊窝脓肿、肝脓肿的发生，同时降低手术难度，可于胆囊床内行黏膜切除术或采取电刀烧灼残留的胆囊黏膜。

（5）胆囊三角的处理：术中如遇到萎缩性胆囊炎、冰冻三角致 Calot 三角层次消失，并导致术中解剖困难者，可行胆囊大部分切除，残留部分胆囊管。但是此种患者术前应行 MRCP 检查，明确胆囊管内无结石，否则术后容易发生胆囊管残留综合征。

（6）腹腔引流管的放置：胆囊切除后，如胆囊床及 Calot 三角无明显渗血，可不放置腹腔引流管，但是为了降低术后胆漏、迟发性出血等并发症，建议开放胆囊切除后常规放置腹腔引流管。

（7）胆囊切除术后继发胆总管结石：部分胆囊结石患者术前可能存在活动性胆总管结石，而肝功能各项指标均正常，超声、CT 及 MRCP 均未发现异常，或术中行胆囊切除时，由于对胆囊的牵拉导致结石排入胆总管。上述情况再行胆囊切除后，由于结石刺激诱发 Oddi 括约肌痉挛，导致胆道压力升高，引起胆漏的发生，如结石完全堵塞胆总管可引起梗阻性黄疸、急性胆管炎、急性胰腺炎的发生，出现上述情况需果断采取 ERCP 治疗，取出结石，去除梗阻因素，同时放置鼻胆管以降低胆道压力，促进胆囊床迷走胆管的闭合。

第十三章　腹腔镜下胆囊切除术

第一节　典型病例

一、病史

毕 ××，女，67 岁。体检发现胆囊结石 4 年，反复右上腹疼痛 1 年，再犯 10 天。

患者 4 年前体检发现胆囊结石，因无腹痛、腹胀、寒战、发热等不适症状，未系统治疗。1 年前开始无明显诱因出现右上腹疼痛，为间歇性绞痛，向右肩部放散，可伴有恶心、呕吐，呕吐物为胃内容物，多次于我院社区门诊行抗感染、解痉等对症治疗，每次治疗后腹痛症状均能缓解。10 天前右上腹疼痛再次发作，为间歇性隐痛，今为求手术治疗入院。

高血压病史 10 余年，血压最高达 170/90 mmHg，目前口服氨氯地平片降压，血压控制在 120/70 mmHg。右乳腺癌根治术后 24 年，未行化疗。

体格检查：体温 36.5℃，心率 78 次 / 分，呼吸 20 次 / 分，血压 130/80 mmHg。皮肤巩膜无黄染，腹平坦，全腹软，右上腹轻压痛，反跳痛及肌紧张，肝脾肋下未触及，Murphy 征（－），肝浊音界无缩小，肝区无叩痛。

二、入院诊断及鉴别诊断

1. 初步诊断

胆囊结石伴胆囊炎；高血压。

2. 鉴别诊断

（1）胆总管结石：鉴别要点见初级篇第八章。

（2）胆源性胰腺炎：多因结石所致，多表现为上腹部疼痛，可伴有后背部疼痛，血淀粉酶多升高，上腹部 CT 可见胰腺肿大及渗出征象。

三、辅助检查

（1）实验室检查：血常规、肝功能、肾功能、血糖、离子、血尿淀粉酶、AFP、CEA、CA199、CA125 均未及异常。

（2）心电图：窦性心律，电轴不偏，完全性右束支传导阻滞。

（3）胸片：心肺未及异常，主动脉粥样硬化。

（4）B 超：胆总管直径 4 mm，胆囊大小为 68 mm × 24 mm × 27 mm，壁厚 3 mm，大小及形态正常，壁欠光滑，胆囊壁探及强回声结节，大小为 3 mm × 3 mm，不伴声影，不随体位移动。肝、脾、胰未及异常，影像提示胆囊息肉，脂餐后 1 小时胆囊大小无明显变化。

（5）CT：肝内外胆管无扩张及结石影像，胆囊体积不大，壁略增厚，近胆囊管可见点状高密度影，直径 0.8 cm，胆囊周围无明显渗出，影像提示胆囊结石。

（6）MRCP：肝内外胆管显影，无狭窄及扩张改变，内无异常信号影。胆囊体积不大，胆囊管内可见低信号影，直径约 0.5 cm，胰管显影。

四、术前干预

1. 饮食指导

低脂低钠饮食。

2. 血糖控制

（1）测血压 1 天 2 次。

（2）氨氯地平 5 mg，每天 1 次，口服。

3. 药物干预

（1）熊去氧胆酸胶囊 500 mg 睡前口服，调节胆固醇代谢。

（2）丁溴东莨菪碱 20 mg，每天 1 次，静脉滴注，松弛胆囊平滑肌，缓解腹痛。

（3）泮托拉唑 40 mg，每天 1 次，静脉滴注，预防应激性溃疡并抑制 CCK 的释放。

五、术前预测

1. 确定诊断

胆绞痛；胆囊结石；胆囊息肉；高血压。

2. 诊断依据

（1）体检发现胆囊结石 4 年，反复右上腹疼痛 1 年，再犯 10 天。

（2）明确高血压病史，目前使用氨氯地平片降压治疗。

（3）右上腹压痛。

（4）超声提示胆囊息肉，胆囊壁无增厚，胆囊内未闻及絮状物；CT 提示胆囊结石；MRCP 提示胆囊管结石。

3. 鉴别诊断

（1）胆总管结石：患者肝功及淀粉酶均未及异常，CT、超声及 MRCP 提示肝外胆管无扩张，未及结石影像，遂除外该诊断。

（2）胆源性胰腺炎：患者胰腺无肿大及渗出，血尿淀粉酶均正常，遂除外该诊断。

4. 手术方案

手术方案为胆囊切除术。胆囊大小及形态均正常，胆囊壁 3 mm，脂餐后 1 小时胆囊未收缩，胆囊收缩功能评分 4 分，且 MRCP 显示结石位于胆囊管内，其胆囊管无扩张，结石难以去除，符合胆囊切除指征。

5. 手术入路

手术入路为全腹腔镜（三孔），依据如下。

（1）患者体型肥胖。

（2）胆囊壁无水肿。

六、术前沟通

1. 患者病情沟通

（1）各项诊断明确，诊断依据充分。

（2）解痉药物治疗腹痛无明显改善，需手术治疗。

（3）血压控制良好，符合手术要求。

2. 治疗方案的选择

（1）胆囊切除术：其优缺点见初级篇第八章。

（2）保胆取石术：其优缺点见初级篇第八章。

3. 胆囊切除手术入路的选择

（1）右上腹肋缘下切口

缺点：①仅适合于胆囊位置低、体瘦的患者；②腹壁肌肉损伤大；③长时间对肋骨的牵拉可导致肋软骨炎；④ 术后切口感染及疼痛。

优点：①避免了建立气腹过程中发生的肠管、血管等副损伤；②避免了气腹导致膈肌上移对呼吸和血液循环的影响；③费用低廉。

（2）腹腔镜下保胆取石术：其优缺点见初级篇第八章。

4. 麻醉方案

全身麻醉。

七、手术同意书

（1）确定治疗方案为胆囊切除术。

（2）确定手术入路为全腹腔镜（三孔），如镜下操作难度及风险大，中转开腹。

（3）确定麻醉方案为全身麻醉。

（4）明确手术风险：①麻醉风险，如药物过敏、心脑血管意外、呼吸抑制等；②手术副损伤，如腹壁神经、血管、肠管、大网膜及血管、肝脏等结构损伤；③建立气腹副损伤，如气体栓塞、酸中毒等；④胆囊切除副损伤，如胆囊床、肝总管、右肝管、肝动脉或肝右动脉、门静脉右干支等结构损伤；⑤术后近期并发症，如胆漏、肠漏、出血、切口感染、腹腔脓肿、继发胆总管结石及胆总管结石引起的梗阻性黄疸、急性胆管炎、急性胰腺炎等；⑥术后远期并发症，如胆囊切除术后肝内外胆管扩张、肝内外胆管结石形成、脂肪泻、SOD 等。

第二节　手术过程

一、手术指征

（1）患者存在右上腹疼痛，影响其生活质量。

（2）胆囊结石存在的潜在风险：①胆囊管结石者有发生急性化脓性胆囊炎、胆囊坏疽及胆囊穿孔的风险；②胆囊管结石进入胆总管有发生梗阻性黄疸、急性胆管炎、急性胰腺炎的风险。

二、术前准备

（1）预防性应用抗生素。

（2）术前肠道准备。

（3）术区备皮、留置尿管及输液留置针。

（4）晨起口服氨氯地平 5 mg。

（5）交叉配血及不规则抗体检测，备悬浮红细胞 2 U，新鲜冰冻血浆 400 mL。

（6）签署知情同意书、授权书、手术同意书、自费协议书、输血同意书。

三、手术麻醉、体位、入路及手术名称

（1）手术麻醉方式为全身麻醉。

（2）术前采取仰卧位，术中采取头高、脚低、左侧卧位，有利于胆囊的显露。操作腹腔镜时，术中位于患者左侧，持腹腔镜者位于患者左下方。

（3）手术入路为全腹腔镜（三孔）。

（4）手术名称为内镜微创保胆取石术。

四、主要手术步骤

（1）肚脐旁弧形切开 1.5 cm，逐层分离至腹白线筋膜，切开腹白线筋膜，采用 7 号丝线经两侧腹白线筋膜穿出备用，两把布巾钳钳夹脐部两侧含有腹白线筋膜的腹壁，向上牵拉布巾钳并提起脐部腹壁，进入气腹针，注入 CO_2 建立气腹。经肚脐切口置入 10 mm 戳卡，置入腹腔镜观察。

（2）腹腔镜辅助下探查腹腔内各脏器，明确戳卡下方有无出血及肠管、大网膜损伤，观察胆囊周围粘连情况，全面探查腹腔各脏器。

（3）确定胆囊底部、体部位置，于右锁骨中线下 3 ~ 5 cm 处沿肋弓方向切开 2.0 cm，置入 10 mm 戳卡，其头端指向胆囊体部，穿过腹壁。于剑突下 4 ~ 5 cm 处横行切开 8 mm，置入 5 mm 戳卡，其头端指向胆囊三角，经肝圆韧带右侧腹壁穿过腹壁。

（4）顺行胆囊切除是指自胆囊管及 Calot 三角开始的胆囊切除术，其主要步骤包括：①用抓持钳抓住胆囊颈部或 Hartmann 袋向右上方牵引，最好使胆囊长轴与胆总管呈垂直状态。②电凝钩切开胆囊管上的浆膜，钝性分离胆囊管及胆囊动脉，分清肝总管及胆总管。③用三个塑料夹夹闭胆囊管，其中最外侧的塑料夹距离胆总管 0.5 cm。④ 用剪刀于外侧两个塑料夹之间剪断胆囊管。⑤ 在胆囊管的后内方寻找到胆囊动脉，使用塑料夹夹闭并使用电凝刀或超声刀凝断。⑥ 将胆囊进一步向外上牵拉，形成操作三角，沿胆囊两侧切开胆囊浆膜，自胆囊颈部向胆囊底部游离胆囊，将胆囊从胆囊床上剥离，并对胆囊床进行电凝止血。

（5）逆行胆囊切除是指从胆囊底部开始的胆囊切除术，其主要步骤包括：①分离胆囊与周围组织的粘连，如果胆囊张力较大，可先行胆囊穿刺减压。②抓钳夹持胆囊底部左牵引并提起胆囊底，自胆囊底部开始向胆囊颈部游离胆囊，前后结合切开胆囊前三角和(或)三角浆膜。③当胆囊游离至胆囊颈部时，向外下方牵拉胆囊，在其上方寻找到胆囊动脉，确定该动脉走行进入胆囊后，塑料夹夹闭胆囊动脉，贴近胆囊壁，用超声刀切断胆囊动脉。④ 在胆囊管与肝总管右侧之间仔细解剖以显露出胆囊管与胆总管交汇处，于距离胆总管 0.5 cm 处夹闭并切断胆囊管，如果胆囊管较粗，可使用圈套器套扎。

（6）胆囊完整切除后置于肝脏右上方，使用抓持钳经脐部戳卡置入带线的标本袋，将胆囊置入袋内，牵拉牵引线收紧开口并经脐部切口拽出。

（7）胆囊床电凝止血，使用湿纱布压迫胆囊床数分钟，观察纱布有无胆汁或新鲜血液浸润，确定无渗血及胆漏。

（8）清点器械、敷料无误后，吸净膈上及盆腔积液，腹腔镜监视下拔出剑突下及右上腹戳卡，明确戳卡穿出部位无渗血。

（9）放气体，固定腹腔引流管，拔出肚脐处戳卡，预留的 7 号丝线打结关闭腹白线筋膜。可吸收线缝合肚脐及右上腹切口下脂肪层，可吸收线皮内缝合各戳卡切口。

（10）剖开胆囊，将胆囊标本及结石向其家属展示后送术后病理检查。

五、术中诊断

胆绞痛；胆囊结石；胆囊息肉；高血压。

六、术中所见

（1）无腹水，肝脏大小、形态、色泽正常。

（2）胆囊与大网膜、周围肠管无粘连，胆囊增大、形态正常，呈充盈状态，胆囊表面张力较大，无充血水肿。

（3）Calot 三角无明显充血水肿，胆囊管、胆囊动脉、肝总管及胆总管解剖清楚。

（4）胆囊床渗血较少，术后未放置止血纱布及腹腔引流管。

（5）胆囊壁层次清晰，胆囊黏膜上少许胆固醇附着，胆囊体部发现 1 枚胆固醇息肉，大小约 3 mm × 5 mm，胆囊黏膜未及罗 – 阿氏窦结石。

第三节　术后治疗

一、术后用药

（1）术后静脉抗感染治疗 3 天，3 天后更换为口服药物抗感染治疗 4 天。

（2）静脉用丁溴东莨菪碱解痉、泮托拉唑抑酸治疗 3 天。

（3）术后第 1 天开始使用熊去氧胆酸胶囊或牛黄熊去氧胆酸胶囊 500 mg，每天 1 次，睡前口服，连续使用 5 天，停药 25 天，疗程 1 年。

二、术后护理

（1）术后给予一级护理、鼻导管吸氧 3 L/min、心电血压及脉氧监护 6 小时，密切观察患者心率、血压及血氧饱和度。

（2）切口疼痛可给予地佐辛等药物镇痛。

（3）术后第 1 天晨开始低脂全流食，术后第 1 天排气，更改为低脂半流食，术后第 2 天排便，更改为低脂饮食。

（4）继续使用氨氯地平降压治疗，监测血压变化。

（5）术后第 1 天拔出尿管，未出现排尿困难。

（6）术后第 1 天更换腹部敷料，切口无红肿及渗出，以后每隔 2 ~ 3 天更换腹部敷料，1 周后切口达到Ⅱ / 甲愈合。

（7）术后未出现胆漏、出血、胆管损伤及切口感染等并发症。

（8）术后出现咳嗽症状，予以盐酸氨溴索等药物化痰止咳治疗，鼓励患者及时咳痰，避免剧烈咳嗽。

三、术后检查

术后次日晨复查血常规提示：WBC 9.6×10^{9}/L，N 80.5% ↑，肝功能、离子、血尿淀粉酶及脂肪酶均正常。

第四节　手术评价及注意事项

一、手术麻醉

腹腔镜下胆囊切除首选气管内插管静吸复合全身麻醉，有利于气腹后呼吸的管理，血液循环较稳定，其他麻醉方式包括全身麻醉联合硬膜外麻醉、硬膜外麻醉联合静脉加强麻醉等。一般不采取区域阻滞，因为区域阻滞后通气难以控制，交感神经阻滞则增加了胆心反射所致的心律失常的发生概率。

二、患者体位

患者一般采取去枕平卧位，肥胖患者可取头高、足低及左侧卧位等体位，以更好地显露肝下间隙，减少大网膜对手术区域的遮蔽。

三、腹腔镜入路选择

一般选择四孔技术，即脐部、剑突下、右锁骨中线及右腋前线下戳孔，其中肚脐置入 10 mm 戳卡，其他部位均置入 5 mm 戳卡。对于富有腹腔镜操作经验的医师，可采取三孔技术，即弃用右腋前线 5 mm 辅助操作孔。随着腹腔镜技术的发展，目前还可以采取经脐的单孔腹腔镜胆囊切除术、隐瘢痕腹腔镜胆囊切除术等，但是在患者选择方面有一定要求，对于萎缩、急性期、可疑癌变的胆囊采取上述技术，增加了操作的难度及副损伤的概率。

四、戳卡选择

（1）迷你腹腔镜胆囊切除术：脐部使用 5 mm 戳卡及镜头、剑突下置入 5 mm 戳卡，由肋缘下取 3 mm 切口供手术抓持钳使用。

（2）针眼腹腔镜胆囊切除术：脐部取 15 mm 切口，并排置入 10 mm 戳卡（腹腔镜、气腹）及 5 mm 戳卡（超声刀、钛夹钳），剑突下及右肋弓下直接置入 2 ~ 3 mm 抓持钳、分离钳或电凝钩。

五、手术要点

（1）腹腔镜胆囊切除术中出血多见于以下情况。①急性胆囊炎：胆囊及周围组织充血水肿。②慢性胆囊炎反复急性发作者胆囊三角粘连严重。③手术操作不当：如未能辨认出血管，而直接进行电烧分离，可导致血管断端出血。④操作粗暴：强行分离组织，导致血管破裂或肝包膜撕裂。⑤胆囊动脉及其分支处理不当：如 Calot 三角显露不充分，存在多支胆囊动脉。⑥胆囊床出血：如胆囊分离过快、过于粗暴。

（2）腹腔镜胆囊切除术中出血的预防及处理方法：①胆囊炎症较重或 Calot 三角解剖不清时，及时中转开腹。②手术操作要仔细辨认血管及胆管，操作细致，禁忌暴力操作。③手术野需充分显露。④当胆囊床与肝床粘连严重而难以分离时，可采取部分胆囊切除或胆囊黏膜切除。⑤解剖 Calot 三角时，应尽量钝性剥离脂肪组织，对于条索样组织应先夹闭后切断。⑥先游离并离断胆囊颈管，使 Calot 三角距离增宽，一旦损伤胆囊动脉，则止血较容易。⑦离断胆囊管时不能越位，夹子钳夹多少则离断多少，剪除路径应与分离路径一致。⑧发生出血，需沉着冷静，先压迫出血点，边吸边观察，良好暴露出血点后再夹闭，严禁视野不清时盲目止血。⑨出血量大、暴露不清时果断选择开腹手术止血。

（3）Calot 三角的处理：解剖 Calot 三角是腹腔镜胆囊切除术成功的关键，胆囊 Calot 三角粘连严重时，应先分离粘连的网膜，分离钳少量多次撕开三角区浆膜，从胆囊前后三角显露胆囊三角，判断毗邻关系。分离出管状结构后需仔细辨认，确认是胆囊管、胆囊动脉、肝总管、胆总管还是右肝管。对于胆囊管需反复确认无误后方可上夹夹闭。术中如 Calot 三角结构解剖不清，可采取逆行胆囊切除，必要时应及时中转开腹手术。

（4）胆管损伤的预防。

胆管撕裂伤：多见于胆管周围炎症较重，尤其是胆囊管内有结石嵌顿，术中牵拉胆囊、钝性分离胆囊管及 Calot 三角时会撕裂胆管。术中应避免过度牵拉胆囊、强行分离粘连；游离胆囊时，应从胆囊壶腹下缘开始，先游离胆囊壶腹和胆囊管后方，再游离胆囊三角，分离前三角和后三角的胆囊管及胆囊动脉；每次分离时避免过多，应少量多次分离，以能透过组织看见分离钳或电离钩为宜；Mirizzi 综合征患者优先选择开腹手术。

胆管横断与夹闭：胆囊管与肝总管并行时，可能将肝总管误认为是胆囊管而夹闭切断；过度牵拉胆囊，致使肝总管与胆总管成角，上塑料夹时容易夹闭部分胆管壁或全部胆管。预防的主要方法是辨认及解剖 Calot 三角处的组织，找准胆囊壶腹与胆囊管之间变细的部位，安放塑料夹时应距离胆总管 0.5 cm，避免胆总管狭窄。

胆管热损伤：解剖 Calot 三角时，尽量不带电分离，操作时需谨慎仔细，禁忌暴力操作，避免电离钩直接刺破胆管壁或接触胆管壁。对胆囊管的离断应使用剪刀，防止电切接触钛夹造成胆囊管残端坏死或胆囊壁热损伤引起的胆管壁狭窄或坏死。

（5）胆漏的预防。

胆囊床存在迷走胆管：胆囊床存在迷走胆管时，单独使用电凝离断并非可靠，切除胆囊后应常规使用湿纱布压迫胆囊床数分钟，观察纱布有无黄染，对于可疑胆漏者，需再次电凝烧灼，局部应用纤维蛋白胶并放置腹腔引流管，肝外胆管无梗阻的情况下，小的胆漏可自行愈合。

胆囊管过粗过短：胆囊管过粗者，使用塑料夹或钛夹钳不能完全封闭胆囊管；胆囊管过细者，难以放置 3 枚塑料夹，此时可选择圈套器夹闭胆囊管。

胆总管远端梗阻：行胆囊切除的患者，如同时存在原发性或继发性胆总管结石、乳头狭窄、乳头炎、SOD 等引起胆道压力升高的因素，可导致胆囊床迷走胆管重新开放或塑料夹脱落，因此术前需完善肝功能、CT、超声及 MRCP 检查，对于胆总管增宽、ALP 及 GGT 升高者，需考虑上述疾病存在的可能，术后一旦发生胆漏且经解痉药物治疗无效者，则需采取 ERCP 行乳头括约肌切开并放置鼻胆引流管，以降低胆道压力，促进胆漏愈合，出现胆总管结石或胆管狭窄应及时解除。

第十四章　经皮经肝胆囊穿刺置管引流术

第一节　典型病例

一、病史

张××，女，85 岁。上腹疼痛 3 天。

患者 3 天前无明显诱因突发上腹疼痛，呈持续性绞痛，伴右侧肩背部放散痛，伴恶心、呕吐及发热症状，体温最高 38.0℃，于社区医院静脉点滴帕珠沙星及头孢他啶抗感染治疗 2 天，体温恢复正常，疼痛无明显缓解，为求进一步治疗来我院。

2 型糖尿病病史 8 年，口服格列齐特、拜糖平，未检测血糖；高血压病史 20 余年，血压最高达 220/110 mmHg，口服硝苯地平控释片，效果较好；冠状动脉粥样硬化性心脏病—不稳定型心绞痛病史 10 余年，长期口服阿司匹林，100 mg/ 天；胆囊结石伴胆囊炎病史 10 余年，多次发作急性胆囊炎并入院行对症治疗。

体格检查：体温 36.5℃，心率 72 次 / 分，呼吸 20 次 / 分，血压 170/100 mmHg。体型肥胖，皮肤、巩膜无黄染，腹膨隆，全腹软，右上腹压痛，反跳痛阳性，无肌紧张，肝脾肋下未触及，Murphy 征（+），肝区无叩痛。

二、入院诊断及鉴别诊断

1. 初步诊断

慢性胆囊炎急性发作；胆囊结石；高血压 3 级，极高危；冠状动脉粥样硬化性心脏病—不稳定型心绞痛；2 型糖尿病。

2. 鉴别诊断

（1）急性胆管炎：典型症状为剑突下疼痛、寒战、高热及黄疸，多因胆总管结石堵塞胆总管所致，肝功能检查提示转氨酶及胆管酶谱升高，超声、CT 及 MRCP 可见胆总管结石影像。

（2）胆源性胰腺炎：鉴别要点见初级篇第十三章。

（3）急性心肌梗死：多表现为心前区持续性疼痛，向左侧肩背部放射时，可伴有胸闷、憋气、大汗、濒死感。心电图及心肌酶谱可进一步鉴别。

三、辅助检查

（1）实验室检查：WBC 11.9 × 10^9/L ↑，N 87.6 % ↑，RBC 3.84 × 10^{12}/L，HBG 118 g/L，HCT 33.7 % ↓，PLT 141 × 10^9/L；TP 66.4 g/L，ALB 30.6 g/L ↓；K^+ 3.1 mmol/L，Na^+ 132.0 mmol/L；CK 267 U/L ↑，CK–MB 29.8 U/L ↑，超敏肌钙蛋白 0.239 ng/mL ↑；血糖 23.29 mmol/L ↑；凝血酶原时间（prothrombin time，PT）14.6 s，国际正常化比值（international normalized ratio，INR）1.3，活化部分凝血酶原时间（activated partial thromboplastin time，APTT）42 s，pH 7.32，氧分压（partial pressure of oxygen，PO_2）75.8 mmHg，二氧化碳分压（partial pressure of carbon dioxide，PCO_2）35.6 mmHg，实际碳酸氢盐 18.8 mmol/L，标准碳酸氢盐 19.5 mmol/L。血常规、肝功能、肾功能、血尿淀粉酶、AFP、CEA、CA199、CA125 均未及异常。

（2）心电图：窦性心律，电轴左偏，ST–t 改变，一度房室传导阻滞。

（3）胸片：右侧胸腔积液，主动脉粥样硬化。

（4）B 超：胆总管直径 7 mm，胆囊大小为 80 mm × 42 mm × 30 mm，壁厚 7 mm，壁欠光滑，胆囊内探及大量密集点状强回声堆积，约占胆囊容积的 1/2，不伴声影，可随体位移动变形。肝、脾、胰未及异常，影像提示胆囊内胆泥淤积、胆囊壁增厚。

（5）心脏超声：室壁节段性运动异常，双房增大并二尖瓣、三尖瓣反流，主动脉瓣钙化伴关闭不全，肺动脉压增高，静息状态下左心室整体收缩功能减低、顺应性下降，射血分数为 41.1%。

（6）CT：肝内外胆管未及扩张及结石影像。胆囊体积增大，壁略增厚，近胆囊管可见点状高密度影，直径 0.7 cm，胆囊窝局部略显模糊。影像提示胆囊结石伴胆囊炎，双侧胸腔积液。

四、术前干预

1. 护理

给予一级护理，鼻导管吸氧 3 L/min。

2. 饮食指导

禁食水，备手术。

3. 血糖控制

（1）中性胰岛素每小时 2 u 泵入。

（2）2 小时测 1 次血糖，调整胰岛素用量，将血糖降至 10 mmol/L 左右。

4. 血压控制

（1）行心电、血压及脉氧监护。

（2）硝酸甘油 5 mg + 生理盐水 50 mL，以每小时 3 mL 泵入，随血压调整硝酸甘油用量，将血压降至 140/80 mmHg 左右。

5. 药物干预

（1）停用拜阿司匹林。

（2）头孢哌酮 / 舒巴坦 1.5 g，12 小时 1 次，静脉滴注，以控制胆囊炎。

（3）丁溴东莨菪碱 20 mg，每天 1 次，静脉滴注，松弛胆囊平滑肌，缓解腹痛。

（4）泮托拉唑 40 mg，每天 1 次，静脉滴注，预防应激性溃疡并抑制 CCK 的释放。

（5）静脉补液，纠正低钾、低钠血症及酸中毒。

（6）地佐辛镇痛。

五、术前预测

1. 确定诊断

慢性胆囊炎急性发作；胆囊结石；高血压 3 级，极高危；冠状动脉粥样硬化性心脏病—不稳定型心绞痛；双侧胸腔积液；2 型糖尿病；代谢性酸中毒（失代偿）；离子紊乱—低钾低钠血症。

2. 诊断依据

（1）上腹部持续性绞痛 3 天。

（2）胆囊结石伴胆囊炎病史 10 余年，多次发作急性胆囊炎并入院对症治疗。

（3）明确高血压、2 型糖尿病及不稳定性心绞痛病史。

（4）血液生化检查提示：WBC 11.9×10^9/L ↑，N 87.6 % ↑；K^+ 3.1 mmol/L，Na^+ 132.0 mmol/L；CK 267 U/L ↑，CK–MB 29.8 U/L ↑，超敏肌钙蛋白 0.239 ng/mL ↑；血糖 23.29 mmol/L ↑；pH 7.32，实际碳酸氢盐 18.8 mmol/L，标准碳酸氢盐 19.5 mmol/L。

（5）超声提示提示胆囊内胆泥淤积、胆囊壁增厚；CT 提示胆囊结石伴胆囊炎，双侧胸腔积液。

3. 鉴别诊断

（1）急性胆管炎：患者肝功能各项指标均正常，无黄疸表现，影像学检查未及胆总管结石，可以除外该诊断。

（2）胆源性胰腺炎：患者血尿、淀粉酶均正常，影像学检查提示胰腺无肿大及渗出，可以除外该诊断。

（3）急性心肌梗死：患者无心前区持续性疼痛、胸闷、憋气、大汗、濒死感等表现，心肌酶谱略有升高，但是心电图无明显异常，提示存在心内膜损伤，无心肌梗死的诊断依据。

4. 手术方案

手术方案为 PTGD，选择依据如下。

（1）患者为高龄女性，基础疾病较多，血压及血糖控制均不稳定，身体各脏器耐受性差，胆囊切除风险较高；

（2）经药物治疗 3 天，腹痛症状无缓解，胆囊胀大明显，有发生胆囊穿孔的可能，需及时解除胆囊梗阻，控制胆囊炎症。

六、术前沟通

1. 患者病情沟通

（1）各项诊断明确，诊断依据充分。

（2）经抗感染、解痉药物治疗，腹痛无明显改善，提示内科治疗无效，需外科手术治疗。

（3）患者高龄，基础疾病较多，目前血糖及血压均控制不理想。

（4）患者长期使用拜阿司匹林，同时存在凝血功能异常，开腹手术容易发生大出血。

2. 治疗方案的选择

（1）胆囊切除术：优缺点如下。

优点：切除病变的脏器，能有效控制感染，避免胆囊炎的再次发作。

缺点：①高龄患者，血压、血糖控制不稳定，对麻醉及手术的耐受性差，容易发生心脑血管意外；②胆囊炎反复发作，胆囊与周围脏器粘连严重，胆囊三角解剖层次不清楚，手术时间长，分离过程中容易发生右肝管、肝动脉或肝右动脉、门静脉右干支损伤；③长期使用拜阿司匹林，胆囊切除出血风险大；④血糖控制不稳定，术后可导致腹腔脓肿、膈下脓肿及切口感染等并发症。

（2）胆囊切开取石 + 胆囊造瘘术：优缺点如下。

优点：①与胆囊切除术相比，缩短麻醉及手术时间；②与胆囊切除相比，手术出血及副损伤概率降低。

缺点：①与胆囊切除手术一样，面临麻醉风险；②仍需面临术后腹腔及切口感染的风险；③胆囊造瘘术后仍需面临二次手术切除胆囊的风险。

3. 麻醉方案

局部浸润麻醉。

七、手术同意书

（1）确定治疗方案为超声引导下 PTGD。

（2）确定麻醉方案为局部浸润麻醉。

（3）明确手术风险：①麻醉风险，如药物过敏、心脑血管意外等；②手术副损伤，如腹壁神经、血管、肝脏等结构损伤；③气胸、脓胸、血胸等；④穿刺路径出血，如腹壁血管、肝脏、胆囊等部位出血；⑤大网膜、胃、肠管、肝脏等副损伤；⑥近期并发症，如胆漏、肠漏、腹腔出血、胆道出血、梗阻性黄疸、切口感染、腹腔脓肿、肝脓肿等；⑦术后远期并发症，如引流管堵塞、脱出、胆汁丢失致酸中毒等。

第二节　手术方法

一、手术指征

（1）患者存在上腹疼痛，经药物对症治疗，疼痛控制不佳。

（2）胆囊结石存在的潜在风险：①发生急性化脓性胆囊炎、胆囊坏疽及胆囊穿孔的风险；②胆心反射导致心绞痛、心肌梗死的可能。

二、术前准备

（1）应用抗生素控制感染。

（2）控制血压、血糖。

（3）控制腹痛。

（4）纠正离子紊乱及酸中毒。

（5）签署知情同意书、授权书、手术同意书、自费协议书。

三、手术麻醉、体位及手术名称

（1）麻醉方式为局部浸润麻醉。

（2）术前采取仰卧位或左侧卧位。

（3）手术名称为 PTGD。

四、主要手术步骤

（1）B 超定位标记穿刺点，位于右腋前线第 7 ~ 9 肋间。

（2）于穿刺点用 2%利多卡因局部浸润麻醉。

（3）皮肤切开 0.5 ~ 1 cm。

（4）超声测量皮肤至胆囊中央的距离。

（5）18 G 穿刺针在 B 超引导下经皮经肝穿入胆囊内，针尖位于胆囊中央，并确定穿刺针的方向。

（6）抽出部分胆汁以降低胆囊内压力，减少胆汁外漏，抽出胆汁送细菌培养及药物试验。

（7）经穿刺针置入斑马导丝，导丝头端盘踞于胆囊内。

（8）使用扩张导管扩张针道。

（9）沿着穿刺针的方向，在导丝引导下置入 8.5 Fr 猪尾型引流管，随后固定引流管针芯，将引流管推入到胆囊内，收紧牵引线使引流管头端呈袢。

（10）抽出胆囊内胆汁，并使用替硝唑冲洗。

（11）引流管头端接引流袋，将引流管缝合并固定到腹壁上，同时使用蝴蝶敷贴固定引流管。

五、术中诊断

急性化脓性胆囊炎；胆囊结石；高血压 3 级，极高危；冠状动脉粥样硬化性心脏病－不稳定型心绞痛；双侧胸腔积液；2 型糖尿病；代谢性酸中毒（失代偿）；离子紊乱－低钾低钠血症。

六、术中所见

（1）超声下见胆囊胀大明显，胆囊壁显著增厚，胆囊内见大量絮状物。

（2）胆囊质韧，缺乏弹性，穿刺针轻松经胆囊壁进入胆囊内。

（3）拔出穿刺针针芯，可见脓性胆汁溢出。

（4）胆囊冲洗可见大量黑色泥沙样结石，冲洗后可见胆囊出血。

第三节　术后治疗

一、术后用药

（1）术后使用白眉蛇毒血凝酶 1 Ku 皮下注射、1 Ku 静脉注射。

（2）继续使用头孢哌酮、舒巴坦抗感染治疗 1 周，1 周后更换为头孢克洛片再抗感染治疗 1 周。

（3）静脉用丁溴东莨菪碱解痉、泮托拉唑抑酸治疗 1 周。

（4）术后第 1 天开始使用熊去氧胆酸胶囊或牛黄熊去氧胆酸胶囊 500 mg，每天 1

次，睡前口服，连续使用 5 天，停药 25 天，疗程 1 年。

二、术后护理

（1）术后给予一级护理、鼻导管吸氧 3 L/min、心电血压及脉氧监护 6 小时，密切观察患者心率、血压及血氧饱和度。

（2）切口及上腹部疼痛可给予地佐辛等药物镇痛。

（3）术后出现寒战、高热，使用异丙嗪及吲哚美辛栓对症治疗。

（4）术后第 1 天晨开始低脂、低钠、糖尿病饮食。

（5）继续使用硝苯地平控释片降压，监测血压变化。

（6）使用门冬胰岛素 30 及胰岛素类似物来控制血糖，检测三餐前、三餐后 2 小时及睡前血糖。

（7）患者术后 PTGD 管可见血性液体引出，使用肾上腺素及白眉蛇毒血凝酶稀释液冲洗胆囊，并开放引流。

三、术后检查

术后次日晨复查血常规，WBC 19.4×10^9/L，N 86.5% ↑，肝功能、离子、血气、心肌酶谱、血尿淀粉酶及脂肪酶均正常。

第四节　手术评价及注意事项

1. 手术适应证

PTGD 能有效引流胆囊内感染性胆汁，进而降低胆囊压力，被认为是治疗急性梗阻性胆囊炎的一种简易、经济、有效的损伤控制性手术，尤其适合于难以耐受胆囊切除的高龄、高危患者。术后可行经 PTBD 管造影，以了解胆囊管走行、胆囊管是否通畅及胆囊管结石部位，同时能发现胆总管结石、胰胆管合流异常等，指导下一步治疗。除此之外，在治疗急性胆管炎、急性胰腺炎及梗阻性黄疸等疾病中也具有重要的价值。目前，该手术方案主要应用于下列疾病的紧急及辅助治疗中，包括急性非结石性胆囊炎；急性结石性胆囊炎；急性胆管炎；低位胆道梗阻；急性胆源性胰腺炎；保胆取石 / 息肉术后胆漏。

2. 手术技巧

（1）PTGD 既可以采取超声引导，也可以在 X 线下进行。笔者及所在团队建议先行超声引导下穿刺，随后于 X 线下行经 PTGD 管造影。前者可以避开胸腔、肠管、肝脏大血管等脏器，减少穿刺的副损伤，后者经造影后可确定引流管位置，明确有无胆漏、胆囊管是否通畅等。

（2）穿刺部位：超声定位穿刺点，穿刺部位一般位于右腋前或腋中线第 7 ~ 9 肋间，穿刺针可经肝脏及胆囊床进入胆囊内，优点是可以避免肠及大网膜的副损伤，减少胆漏的发生，术后易于形成瘘道，缺点是穿刺过程中若损伤肝脏大的动静脉可导致大出血的发生，而且胆汁可经针道进入肝脏及血管，导致术后寒战、高热。

（3）穿刺针进入胆囊的注意事项：对于胆囊结石、胆源性胰腺炎等合并胆囊急慢性炎症的患者，胆囊壁增厚，弹性降低，针尖将很容易穿透胆囊壁进入胆囊内，穿刺一般不会引起胆囊壁的对侧移位并损伤对侧胆囊壁。但是对于低位恶性梗阻性黄疸患者，胆囊壁无炎性反应，其弹性较好，缓慢进针时可引起胆囊壁向针尖对侧移位，导致进针过深，当胆囊床侧胆囊壁被穿透时，可引起对侧胆囊壁的快速回弹，容易引起对侧胆囊壁损伤，甚至穿刺针贯通整个胆囊。因此，合并急慢性炎症胆囊者，在穿刺时进针应缓慢；对于胆囊壁较柔软者，应快速进针，瞬间穿过胆囊壁。需要注意的是控制进针的深度，保证胆囊宽度的 1/3 ~ 1/2 即可。穿刺针进入后应在超声引导下抽取部分胆汁，以降低胆囊内压力，减少胆汁外漏，降低术后腹痛、寒战、高热、肝脓肿等并发症的发生率。

（4）瘘道扩张：使用扩张导管扩张瘘道时应沿着穿刺针进针的方向进行，而且患者呼吸状态应该与进针时一致，如同时位于吸气的末期。还应避免腹壁与肝脏间的移位，否则将导致扩张探条穿过腹壁时未能顺利进入肝脏内，引起肝组织的损伤或导丝的脱出。

（5）置入引流管：COOK 引流管等前端带有侧孔，收紧牵引线后可以呈袢，防止引流管的脱出。穿刺针拔出前滑动针管上的标签至腹壁上，拔出针芯后测量标签至针尖的长度，该长度为扩张导管及 COOK 引流管的置入深度。在置入 COOK 引流管前同时应测量引流管头端至末端侧孔之间的距离，胆囊 COOK 引流管置入到指定深度后，固定引流管针芯，将引流管推入胆囊内，其深度为引流管头端至末端侧孔的距离，以保证 COOK 引流管全部的侧孔均位于胆囊内。如果其部分侧孔位于瘘道内，术后容易发生出血、寒战、高热等并发症。

3. 术后并发症发生原因及处理

（1）寒战、高热：术后发生寒战、高热的原因主要是穿刺或拔出穿刺针时，感染性胆汁进入瘘道，并经破损的血管进入循环系统所致。术后需继续抗感染治疗，根据胆汁细菌培养结果选择敏感性抗生素，还可使用庆大霉素盐水进行引流管冲洗，促进胆囊内脓液及感染性胆汁的排出，减少其吸收入血。

（2）引流管堵塞：胆囊内泥沙样结石、坏死脱落的黏膜及脓性絮状物是引起引流管堵塞的主要物质，穿刺术后可定期行引流管冲洗，以保持引流通畅。

（3）出血：引流管侧孔暴露于肝脏组织中或胆囊黏膜炎症是导致术后出血的主要原因，因此穿刺过程中需注意测量穿刺深度及引流管头端长度，保证引流管侧孔全部位于胆囊腔内。发生胆囊出血后，可于 X 线透视下观察引流管头端及侧孔的位置，如侧孔位于胆囊腔外，可将引流管推入胆囊内并重新固定。对于胆囊炎症或穿刺部位引起的出血，可使用庆大霉素、白眉蛇毒血凝酶、肾上腺素的盐水稀释液进行冲洗。

（4）腹膜炎：术后出现腹膜炎的主要原因如下。①胆囊炎性渗出；②由于胆囊张力较大，穿刺过程中部分胆汁经针刀进入腹腔；③引流管未经胆囊床进入胆囊，而是经胆囊游离面穿刺进入胆囊，穿刺及置管过程中容易导致胆汁外漏；④ 胆囊穿孔：穿刺针贯穿整个胆囊，导致胆汁外漏。经 PTGD 管造影，如果无胆汁外漏，上腹部 CT 显示腹腔无明显渗液，可继续进行镇痛、抗感染等对症治疗；如果胆囊内残留胆汁较多、存在胆囊分隔、穿刺部位过高而引流不畅，可行二次穿刺引流治疗；如果腹腔渗液较多或存在胆漏，可行腹腔穿刺引流。

（5）引流管脱出：发生引流管脱出的主要原因与使用引流管的类型及固定相关，COOK 引流管在收紧牵引线后前端呈袢，而且有蝴蝶翼固定，同时进行缝合固定，很难脱出。但是使用中心静脉管行 PTGD 时，由于穿刺部位的水肿、固定缝线对组织的切割，而失去了固定作用，在外力的牵拉下容易导致引流管脱出。因此建议使用 COOK 引流管行 PTGD；定期更换腹部敷料，查看穿刺部位炎性水肿及固定缝线的位置；注意引流管及外接引流袋的护理，避免意外拽出。

4. PTGD 管的后期处理

普通橡胶引流管置入后 2 周即可形成瘘道，但是乳胶管瘘道形成缓慢，建议 4 周后再拔出引流管，对于年老体弱、低蛋白血症、糖尿病、使用糖皮质激素者，PTGD 管留置时间以 6 ～ 8 周以上为宜。

（1）急性非结石性胆囊炎：PTGD 引流胆囊炎消退后即可拔出引流管。

（2）胆囊泥沙样结石：胆囊穿刺引流术后反复行引流管冲洗，待胆囊炎症消退，胆囊冲洗无碎石流出，同时复查胆囊超声及 PTGD 管造影，明确无胆囊管、胆总管结石后即可拔出引流管。

（3）胆囊结石：胆囊炎症缓解后，根据胆囊形态结构及功能恢复情况，选择行二期胆囊切除或保胆取石手术，如采取保胆取石术，术后可继续留置 PTGD 管行胆囊造瘘，有利于胆囊内渗血、絮状物的排出，术后 3 ～ 7 天即可拔出引流管。对于有手术禁忌证的患者，可定期扩张瘘道，后期行经皮经肝胆道镜取石、碎石手术治疗。

（4）低位恶性胆道梗阻：具有手术禁忌证的患者，可终身携带 PTGD 管行外引流，但是胆汁的持续丢失容易导致代谢性酸中毒、胆汁酸盐缺乏等，可口服碳酸氢钠片、熊去氧胆酸胶囊进行预防。

（5）胆总管结石 / 胆源性胰腺炎：采取 ERCP 治疗时，可先经 PTGD 管造影，指导插管及乳头切开。胆囊管扩张者，可经胆囊、胆囊管、胆总管置入导丝进入十二指肠，用异物钳将导丝经十二指肠镜拽出，再逆行进入乳头括约肌切开，避免插管以缩短手术时间并降低相关并发症的发生率。如患者胆囊管显著扩张，可待瘘道扩张后经胆囊管取净胆总管内结石或于胆道镜下行乳头括约肌球囊扩张，随后将胆总管内结石推入十二指肠。

第十五章　经瘘道胆道镜取石术

第一节　典型病例

一、病史

翟 × ×，男，78 岁。PTGD 术后 2 个月。

患者 2 个月前因“左手中指末节指骨基底部撕脱骨折”于臂丛麻醉下行切开复位内固定术，术后第 2 天出现右上腹绞痛，超声及 CT 检查提示胆囊结石并发胆囊炎，胆囊增大，遂于超声引导下行 PTGD，置入 8.5 Fr COOK 引流管，术中引出 120 mL 脓性胆汁，经积极抗感染等对症治疗后，胆汁逐渐变为金黄色，术后 2 周夹闭 COOK 引流管未出现不适症状，术后 1 个月间断 4 次扩张瘘道，目前携带 16 Fr 引流管，患者今为求胆道镜取石治疗再次入院。

高血压病史 30 余年，血压最高达 180/100 mmHg，口服硝苯地平控释片，效果较好。

体格检查：体温 36.3℃，心率 76 次 / 分，呼吸 18 次 / 分，血压 130/80 mmHg。皮肤、巩膜无黄染，腹膨隆，全腹软，右上腹可见 1 枚引流管自腹壁引出，引流管内见豆油色胆汁，腹软，无压痛、反跳痛及肌紧张，肝脾肋下未触及，Murphy 征（–），肝区无叩痛。

超声：胆囊穿刺置管术后，胆囊大小形态正常，胆囊壁厚 4 mm。

二、入院诊断及鉴别诊断

1. 初步诊断

胆囊结石；慢性胆囊炎；PTGD 术后；高血压 3 级，极高危。

2. 鉴别诊断

胆总管结石：鉴别要点见初级篇第八章。

三、辅助检查

1. 实验室检查：血常规、肝肾功能、血尿淀粉酶、心肌酶谱、凝血常规及 AFP、

CEA、CA199、CA125 均未及异常。

2. 心电图：窦性心律，电轴不偏，大致正常。

3. 胸片：主动脉粥样硬化。

4. PTGD 管造影：胆囊多发结石，呈类圆形，直径为 3 ~ 5 mm，胆囊管及肝内外胆管显影，未及结石影，胆管无狭窄或扩张，造影剂顺利排入十二指肠，胰管未显影。

5. 超声：空腹胆囊大小为 57 mm × 18 mm × 24 mm，胆囊壁厚 4 mm，脂餐后 1 小时胆囊大小为 46 mm × 18 mm × 18 mm，超声所见胆囊大小形态正常，胆囊内探及管状强回声，不随体位移动，胆囊颈部探及多个略强回声结节，大者直径为 5 mm，随体位移动，提示胆囊结石，胆囊壁增厚，PTGD 后，胆囊收缩 39.5%。

四、术前干预

1. 饮食指导

低脂、低钠饮食。

2. 血压控制

（1）口服硝苯地平控释片。

（2）每天 2 次测血压。

3. PTGD 管护理

（1）开放引流，观察胆汁性状。

（2）胆囊内有胆泥引出，每天行引流管冲洗。

五、术前预测

1. 确定诊断

胆囊结石；慢性胆囊炎；PTGD 术后；高血压 3 级，极高危。

2. 诊断依据

（1）明确 PTGD 手术及高血压病史。

（2）右上腹可见 1 枚引流管自腹壁引出，引流管内见豆油色胆汁。

（3）超声提示胆囊壁厚 4 mm，PTGD 管造影见胆囊多发结石。

3. 鉴别诊断

胆总管结石：患者肝功能未及异常，PTGD 管造影见肝内外胆管无扩张，未及阳性结石，可以除外该诊断。

4. 手术方案

手术方案为经瘘道胆道镜检查取石术，依据如下。

（1）已行 PTGD 治疗术后 2 个月，瘘道形成牢固。

（2）经多次扩管，目前瘘道已经扩张至 16 Fr，电子胆道镜及纤维胆道镜可经瘘道进入胆囊内。

（3）胆囊结石直径 3 ～ 5 mm，可直接经瘘道取出，无须行碎石。

（4）胆囊及肝内外胆管无结石。

（5）胆囊大小形态恢复正常，壁略厚，收缩功能正常，符合保胆手术指征。

六、术前沟通

1. 患者病情沟通

各项诊断明确，诊断依据充分。

2. 治疗方案的选择

手术方案为经瘘道胆道镜取石术，其优缺点如下。

（1）优点：①能取净胆囊内结石，且无须麻醉，其创伤小，尤其适合于有麻醉及开腹手术禁忌证的患者；②保留有功能的胆囊；③重复性强，对于复发的胆囊结石可再次经该途径取净结石。

（2）缺点：①取石前需反复扩张瘘道，疗程较长；②较大结石取出困难，强行取石可发生瘘道断裂，等离子碎石会增加手术时间，甚至有继发胆囊管及胆总管结石的风险；③胆道镜反复经瘘道进出容易导致瘘道水肿，结石较多者可能需行多次胆道镜取石；④合并胆囊管过长、卷曲，十二指肠乳头炎，乳头狭窄及 PAD 者，拔出 PTGD 管后可能发生胆汁漏。

3. 麻醉方案

无须麻醉。

七、手术同意书

（1）确定治疗方案为经皮经肝胆道镜取石术。

（2）明确手术风险：①药物过敏、心脑血管意外等；②瘘道断裂、胆漏；③取石、碎石过程中胆囊黏膜、瘘道出血；④一次难以取净结石者，需多次胆道镜取石治疗；⑤继发胆囊管、胆总管结石，诱发梗阻性黄疸、急性胰腺炎、急性胆管炎、急性胆囊炎等，需行胆囊切除、胆道探查取石或 ERCP 取石治疗；⑥拔出引流管后胆漏、胆囊内胆汁淤积、结石复发等。

第二节　手术方法

一、术前准备

（1）预防性应用抗生素控制感染。

（2）控制血压。

（3）签署知情同意书、授权书、手术同意书、自费协议书。

（4）术前肌内注射地佐辛 5 mg 或哌替啶 80 mg 镇静。

二、手术体位及手术名称

（1）患者采取仰卧位或左侧卧位，与胆囊穿刺时体位一致。

（2）手术方案为经皮经肝胆道镜取石术。

三、主要手术步骤

（1）碘伏消毒、铺无菌巾单。

（2）铺带胆汁引流袋的无菌膜。

（3）剪断 COOK 引流管，并行胆道造影。

（4）剪断 COOK 引流管固定缝线，并缓慢拔出 COOK 引流管。

（5）电子胆道镜经瘘道进入胆囊内，自胆囊底部探查胆囊腔至胆囊颈部，观察胆囊黏膜，明确结石的大小、数目，了解有无胆囊息肉，胆囊颈部胆汁流出情况。

（6）使用取石网篮将结石逐一取出，对于较大的结石行等离子、微电极或激光碎石。

（7）清除胆囊腔内及黏膜上附着的胆泥及碎石。

（8）取净结石后再次行胆道造影，判断是否发生继发性胆囊颈管或胆总管结石。

（9）术后于胆囊内留置 16 Fr 尿管，充盈气囊，防止尿管脱出。

四、术中诊断

胆囊结石；胆囊息肉；慢性胆囊炎；PTGD 术后；高血压 3 级，极高危。

五、术中所见

（1）瘘道形成牢固，无炎性水肿及渗出。

（2）胆囊黏膜无充血水肿，胆囊壶腹部可见结石堆积，大小为 3 ～ 5 mm。

（3）胆囊黏膜见 1 枚胆固醇息肉，予以电切除。

第三节 术后治疗

一、术后用药

（1）术后使用抗生素。

（2）胆石利通片，每次 6 片，每天 3 次，口服，疗程 3 ～ 7 天。

（3）熊去氧胆酸胶囊或牛黄熊去氧胆酸胶囊 500 mg，每天 1 次，睡前口服，连续使用 5 天，停药 25 天，疗程 1 年。

二、术后护理

（1）二级护理，低脂饮食。

（2）胆囊引流管开放 24 小时后拔出。

三、术后检查

（1）术后次日晨复查血常规、肝功能、血尿淀粉酶及脂肪酶，检查结果均正常。

（2）拔出引流管后 1 周复查胆囊脂餐试验，检查提示空腹胆囊大小为 62 mm × 20 mm × 24 mm，胆囊壁厚 4 mm，脂餐后 1 小时胆囊大小 42 mm × 16 mm × 18 mm，超声所见胆囊大小形态正常，胆囊内未闻及异常回声，提示胆囊壁增厚，胆囊收缩为 59.4%。

第四节 手术评价及注意事项

一、手术方案

经 PTGD 瘘道胆道镜检查取石术；经胆囊造瘘管瘘道胆道镜取石术；经 PTCD 瘘道胆道镜检查取石术；经 T 管瘘道胆道镜取石术。

二、手术适应证

（1）胆囊泥沙样结石或急性非结石性胆囊炎：PTGD 术后复查超声及脂餐试验，如果胆囊形态、结构及收缩功能正常，符合保胆手术指征，可使用超细胆道镜行 PTCS 检查，以了解胆囊黏膜恢复情况，明确胆囊内有无结石残留，避免拔管后因胆囊残石堵塞胆囊颈管或胆总管引起相关并发症 .

（2）开腹取石保胆、胆囊造瘘：术后行经瘘道胆道镜检查，可以了解胆囊黏膜的修复情况，胆囊腔内有无结石残留。

（3）胆囊结石：尤其是对于高龄、基础疾病较多或有麻醉、开腹或腹腔镜手术禁忌证的患者，如果胆囊恢复良好，符合保胆手术指征的胆囊，可行经皮经肝胆道镜取石治疗，进而保留有功能的胆囊，降低其他治疗方案的风险。

（4）肝移植术后胆管铸型：观察肝移植术后胆管黏膜的损伤情况，发现铸型随时取出。

（5）伴胆管扩张的肝内外胆管结石：尤其是多发的肝内胆管结石，可反复经瘘道胆道镜取石治疗，直到结石取净为止。

（6）肝内胆管狭窄：经瘘道胆道镜检查及选择性胆道造影，可进一步明确狭窄的位置及程度，实施镜下狭窄瓣膜切开及球囊扩张治疗。

三、术前瘘道扩张

PTGD/PTCD 留置 COOK 引流管的规格为 8.5 Fr，其直径约 3 mm，可进入超细胆道镜检查，但是取石、碎石均较困难，为了便于普通电子或纤维胆道镜的取石治疗，在行经皮经肝胆道镜检查及取石前均需要扩张瘘道。一般情况下，PTGD/PTCD 术后 1 个月瘘道形成较牢固，此时可更换较粗的引流管，隔 1 周 1 次，分别为 10.2 Fr、12 Fr、14 Fr 及 16 Fr，对于腹壁薄弱及松弛的患者，可使用 10.2 Fr 及 14 Fr 引流管扩张瘘道后，留置 12 Fr 及 16 Fr 的引流管。

四、使用鞘管支撑的经皮经肝胆道镜取石术

刘衍民教授借鉴泌尿外科经皮肾镜取石的方法及技术，对经皮经肝胆道镜取石术进行了深入的研究及改良，强调使用鞘管支撑保护瘘道，一次性完成穿刺造瘘、扩张瘘道及取石操作。该手术可能的并发症包括出血、胆漏、胆汁性腹膜炎、胆道感染、肝和膈下脓肿，偶有胆管门静脉瘘胆道出血等，因此多应用于有肝胆手术病史、肝位置固定者。取石术后需常规留置与鞘管相当直径的引流管引流胆汁并压迫止血。

五、不同类型结石的处理

胆囊内的泥沙样结石通过 PTGD 引流基本能排尽，因此再行胆道镜取石时，胆囊内的结石直径多较大，可以直接进行网篮取石；如果结石略小而网篮套取困难时，可使用

吸附器负压吸出；直径较大的结石经瘘道取出困难时，为了防止瘘道的断裂，应避免强行取石，可使用等离子、微电极或激光碎石仪将其击碎后取出。

六、胆囊结石的脂餐结果评价

胆囊结石刺激胆囊黏膜诱发的慢性胆囊炎可直接影响胆囊的收缩功能，如果结石过大或大量结石堆积超过脂餐试验后残留的胆囊腔隙，也将影响胆囊的收缩功能，因此胆囊结石术前的脂餐试验不能完全反映胆囊的排空能力。保胆取石手术由于去除了胆囊收缩的刺激因素，胆囊收缩管功能有不同程度的恢复。临床治疗上在衡量保胆手术指征时，应将胆囊收缩功能与胆囊结石的大小及数目相结合。

第十六章　保胆取石 / 息肉手术并发症及防治

第一节　保胆取石手术并发症及其防治

一、出血

1. 胆囊壁切口出血

切开胆囊发生切口出血的原因：①胆囊炎性水肿；②切口处血运丰富或有大的血管跨越；③切口过长；④单纯使用切割电流切开胆囊。

为了减少胆囊切开过程中的出血量，需注意以下几点：①胆囊切开前应观察胆囊底体部血管的分布及大血管走行；②按胆囊底部、体部切开胆囊，切开时应避开大血管及血管丰富区域；③沿着胆囊长轴或大血管走行切开；④根据术前超声、CT 及 MRCP 检查明确的最大胆囊结石直径，选择切开的长度，以减少血管的损伤；⑤采取切凝混合电流切开胆囊，切割时出现切缘出血，应及时电凝止血，以减少进入胆囊腔内的血液量。

2. 胆囊黏膜损伤及出血

使用胆道镜及取石网篮取石过程中一般不会出现胆囊黏膜的损伤出血，但是如果存在下列情况，可能引起胆囊黏膜损伤及出血。

（1）泥沙样结石或网篮无法套取的结石，需要在胆道镜头端带上吸附器进行取石。目前尚无成型的商品，一般使用引流管自制的吸附器。由于制作工艺的不同，吸附器头端及尾端如果打磨不光滑，胆道镜在前进及后退过程中，其锐利的边缘则可引起黏膜损伤及出血。

（2）在使用吸附器吸附结石的过程中，由于负压过大，导致黏膜被吸入吸附器进而引起黏膜损伤。

（3）胆囊切开的过程中出现切缘渗血，进入胆囊的血液会黏附在胆囊黏膜上，为了减少术后结石的复发率，缝合胆囊前需要清除胆囊黏膜上附着的血凝块。在使用吸附器搔刮的过程中容易引起胆囊黏膜的损伤，导致黏膜渗血。

（4）使用网篮套取结石前，网篮头端的金属网未完全收入鞘内，如果送入网篮过快，可损伤胆道镜头端的胆囊黏膜，重者甚至发生胆囊穿孔。

（5）胆囊结石过大，网篮套取结石失败，被迫采取取石钳取石。部分术者采取普通钳子取石，其头端容易损伤胆囊黏膜，钳夹结石过程中甚至可因夹住胆囊黏膜而引起黏膜的损伤出血。

（6）胆囊切口的长度显著小于胆囊结石的直径，强行取石过程中，结石可损伤胆囊黏膜，甚至导致切口撕裂出血。

为了减少取石过程中胆道镜及其附件对胆囊黏膜的损伤，应该做到以下几点。

（1）根据最大结石的直径确定胆囊切口的长度，如果胆囊结石过大，可使用碎石仪将结石击碎后取出，避免盲目地切开胆囊而增加创面，影响其功能的恢复。

（2）使用自制吸附器时，应改善制作工艺，同时正确使用吸附器，减少吸附器头尾两端与胆囊黏膜的深度接触。

（3）规范使用取石网篮，经胆道镜钳道置入取石网篮时，金属网应完全收入鞘内，把控置入的深度，网篮头端接近结石时应减慢出篮的速度，并于胆囊腔内提前打开网篮。

（4）胆囊壁上附着的血块，避免使用吸附器搔刮，可将吸附器头端接近胆囊黏膜，通过挤压连接冲洗液的输液器滴壶，将胆囊黏膜上附着的血液冲入胆囊腔内，再将冲洗液连同血块一起负压吸出。

3. 胆囊壁切口缝合时出血

胆囊缝合过程中容易损伤切缘两侧的血管并导致出血。为了减少出血或血肿的发生，应注意以下几点。

（1）在缝合前应仔细辨清切缘两侧的血管走行，以减少血管的损伤。

（2）应做到全层缝合，确保黏膜层缝合在内。

（3）缝合一针后应拽紧缝合线，起到压迫止血的作用。

二、结石残留

1. 胆囊分隔

根据隔孔位置的不同，胆囊分隔包括胆囊底部分隔、胆囊体部分隔及胆囊颈部分隔。胆囊底体部的分隔在 MRCP 上显示较为清楚，胆道镜探查时也容易被发现，一般采取胆囊部分切除治疗不会有结石的残留。但是需要注意胆囊颈部分隔，如果术前不完善 MRCP，仅使用胆道镜探查，术中容易将胆囊分隔的隔空误认为是胆囊管开口，尤其是胆囊隔孔狭窄，胆道镜无法进入时，仅凭胆汁是否流出通畅或单纯使用吸附器检查，容易遗漏隔孔上方的结石。为了明确结石的部位、数目，术前应联合使用超声、CT 及 MRCP 进行诊断。

2. 罗－阿氏窦结石

对于胆囊腔内的结石，术前影像学检查容易发现，但是罗－阿氏窦结石的阳性诊断率较低，也往往被手术医师所忽略。罗－阿氏窦为胆囊黏膜下陷而形成的憩室样结构，窦内胆汁淤积可形成结石，诱发罗－阿氏窦炎性反应。大部分罗－阿氏窦窦口闭塞或仅有一条较细的管道和窦腔相通，胆道镜下表现为“黏膜下阴影”，在负压吸引时淤积的胆汁经管道涌出，呈“黄色飘带征”，窦内仅有结石或窦口闭塞者则表现为“黏膜下阴影”。胆道镜及高分辨率摄影系统作为“第三双眼睛”，可以近距离观察胆囊黏膜，参照上述的内镜下特征，几乎能发现全部的黏膜层和肌层结石。

3. 胆囊黏膜皱襞内结石残留

胆囊黏膜皱襞内结石残留主要发生于胆囊较大且收缩功能良好的患者，术中由于胆囊未完全充盈，导致黏膜皱襞内的结石未被发现而残留。在取净胆囊腔内结石后，需再次从胆囊颈部探查至胆囊底部，对于胆囊较大、结石较多，且存在胆囊皱襞者，探查过程中应尤为小心，操作结束前必须保证探查到所有的胆囊黏膜。探查时应呈螺旋状探查，如胆囊充盈不良，可先缝合部分切口，以减少冲洗液的排出，利于在胆囊底部观察整个胆囊腔，以减少结石的残留。

4. 胆囊管内结石

检测术前应完善超声、CT 及 MRCP 检查，有条件者可行胆囊造影、^{99}Te ECT 胆囊功能检测，明确胆囊管是否通畅，有无结石。尤其是对于胆囊管纤细、胆道镜无法探查者，仅仅通过评价胆汁的流出情况来判断胆囊管的通畅性较局限，术中胆囊造影可以准确判断胆囊管的通畅性，明确胆囊管有无结石。

三、继发性胆囊管 / 胆总管结石

1. 胆囊内泥沙样结石

胆囊切口过小导致冲洗液流出不畅，泥沙样结石或碎石可随冲洗液进入胆囊管或胆总管中，继发胆囊管结石或胆总管结石。为了减少结石流入胆囊管的概率，术中需注意以下几点。

（1）泥沙样结石患者的胆囊切口应长于无泥沙样结石者，有利于结石与冲洗液经切口排出。

（2）泥沙样结石者在置入胆道镜时，应关闭冲洗液开关，胆道镜直接进入到胆囊管开口处，在直视下注入少量冲洗液，随后停止注水，负压吸出部分小结石，如此反复清除泥沙样结石。

2. 胆囊壶腹部嵌顿结石

壶腹部嵌顿结石进行碎石时，破碎的结石碎片可能进入胆囊管内，其预防的主要方法仍然是增加胆囊壁开口，尽可能不注入冲洗液。

3. 胆囊管扩张

胆囊管扩张的主要原因是胆囊管内结石堵塞或既往有过排石病史，对于胆囊管扩张者应经胆囊管探查胆总管，以避免继发性胆总管结石的发生。

四、胆囊内胆泥淤积

1. 胆囊组织的损伤

胆囊组织的损伤包括胆囊切口过长、取石过程中存在黏膜的损伤引起胆囊炎性水肿，导致胆囊黏膜分泌物增多，胆囊排空能力减弱，因此保胆术中应减少对胆囊组织的损伤。

2. 胆囊黏膜出血

胆囊黏膜出血是发生术后胆囊内胆泥淤积的一个重要原因，术中应清除胆囊切开时黏膜附着的血块，其次应减少吸附器、网篮及结石对胆囊黏膜的损伤，手术结束前如果发现胆囊黏膜渗血，可使用肾上腺素稀释液冲洗胆囊腔，通过收缩血管以减少渗血。注意胆囊切口的缝合方法，降低缝针对切缘两侧血管损伤性出血的发生率。

3. 胆囊管或胆总管结石

术中胆囊管或胆总管残留或继发结石时，将直接影响胆囊的排空能力，导致胆囊内高压，胆囊内絮状物排泄不畅而发生胆泥淤积，甚至出现胆漏。实施单纯性保胆取石手术前应明确诊断，除外胆囊管和胆总管结石，术中应避免继发性胆囊管或胆总管结石的发生。

4. 胆囊解剖因素的影响

胆囊管过长、迂曲、低位汇合均可以增加胆汁排泄的阻力，影响胆囊的收缩功能。对于胆囊管的解剖异常，除了采取胆囊胆总管侧侧吻合术，尚无其他的方法进行预防。只能通过术后使用溶石排石药物，促进胆囊内絮状物及淤积胆泥的排出。

5. 胰胆管汇合部疾病

十二指肠乳头炎、乳头狭窄、PAD 等胰胆管汇合部疾病均是胆囊结石复发的重要原因，存在胰胆管汇合部疾病患者在行保胆取石术后，胆囊内胆泥淤积可能长期存在或反复发作，进而导致胆囊结石早期复发。由于上述解剖性因素产生的胆囊内胆泥淤积，术后可采取 EST 治疗，降低胆道压力，易于胆囊内絮状物的排出。

五、胆漏

保胆取石术后发生胆漏的主要原因是胆囊切口缝合不严密，尤其切口两角未完全闭合，其次是存在原发性或继发性胆总管结石及胰胆管汇合部疾病，引起胆囊压力升高，既不利于切口的愈合，也易于胆汁漏出。为了降低胆漏的发生率，术前应完善相关影像学检查，除外胆总管结石，其次术中避免产生继发性胆总管结石，最后是切口需缝合严密。为了减少胆漏的影响，术中可放置腹腔引流管。

第二节　保胆取息肉手术并发症及其防治

一、息肉根部出血

较大的息肉含有较粗的血管蒂，如果切除胆囊息肉根部创面止血不彻底，切除过程中容易发生出血或引起迟发性出血。因此，较大的息肉在切除过程中应延长切割时间，与此同时为了减轻对胆囊黏膜的损伤，可采用切凝混合电流。切除较大的息肉后，先进行息肉残端的止血，再将切除的息肉吸出胆囊。防止胆囊残端持续出血导致血凝块进入胆囊管或胆总管。

二、胆囊穿孔

1. 术中胆囊穿孔

息肉切除时发生胆囊穿孔的主要原因包括：①息肉切割器距离胆囊黏膜较近；②选择电凝模式；③电流过大；④息肉蒂残端发生出血时，采取电切模式止血，其残端被碳化缩短，但是止血效果不佳，是切割器直接延伸至胆囊壁内所致。

为了避免息肉切除过程中胆囊穿孔的发生，在使用活检钳或圈套器切除息肉时，应该注意夹住或套住息肉蒂部的末端，远离胆囊黏膜，同时将切割器适度地回拉，切割器与胆囊黏膜之间存在一定的张力，在切断息肉蒂的同时，胆囊黏膜自行回弹以减少黏膜的副损伤。对于残留的息肉蒂，可使用切割器缓慢灼烧使其碳化。

2. 术后胆囊穿孔

胆囊切除后发生的胆囊穿孔均位于息肉根部，由于采取电凝模式，或切割器距离息肉根部黏膜过近，容易导致息肉根部胆囊壁组织大范围的热损伤，随之发生坏死而引起穿孔。为了减少热损伤的范围，可使用针状息肉切开刀。息肉切除时应注意固定胆道镜，避免切割器对胆囊黏膜的深度灼伤。

三、息肉残留

1. 切口下息肉

部分息肉位于胆囊切口两侧，在进行胆囊腔探查时，切缘两侧的息肉容易被忽略。

2. 胆囊分隔隔膜两侧息肉

存在胆囊分隔时，隔膜下的息肉容易被发现，但是隔膜上的息肉由于胆道镜角度及视野的关系，可能被遗漏。

3. 胆囊管内息肉

胆囊管内一般不会有息肉发生，偶尔会在胆囊管开口处第一个 Heister 瓣膜内发现息肉的存在。

4. 胆囊腔内小息肉

小的胆囊息肉与胆固醇结晶相似，但是仔细观察会发现胆固醇结晶没有血运，而息肉则有两个较小的血管进入胆囊内。

为了防止遗漏息肉，要求医师熟练胆道镜操作技术，胆道镜进入胆囊后需按顺序仔细探查。

四、继发性胆囊管梗阻

较大的息肉一般不会进入胆囊管，但是较小的息肉在切除后，由于息肉蒂残端的出血，可通过挤压冲洗液的滴壶，对出血的创面进行冲洗，进而明确出血的部位，以便进行止血治疗。但是在大量的冲洗液进入胆囊的过程中，小的息肉可能经冲洗液进入胆囊。为了避免胆囊梗阻的发生，笔者及所在团队建议适度延长胆囊切口，以利于冲洗液经切口排出，同时在术中通过胆囊造影判断是否存在胆囊管梗阻。

五、胆囊壁夹层瘤

胆囊壁夹层瘤同假性动脉瘤一样，多发生于胆囊切除时黏膜及黏膜下层的过度损伤者，或胆囊切口未进行全层缝合而遗漏了部分胆囊黏膜的患者中。如果患者同时合并胆囊管及胰胆管汇合部疾病等导致胆囊压力升高的因素，可引起胆囊黏膜与肌层的分离。因此切除胆囊息肉时应减少胆囊黏膜的损伤，且切口缝合时注意全层对合整齐。

六、息肉病理

大部分胆囊息肉为胆固醇息肉，腺瘤性息肉及胆囊癌的发生率相对较低，由于所取病理的部位不同、术中冰冻及术后石蜡切片的工艺、原理不同，术中病理存在一定的假阴性率。部分息肉术中冰冻病理诊断为不典型增生或腺瘤性息肉，而术后病理却证实为胆囊癌。

第三节　经皮经肝胆囊穿刺置管引流术并发症及其防治

一、气胸

超声引导下的 PTGD 很少发生气胸，因为在 B 超下可以清楚地显示出胸腔及摆动的肺角。PTGD 术后出现气胸多发生于 X 线引导下的穿刺治疗。X 线下肋膈角显示不清，部分患者呼吸幅度较大，膈肌活动度亦较大，穿刺过程中患者屏气时间短。推荐超声引导下的 PTGD，穿刺过程中需注意控制呼吸的速度及幅度。

二、出血

1. 腹壁出血

穿刺前常规将皮肤切开 0.5 ~ 1 cm，切开部位存在腹壁血管时，可发生出血，尤其是存在黄疸及肝硬化患者，此时可使用止血钳扩张腹壁切口，以起到压迫止血的作用，同时易于引流管的置入。

2. 肝实质出血

肝实质是行 PTGD 过程中主要的出血部位，主要原因是穿刺针、扩张探条对肝窦、肝静脉、门静脉及肝动脉分支的损伤，置入引流管后可起到压迫止血的作用，术后发生腹腔或胆道出血可能与下列因素相关：①术前未停用阿司匹林、氢氯吡格雷片等抑制血小板聚集的药物，或停药时间过短；②肝硬化；③梗阻性黄疸；④肝脏穿刺点脏腹膜撕裂；⑤引流管侧孔未完全送入胆囊腔内；⑥腹水；⑦引流管损伤较粗的门静脉或肝静脉。

为了降低术后肝实质出血的发生率，穿刺术中需注意以下几点：①术前停用阿司匹林等抗血小板聚集药物 5 ~ 7 天；②合并黄疸、肝硬化等凝血功能障碍因素者，术前需补充维生素 K_1，有出血倾向者可输入新鲜血浆；③超声定位穿刺点及穿刺路径，采用彩色多普勒避开较粗的血管；④超声引导下进针，控制进针速度及患者呼吸幅度；⑤穿刺前需测量引流管含有侧孔段的长度，术中准确测量腹壁至胆囊腔中央的距离，引流管置入深度为上述两者长度之和，以保证引流管侧孔全部位于胆囊腔内；⑥穿刺术后常规行 PTGD 造影，透视下确定引流管及其侧孔位置。

3. 胆囊床出血

术后经 PTGD 管引出血性胆汁的主要原因是引流管侧孔位于肝实质内及胆囊床穿刺点出血。出现胆囊床穿刺点出血的主要原因是穿刺针及引流管损伤胆囊壁血管所致，术后可使用含肾上腺素、白眉蛇毒血凝酶、凝血酶冻干粉的生理盐水冲洗胆囊，以降低胆囊床穿刺点出血的发生率。

4. 胆道出血

术后发生胆道出血，患者可表现为间歇性梗阻性黄疸。其发生的主要原因是引流管侧孔位于肝实质内，穿刺针同时损伤肝窦、肝实质血管及胆管，血液一方面经引流管侧孔进入胆管内；另一方面经胆囊管进入胆总管；化脓性胆囊炎患者，在穿刺过程中，胆囊腔内脓液可污染针道，后期可形成血管 - 胆管瘘；凝血功能障碍者，穿刺术后血液可经引流管周围进入胆囊，如 PTGD 引流不畅，血液可经胆囊管进入胆总管内。为了降低胆道出血的发生率，对存在凝血功能障碍者，术前需及时纠正；术中需准确测量穿刺的深度及引流管置入的长度；穿刺针进入胆囊后需立即抽出部分胆汁，以降低胆囊内压力，减少感染性胆汁对针道内肝脏组织的污染；穿刺术后常规造影，透视下调整引流管位置。

三、胆囊穿孔

患者合并胆囊炎时，胆囊壁组织较脆，穿刺针容易进入胆囊，且不会引起胆囊壁的对向移位，但是对于无胆囊炎患者，胆囊组织较柔软，缓慢进针容易引起近侧胆囊壁的对向移位，使穿刺针穿过近侧胆囊壁的同时穿透对侧胆囊壁。穿刺针进入胆囊后，吸出过多的胆汁，可导致穿刺针穿透对侧胆囊壁。此时置入导丝及引流管，导丝及引流管尾端均位于胆囊外。为了避免穿刺过程中胆囊穿孔的发生，如胆囊壁组织柔软，穿刺针可引起近侧胆囊壁对向移位时，把握进针的深度，快速进针，瞬间穿透近侧胆囊壁，而不引起胆囊壁的对向移位；抽吸胆汁应在 B 超引导下进行，以不超过 20 mL 为宜。术后常规造影是判断有无胆囊穿孔的“金标准”，发生胆囊穿孔时，可调整引流管位置，使其头端位于胆囊腔内。如果腹腔渗液较多，需放置腹腔引流管。

四、胆漏

发生胆漏的主要原因包括多次进针损伤肝脏包腹及肝实质，胆汁经损伤的肝脏进入腹腔；穿刺针及引流管未经过胆囊床，而是通过胆囊游离面进入腹腔，胆管或胆囊内胆汁经引流管周围间隙进入腹腔；穿刺使胆囊穿孔并导致胆汁外漏；穿刺针进入胆囊后未及时抽出胆汁，在胆囊的高压作用下，胆汁经针道进入腹腔并引起腹膜炎。为了降低胆漏的发生率，应争取一次穿刺成功，进针时应先经过胆囊床，待穿刺针进入胆囊后再及时抽出部分胆汁以降低胆囊内压力，减少胆汁的外漏，术后需定期冲洗，避免引流管堵塞。

五、肝脓肿

PTGD术后发生肝脓肿的主要原因是胆囊内胆汁污染针道及胆囊炎经胆囊床的迷走胆管累及肝脏。抽出的胆汁需行细菌培养及药敏实验，选择敏感性抗生素。引起胆囊炎的常见细菌为大肠埃希菌及金黄色葡萄球菌，二代、三代头孢抗生素的使用及通畅的引流，可以促进胆囊炎症的恢复，预防肝脓肿的发生。

六、反应性胸腔积液

腹腔通过膈肌与胸膜相邻，横膈膜两侧存在发达的淋巴网，在胸腔负压的作用下，横膈膜淋巴管吸收腹腔积液并转移至胸腔聚集；腹腔内渗出液增多导致腹腔压力升高，引起膈肌小泡破裂，导致胸腹腔相通，腹腔积液可通过该裂孔进入胸腔；血清白蛋白降低导致血浆胶体渗透压下降，血浆外渗，并产生大量的胸腔积液；细菌感染可激活机体免疫系统，免疫复合物沉积在胸膜毛细血管壁并激活补体，导致毛细血管壁通透性增加而产生胸腔积液；腹腔炎症、渗出液及胆汁等均可不同程度地刺激膈肌及膈胸膜，使胸膜产生炎性水肿，导致胸膜渗出液增加，并出现反应性胸腔积液。为了预防反应性胸腔积液的发生，首先需提高对本症的认识，控制感染、加强营养、减少胆汁外漏，同时鼓励患者下床活动，勤翻身，半卧位，以减少炎症渗出对膈肌的刺激，并促进胸水的吸收。少量的胸腔积液可不予处理，多可自行吸收，但是中等量以上的积液应及时做胸腔穿刺抽液治疗。

七、引流管脱出

PTGD术后引流管脱出与使用的引流管种类及固定方式有关，COOK引流管为单猪尾型，引流管末端自然呈袢，置入后收紧引流管末端的牵引线，使其末端呈“α”型，即使不对管壁进行缝合固定，亦不会引起引流管脱出。但是对于直线型引流管，如深静脉穿刺用的引流管，则需对引流管进行固定，首先将引流管管壁缝合并固定在瘘口周围的腹壁上，为了避免引流管活动，可使用蝴蝶贴进行二次固定。

八、引流管堵塞

引流管堵塞的常见原因为胆囊内有渗血、脓性絮状物、胆泥或泥沙样结石或引流管放置时间过长，为了降低引流管的堵塞概率，术后可定时用生理盐水或含有肾上腺素、白眉蛇毒血凝酶、凝血酶冻干粉的生理盐水冲洗胆囊，促进胆囊内絮状物、胆泥及泥沙样结石的排出。

第四节　经 PTGD/ 胆囊造瘘管瘘道胆道镜检查并发症及其防治

一、瘘道断裂

1. 瘘道形成不牢固

一般认为胆囊造瘘术后 2 周 T 管周围可形成坚固的窦道，胆道术后 2 周拔管，胆漏的发生率仅为 1.6%，因此部分学者认为应遵守传统的术后 2 周拔出 T 管，但此时瘘道形成不牢固，尤其是对于年老体弱、低蛋白血症、糖尿病、使用糖皮质激素者，瘘道形成缓慢，行胆道镜检查时，镜身对瘘道的牵拉容易引起瘘道断裂或穿孔。笔者及所在团队认为 T 管的放置时间一般为 6 周，对于合并影响瘘道愈合因素者最少为 8 周。

2. 瘘道过窄

目前，使用的超细纤维胆道镜的头端直径为 3.7 mm，普通纤维胆道镜或电子胆道镜的头端直径为 4.9 mm。胆囊造瘘前一般已经取净胆囊内结石，术后留置 16 ~ 20 Fr 胆囊造瘘管，拔管前常规行胆道镜检查，偶有小的结石残留。进行胆道镜检查或取石治疗时，胆道镜进出一般没有阻力，很少有瘘道狭窄的现象发生。但是 PTBD 放置的引流管直径一般为 7 Fr 或 8.5 Fr，1 个月后开始间断扩管至 14 Fr 或 16 Fr，此时的瘘道虽然较为牢固，但瘘道直径小于胆道镜直径，如果强行插入胆道镜，容易引起瘘道的人为损伤及断裂。其次在胆道镜检查过程中，尤其是取石过程中，镜身反复的推进、拉出，以及结石对瘘道的摩擦，可引起瘘道水肿，导致瘘道相对狭窄，此时继续操作也容易引起瘘道断裂。因此在进行胆道镜检查或取石前应该确定瘘道直径大于胆道镜直径；取石过程中注意操作的速度，避免反复进出胆道镜，减慢瘘道水肿的速度，待胆道镜进出的阻力较大时，应该及时停止操作，并放置引流管支撑瘘道，待其水肿消退后再行胆道镜取石。

3. 暴力操作

进镜过程中应该遵循寻腔进镜的原则，拔出引流管后，瘘道呈现塌陷状态，强行进镜极易引起瘘道损伤出血，甚至发生瘘道断裂。对于瘘道塌陷及损伤性出血，为了方便进镜，可在胆道镜头端套上透明帽或经胆道镜向瘘道内注入生理盐水，以充盈瘘道并保持胆道镜头端的视野清晰。

二、瘘道结石嵌顿

结石瘘道嵌顿主要发生于经 PTGD 管瘘道胆道镜取石术中，瘘道包括腹壁外口、腹壁内段、腹壁内口、腹腔段、肝脏外口、肝脏段、肝脏内口（胆囊壁口），虽然经同一引流管支撑同样的时间，但是每段组织的质地、弹性及修复类型均不同，拔出引流管后，每段瘘道壁均有不同程度的回缩，因此每段瘘道的直径均有所不同，胆道镜通过每段不同类型瘘道的难易程度也不同，套取的结石容易在不同组织的交界处发生嵌顿，如肝脏及腹壁内外口。结石嵌顿于瘘道内，如强行取石则容易发生瘘道断裂，避免结石嵌顿的最好方法是在胆囊内对较大的结石进行等离子或微电极碎石，同时掌握在胆道镜视野内对结石大小的测量。

三、瘘道胆汁外漏

胆囊造瘘/PTBD管拔出后，瘘道因失去支撑发生塌陷而闭合。部分患者在拔出造瘘管后易出现胆汁经瘘道外漏的现象，其主要原因是瘘道未完全闭合，其次是存在十二指肠乳头狭窄、乳头炎、PBM等引起胆道高压的胰胆管汇合部疾病，再者胆囊分隔、胆囊管迂曲过长也可引起胆囊内高压，导致胆汁经瘘道持续外漏并影响瘘道愈合。大部分患者采取加压包扎以促进瘘道塌陷的愈合，疗效显著，2 ~ 3天瘘道口即可愈合结痂。如加压后仍存在持续性少量胆汁外漏的现象，可采取瘘道八字缝合以封闭瘘道外口，如胆漏持续存在，可行内镜下鼻胆引流术（ENBD）以降低胆道压力，进而促进瘘道闭合。

第十七章　内镜的清洗消毒技术

第一节　内镜清洁消毒标准

关于内镜的消毒标准，美国消化内镜协会于1996年发表了关于内镜消毒的白皮书，我国于1997年9月在南京召开了第一届消化内镜消毒规范研讨会并制订了消化内镜消毒的试行方案，随后于2004年4月印发了《内镜清洁消毒技术操作规范（2004版）》，要求各级各类医疗机构必须高度重视内镜消毒工作，并将内镜消毒质量纳入医疗质量和医疗安全管理，以加强对该规范的学习、培训、监督和管理工作。有关内镜清洁消毒的基本要求摘录如下。

一、从事内镜诊疗和内镜清洗消毒工作的医务人员，应当具备内镜清洗消毒方面的知识，接受相关的医院感染管理知识培训，严格遵守有关规章制度。

二、内镜的清洗消毒应当与内镜的诊疗工作分开进行，分设单独的清洗消毒室和内镜诊疗室，清洗消毒室应当保证通风良好。内镜诊疗室应当设有诊疗床、吸引器、治疗车等基本设施。

三、不同部位内镜的诊疗工作应当分室进行；上消化道、下消化道内镜的诊疗工作不能分室进行的，应当分时间段进行；不同部位内镜的清洗消毒工作的设备应当分开。

四、灭菌内镜的诊疗应当在达到手术标准的区域内进行，并按照手术区域的要求进行管理。

五、工作人员在清洗消毒内镜时，应当穿戴必要的防护用品，包括工作服、防渗透围裙、口罩、帽子、手套等。

六、根据工作需要，按照以下要求配备相应内镜及清洗消毒设备。

1. 内镜及附件：其数量应当与医院规模和接诊病人数相适应，以保证所用器械在使用前能达到相应的消毒、灭菌合格的要求，保障病人安全。

2. 基本清洗消毒设备：包括专用流动水清洗消毒槽（四槽或五槽）、负压吸引器、超声清洗器、高压水枪、干燥设备、计时器、通风设施，与所采用的消毒、灭菌方法相适应的必备的消毒、灭菌器械，50毫升注射器、各种刷子、纱布、棉棒等消耗品。

3. 清洗消毒剂：多酶洗液、适用于内镜的消毒剂、75%乙醇。

七、内镜及附件的清洗、消毒或者灭菌必须遵照以下原则。

1. 凡进入人体无菌组织、器官或者经外科切口进入人体无菌腔室的内镜及附件，如腹腔镜、关节镜、脑室镜、膀胱镜、宫腔镜等，必须灭菌。

2. 凡穿破黏膜的内镜附件，如活检钳、高频电刀等，必须灭菌。

3. 凡进入人体消化道、呼吸道等与黏膜接触的内镜，如喉镜、气管镜、支气管镜、胃镜、肠镜、乙状结肠镜、直肠镜等，应当按照《消毒技术规范》的要求进行高水平消毒。

4. 内镜及附件用后应当立即清洗、消毒或者灭菌。

5. 医疗机构使用的消毒剂、消毒器械或者其他消毒设备，必须符合《消毒管理办法》的规定。

6. 内镜及附件的清洗、消毒或者灭菌时间应当使用计时器控制。

7. 禁止使用非流动水对内镜进行清洗。

八、内镜室应当做好内镜清洗消毒的登记工作，登记内容应当包括就诊患者姓名、使用内镜的编号、清洗时间、消毒时间及操作人员姓名等事项。

第二节　内镜的清洁、消毒、维护和保养

内镜设备价格昂贵，属于贵重医疗器械，其制造精密，但也十分脆弱，不能承受高温、高压、高酸碱性化学药物等方法的清洗消毒。为了避免因操作方法错误引起的内镜损害及内镜清洗不彻底而引起的交叉感染，必须高度重视内镜的清洁消毒方法及质量控制。

内镜的清洗消毒和内镜的诊疗工作应分室进行，医院应设立独立的内镜清洁消毒室，清洁消毒人员应经过专业培训，掌握消化内镜的清洁消毒方法，同时要有较强的责任心和自我保护意识，在清洁消毒前应穿戴专业的防护设备，如工作服、防渗透围裙、口罩、帽子、手套等。

一、软式内镜的清洗与消毒

软式内镜使用后应当立即用湿纱布擦去外表面污物，并反复送气与送水至少 10 秒，取下内镜并装好防水盖，置于合适的容器中送清洗消毒室。清洗步骤、方法及要点如下。

1. 水洗

（1）将内镜放入清洗槽内：①在流动水下彻底冲洗，用纱布反复擦洗镜身，同时将操作部清洗干净；②取下活检入口阀门、吸引器按钮和送气、送水按钮，用清洁毛刷

彻底刷洗活检孔道和导光软管的吸引器管道，刷洗时管道另一端必须见清洁毛刷，并洗净刷头上的污物；③安装全管道灌流器、管道插塞、防水帽和吸引器，用吸引器反复抽吸活检孔道；④全管道灌流器接 50 mL 注射器，吸清水注入送气、送水管道；⑤用吸引器吸干活检孔道的水分并擦干镜身。

（2）将取下的吸引器按钮，送水、送气按钮和活检入口阀用清水冲洗干净并擦干。

（3）清洗纱布应当采用一次性使用的方式，清洗刷应当一用一消毒。

2. 酶洗

（1）多酶洗液的配制和浸泡时间需按照产品说明书。

（2）将擦干后的内镜置于酶洗槽中，用注射器抽吸多酶洗液 100 mL，冲洗送气、送水管道，用吸引器将含酶洗液吸入活检孔道，操作部用多酶洗液擦拭。

（3）擦干后的附件、各类按钮和阀门用多酶洗液浸泡，附件还需在超声清洗器内清洗 5 ~ 10 分钟。

（4）多酶洗液应当每清洗 1 条内镜后更换。

3. 清洗

（1）多酶洗液浸泡后的内镜，用水枪或注射器彻底冲洗各管道，以去除管道内的多酶洗液及松脱的污物，同时冲洗内镜的外表面。

（2）用 50 mL 的注射器向各管道充气，排出管道内的水分，以免稀释消毒剂。

4. 软式内镜的清洗与消毒方法及要点

（1）软式内镜采用化学消毒剂进行消毒或灭菌时，应当按照使用说明进行，并进行化学监测和生物学监测。

（2）采用 2% 碱性戊二醛浸泡消毒或灭菌时，应当将清洗擦干后的内镜置于消毒槽并全部浸没消毒液中，各孔道用注射器灌满消毒液进行冲洗。

（3）非全浸式内镜的操作部，必须用清水擦拭后再用 75% 乙醇擦拭消毒。

（4）需要消毒的内镜采用 2% 碱性戊二醛灭菌时，浸泡时间为：①胃镜、肠镜、十二指肠镜浸泡时间不少于 10 分钟；②结核杆菌、其他分枝杆菌等特殊感染患者使用后的内镜浸泡时间不少于 45 分钟。

（5）需要灭菌的内镜采用 2% 碱性戊二醛灭菌时，必须浸泡 10 小时。

（6）当日不再继续使用的胃镜、肠镜、十二指肠镜等需要消毒的内镜采用 2% 碱性戊二醛消毒时，应当延长消毒时间至 30 分钟。

（7）采用其他消毒剂、自动清洗消毒器械或其他消毒器械时，也应该按照上述内镜及附件的清洗、消毒或灭菌原则进行。

（8）在使用器械进行清洗消毒之前，必须先按照第十五条的规定对内镜进行清洗。

（9）软式内镜消毒后，应当按照以下方法、步骤进行冲洗和干燥：①内镜从消毒槽取出前，清洗消毒人员应当更换手套，用注射器向各管腔注入空气，以去除消毒液；②将内镜置入冲洗槽，流动水下用纱布清洗内镜的外表面，反复抽吸清水冲洗各孔道；③用纱布擦干内镜外表面，将各孔道的水分抽吸干净。取下清洗时的各种专用管道和按钮，换上诊疗用的各种附件，方可用于下一位患者的诊疗。

（10）采用化学消毒剂浸泡灭菌的内镜，使用前必须用无菌水彻底冲洗，以去除残留消毒剂。

二、硬式内镜的清洗消毒

1. 硬式内镜的清洗步骤、方法及要点

（1）使用硬式内镜后立即用流动水彻底清洗，去除血液、黏液等残留物质，并擦干。

（2）将擦干后的内镜置于多酶洗液中浸泡，持续时间按使用说明。

（3）彻底清洗内镜各部件，管腔应当用高压水枪彻底冲洗，可拆卸部分必须拆开清洗，并用超声清洗器清洗 5 ~ 10 分钟。

（4）器械的轴节部、弯曲部、管腔内用软毛刷彻底刷洗，刷洗时注意避免划伤镜面。

2. 硬式内镜的消毒或灭菌方法及要点

（1）适于压力蒸汽灭菌的内镜或内镜部件应当采用压力蒸汽灭菌，注意按内镜说明书要求选择温度和时间。

（2）环氧乙烷灭菌方法适于各种硬式内镜的灭菌。

（3）不能采用压力蒸汽灭菌的内镜可以使用 2% 碱性戊二醛浸泡 10 小时灭菌。

（4）达到消毒要求的硬式内镜，如喉镜、阴道镜等，可采用煮沸消毒 20 分钟的方法。

（5）采用其他消毒剂、消毒器械必须符合本规范的规定，具体操作方法按使用说明。

（6）采用化学消毒剂浸泡消毒的硬式内镜，消毒后应当用流动水冲洗干净，再用无菌纱布擦干。采用化学消毒剂浸泡灭菌的硬式内镜，灭菌后应当用无菌水彻底冲洗，再用无菌纱布擦干。灭菌后的内镜及附件应当按照无菌物品的储存要求进行储存。

第三节　内镜附件的消毒、灭菌与保存

（1）活检钳、细胞刷、切开刀、导丝、碎石器、网篮、造影导管、异物钳等内镜

附件必须一用一灭菌。首选方法是压力蒸汽灭菌，也可用环氧乙烷、2% 碱性戊二醛浸泡 10 小时灭菌，或选用符合规范第十二条第五款规定的适用于内镜消毒的消毒剂、消毒器械进行灭菌，具体操作方法遵照使用说明。

（2）弯盘、敷料缸等应当采用压力蒸汽灭菌；非一次性使用的口圈可采用高水平化学消毒剂消毒，如用有效氯含量为 500 mg/L 的含氯消毒剂或 2000 mg/L 的过氧乙酸浸泡消毒 30 分钟。消毒后，用水彻底冲净残留的消毒液，干燥后备用；注水瓶及连接管采用高水平以上无腐蚀性化学消毒剂浸泡消毒，消毒后用无菌水彻底冲净残留消毒液，干燥后备用。注水瓶内的用水应为无菌水，每天更换。

（3）灭菌后的附件应当按无菌物品的储存要求进行储存。

（4）每日诊疗工作结束，用 75% 的乙醇对消毒后的内镜各管道进行冲洗、干燥，储存于专用洁净柜或镜房内。镜体应悬挂，弯角固定钮应置于自由位。储柜内表面或镜房墙壁内表面应光滑、无缝隙、便于清洁，每周清洁消毒 1 次。

（5）每日诊疗工作结束，必须对吸引瓶、吸引管、清洗槽、酶洗槽、冲洗槽进行清洗消毒，具体方法及要点包括：①吸引瓶、吸引管经清洗后，用有效氯含量为 500 mg/L 的含氯消毒剂或 2000 mg/L 的过氧乙酸浸泡消毒 30 分钟，刷洗干净，干燥备用；②清洗槽、酶洗槽、冲洗槽经充分刷洗后，用有效氯含量为 500 mg/L 的含氯消毒剂或 2000 mg/L 过氧乙酸擦拭。消毒槽在更换消毒剂时必须彻底刷洗。

（6）非一次性内镜附件的保养是延长其使用寿命的关键，比如常用的活检钳和圈套器的故障率较低，但是使用率较低的异物钳、内镜剪刀等如保养不合理，弹簧钢丝等容易生锈，进而影响开合，因此每次使用后均需使用清水清洗、消毒、上油等处理，但需要注意的是剪刀、异物钳、活检钳等器械消毒前应使头端处于开合状态，消毒后套入消毒的橡胶套。

第四节 内镜消毒灭菌效果的监测

消毒剂浓度必须每日定时监测并做好记录，保证消毒效果。具体操作方法如下。

（1）消毒剂使用的时间不得超过产品说明书规定的使用期限。

（2）消毒后的内镜应当每季度进行生物学监测并做好监测记录。

（3）灭菌后的内镜应当每月进行生物学监测并做好监测记录。消毒后的内镜合格标准为细菌总数＜ 20 cfu/ 件，不能检出致病菌；灭菌后内镜合格标准为无菌检测合格。

（4）内镜的消毒效果监测采用以下方法。

1）采样方法：监测采样部位为内镜的内腔面。用无菌注射器抽取 10 mL 含相应中和剂的缓冲液，从待检内镜活检口注入，用 15 mL 无菌试管从活检出口收集，及时送检，2 小时内检测。

2）菌落计数：将送检液用旋涡器充分震荡，取 0.5 mL，加入 2 只直径 90 mm 的无菌平皿中，每个平皿分别加入已经熔化的 45 ~ 48℃营养琼脂 15 ~ 18 mL，边倾注边摇匀，待琼脂凝固，于 35℃培养 48 小时后计数。结果判断：菌落数 / 镜 =2 个平皿菌落数平均值 ×20。

3）致病菌检测：将送检液用旋涡器充分震荡，取 0.2 mL 分别接种 90 mm 血平皿、中国兰平皿和沙门氏志贺菌（SS）平皿，均匀涂布，于 35℃培养 48 小时，观察有无致病菌生长。

第五节　清洁剂与消毒剂的选择

合适的清洁剂及消毒剂直接关系到内镜及其附件的消毒效果及使用寿命，理想的消毒剂应具备以下特征：①消毒能力强；②使用安全，对人体无毒性和刺激性；③结构稳定，易于保存；④不损害仪器；⑤与其他洗涤剂和消毒剂相溶；⑥价格便宜。目前，常用的消毒剂有戊二酸、过氧乙酸、酸性氧化电位水、邻苯二甲醛、二氧化氯、过氧水、70% 乙醇、过氧化合物、四氨基衍生物和环氧乙烷等，但是仍未达到理想消毒剂应具备的特征。

1. 戊二醛

戊二醛是目前内镜消毒的首选药品，杀菌原理是其作用于菌体蛋白的巯基、羟基、羧基和氨基，并使之烷基化，引起蛋白质凝固，从而造成细菌死亡。市售戊二醛主要有 2% 碱性戊二醛和 2% 强化酸性戊二醛两种，其中碱性戊二醛常用于医疗器械消毒。

（1）主要优点：①广谱、高效、低毒性、对金属腐蚀性小、受有机物影响小、稳定性好、价格相对便宜、对内镜组件没有损害、容易保存等；②对细菌繁殖体、芽孢、分枝杆菌、真菌和病毒均有杀灭作用；③刺激性小、安全。

（2）主要缺点：①有一定毒性，对人体有较大的不良反应，可引起接触性皮炎、结膜炎、鼻炎、头痛、胸痛和哮喘；②灭菌时间长，灭菌一般要达到 10 小时；③灭菌后的器械需用蒸馏水充分冲洗后才能使用。

（3）使用方法：①消毒处理，常温下把清洁干燥的器械完全浸入戊二醛水溶液中，一般为细菌繁殖体污染，浸泡 10 分钟，肝炎病毒污染则浸泡 30 分钟，取出后用灭菌蒸馏水冲洗干净并擦干；②灭菌处理，将清洗、晾干、待灭菌处理的物品浸入 2% 的戊二醛溶液中，加盖，浸泡 10 小时，无菌操作取出，用灭菌水冲洗干净，并用无菌纱布擦干后备用。

（4）注意事项：① 2% 碱性戊二醛室温只可保存 2 周；②由于内镜洗涤过程中带入水分，可使消毒液浓度降低，影响洗涤效果，因此要做到经常更换；③接触溶液时应戴手套、口罩，防止溶液溅入眼内或吸入体内；④消毒或灭菌后的器械一定要用灭菌蒸馏水充分冲洗后再使用。

2. 过氧乙酸

过氧乙酸是一种可以达到灭菌效果的化学灭菌剂，常用两种不同的浓度：0.2% 的过氧乙酸和 0.35% 的过氧乙酸。

（1）优点：①高效、广谱、无毒；②对细菌、细菌孢子、真菌及病毒有迅速的杀灭作用；③刺激性小于戊二醛。

（2）缺点：①过氧乙酸虽然无毒，但是在不通风的环境或高浓度下对皮肤、眼睛、呼吸道有明显的刺激；②价格昂贵；③使用寿命短，0.2% 的过氧乙酸只能一次性使用，0.35% 的过氧乙酸只能保持 24 小时；④对自动消毒剂和内镜的某些橡胶或金属（尤其是铜合金）组件有一定损害作用，而且这种损害大于戊二醛；⑤与某些洗涤剂不相溶。

（3）使用方法：在常温下把清洁干燥的器械完全浸入过氧乙酸溶液中，一般 10 ~ 30 分钟的消毒时间便可确保完全清除分枝杆菌、芽孢和一些肠道病毒。

3. 酸性氧化电位水

酸性氧化电位水也称酸性电解水，是一种以电化学原理为基础的新型环保消毒剂，已逐渐被应用于内镜消毒。其杀菌机制与氧化还原电位、pH、有效氯、活性氧、电流和电场的直接作用、水分子簇理论有关。推荐氯离子浓度为 40 ~ 50 ppm。

（1）优点：①消毒迅速、高效；②使用安全，无刺激；③用后易处理，无环境残留；④人工手洗的工作条件下成本低。

（2）缺点：①在室温、密闭、避光的条件下较稳定，而在室温暴露的情况下不稳定，可自行分解成水；②对内镜、附件及与之相配套的消毒设备有一定的腐蚀性；③对某些细菌（如分枝杆菌）及病毒的杀灭作用弱，且效果未被确认；④酸性电解水的消毒作用不稳定，当混入蛋白类物质或放置在高温下时消毒作用可减弱。

（3）注意事项：①不能长期储存，最好现用现配制；②氯离子浓度不宜过高，消毒时间不宜过长；③结核菌等感染时不可使用；④使用时应严格按照消毒规范充分刷洗管道内部，减少蛋白残留。

4. 邻苯二甲醛

邻苯二甲醛通过结合生物的细胞壁和细胞膜，形成一道屏障，阻止组织物质交换，抑制细菌的生理功能并使之死亡，消毒内镜的使用浓度为 0.55%。

（1）优点：①耐用性最好，可以长时间使用而不易失效；②与传统使用的戊二醛消毒液、过氧乙酸消毒液相比，具有杀菌效果好、腐蚀性低、刺激性轻微、稳定性好的优点；③作为一种广谱的消毒剂，可杀灭枯草杆菌黑色变种芽孢，消毒效果好，其杀菌效果可达到戊二醛消毒液相同的作用效果，对分枝杆菌作用优于戊二醛消毒液；④消毒时间短，于 0.5% 的邻苯二甲醛浸泡 5 分钟就可以达到高水平的消毒效果。

（2）缺点：单条内镜的消毒成本最高。

下篇　高级篇

第一章　胆囊泥沙样结石

保胆取石作为一种微创、安全、健康的治疗胆囊结石的手术方式正逐渐成熟，但是保胆手术的难度要远远高于腹腔镜胆囊切除。首先要取净结石，对于直径 2 cm 以上的胆囊结石可以直接使用取石钳取出，直径 2 cm 以下的结石可以于胆道镜直视下使用网篮套取结石，但是泥沙样结石的清理要远远难于前者。

第一节　胆囊泥沙样结石的发生机制

胆囊结石的形成是遗传因素与环境影响的共同结果，目前的研究证实胆囊结石形成的主要机制包括胆汁内胆固醇过度分泌、过饱和、胆固醇结晶、黏液过度分泌、凝胶形成及胆汁淤积等，其中胆囊排空障碍、Oddi 括约肌张力过高是导致胆囊胆固醇过饱和及胆汁析出晶体的关键因素，因此能引起胆汁排泄障碍的因素均可导致泥沙样结石的形成。大连大学附属中山医院张诚的临床研究资料显示，胆囊、胆囊管、胆总管及十二指肠乳头病变均可导致胆汁排泄障碍，以十二指肠乳头部病变为主，其中十二指肠乳头病变包括 PAD、PBM、十二指肠乳头炎性狭窄、十二指肠乳头腺瘤等，这些疾病均与胆囊结石的形成有密切的关系。

一、胆囊排空障碍

胆囊排空功能受损会导致胆汁在胆囊内的滞留时间延长，滞留的胆汁容易出现胆固醇过饱和现象，从而析出胆固醇结晶，而结晶则逐渐集合形成结石。一些研究显示胆囊结石患者与正常人相比，空腹及餐后胆囊容积明显较大，胆囊排空率则明显下降。而前瞻性研究表明，餐后胆囊收缩功能受损是体外冲击波碎石治疗后胆囊结石复发的一个独立高危因素。与其他很多器官相似，胆囊同样存在着周期性运动，空腹状态下胆囊依然存在收缩运动，虽然收缩程度只有 20% ~ 30%，远远不及进餐后的 70% ~ 80%，但却是预防胆囊结石的重要因素。因为空腹状态是胆囊结石形成的黄金时期，在这段时间内由于胆盐分泌较低，而胆固醇分泌较高，胆汁的胆固醇饱和度达到高峰，同时因为胆汁中的水分被胆囊重吸收，胆汁浓度逐渐升高，胆固醇浓度升至一定程度后就出现过饱和现象，从而析出结晶，并逐渐发展成结石。在胆囊排空功能正常的个体，空腹状态下的收缩可以及时排出胆囊内滞留的胆汁，避免胆固醇浓度过高而出现过饱和。在胆囊功能受损的个体，由于空腹状态下胆囊未能及时排出胆汁而引起胆汁滞留，同时胆汁成分的变化反过来也可引起胆囊的病理性改变。胆汁中胆固醇过饱和时，部分胆固醇会被胆囊壁吸收。高浓度的胆固醇可增加自身的扩散率，从而透过胆囊壁，通过小凹蛋白被吸收入平滑肌细胞膜，小凹内高浓度的胆固醇会抑制小凹蛋白由酪氨酸诱导产生的磷酸化反应，从而阻止了 G 蛋白 – 受体复合物的回收再用，使小凹内 G 蛋白 – 受体复合物积聚，导致 CCK–R1 等参与肌肉收缩的受体减少，胆囊收缩功能低下。有细胞保护作用的前列腺素 –2 受体也同样受到影响，自身保护功能有缺陷的细胞未能灭活疏水胆盐产生的自由基，使胆囊壁发生慢性炎症甚至急性炎症，从而损害胆囊排空功能。这表明胆囊排空功能受损和胆汁胆固醇过饱和是胆囊结石形成的两个重要发病机制，在胆囊结石形成过程中起着相互依存、相互促进的作用，推动着胆囊结石的发生、发展。

二、胆囊分隔

见初级篇第三章第二节中胆汁流出道不畅相关内容。

三、胆囊管异常

见初级篇第三章第二节中胆汁流出道不畅相关内容。

四、胰胆管汇合部疾病

胰胆管汇合部是指胆总管末端、主胰管开口及十二指肠乳头之间的区域，包括 Vater 壶腹及 Oddi 括约肌。它作为胆道系统的重要组成，在调节胆、胰压力，控制细菌、肠液、气体等向胆道和胰管内反流方面均具有重要的作用，有胆胰“门户”之称。近年来，随着十二指肠镜、胆道内镜、胆道子母镜及影像学技术的不断发展，人们对这一区域的疾病有了更深刻的认识。该部位既存在先天性疾病，也存在获得性疾病；既存在器质性疾病，也存在功能性疾病；既存在良性疾病，也存在恶性疾病；既存在腔内疾病，也存在腔外疾病。除了汇合部本身的疾病，也能引起肝、胆、胰的其他部位疾病，其中胆囊泥沙样结石的发生与胰胆管汇合部疾病有密切的关系。

1. 十二指肠乳头憩室

见初级篇第三章第二节中胆汁流出道不畅相关内容。

2. 胰胆合流异常

见初级篇第三章第二节中胆汁流出道不畅相关内容。

3. 十二指肠乳头炎

十二指肠乳头炎往往因机械或化学性刺激致所致，长期的炎性刺激能引起乳头狭窄，导致胆道压力升高，进而发生胆汁淤积及结石形成，并与胆管炎、胰腺炎、寄生虫病密切相关。

4.Oddi 括约肌功能障碍

见初级篇第一章第四节中胰胆合流异常相关内容。

5. 十二指肠乳头癌与保胆取石

见初级篇第三章第二节中胆汁流出道不畅相关内容。

第二节 泥沙样结石的治疗

目前，胆囊泥沙样结石的治疗方法较多，无症状性胆囊结石多以药物治疗为主，反复发作的泥沙样结石，尤其是合并腹痛症状者，多选择胆囊切除、PTGD 及新式内镜微创保胆取石术。

一、药物治疗

1. 传统中药

中医上胆结石属“胆胀”“胁痛”“痞满”“黄疸”的范畴。胆附于肝，有经脉相互络属，肝胆互为表里；胆汁由肝之精气所化生，胆汁的化生和排泄由肝的疏泄功能控制和调节；胆为六腑之一，以通为顺。七情过度、饮食不节、寒温不和、瘀血或虫积等均可导致肝失疏泄，胆汁生化失常、排泄不畅，郁而化热，阻滞气机，故郁热为慢性胆囊炎的病理基础。肝和胆疏泄功能失常是胆结石的基本病机，胆结石的治疗既要去除结石，又要恢复、重建肝胆系统的正常功能。活血化瘀疏肝利胆法，可改善血液及胆汁的瘀滞和浓黏，改善肝功能，促使胆汁排泄，目前常用的中药有：胆石利通片、消炎利胆胶囊、胆宁片等。利胆排石颗粒方中金钱草、茵陈清热利胆排石；大黄泻热逐瘀、利胆排石；枳实、木香、槟榔理气止痛。现代药理研究认为，金钱草、茵陈、大黄皆可明显促进胆汁分泌、胆囊疏泄及舒张 Oddi 括约肌；槟榔可促进胆汁分泌和胆囊疏泄；木香可疏泄胆囊，松弛 Oddi 括约肌；大黄有较好的抗菌消炎功能；大黄活血散瘀以松解结石与胆管的粘连；虎杖清热解毒祛斑；白茅根清热凉血；陈皮、青皮健脾和胃；郁金疏肝利胆；山楂消积祛瘀。诸药配伍行气活血，疏肝解郁，清热解毒，消炎利胆，有改善临床体征、溶石、排石的良好疗效。

2. 溶石药物

既往常用的溶石药物主要有两种：鹅去氧胆酸（chenodeoxycholic acid，CDCA）和熊去氧胆酸（ursodeoxycholic acid，UDCA）。这两种药物通过降低胆汁胆固醇的分泌使胆汁去饱和，不饱和胆汁则具有溶解胆固醇的作用，使胆石表面的胆固醇分子不断地被溶解，胆石体积逐渐缩小以至完全溶解。CDCA 是疏水性的初级胆汁酸，作为第一代口服胆汁酸，CDCA 虽然对胆固醇型结石有很好的溶解作用，但是临床应用中容易发生 ALT 增高、腹泻及肝毒性等不良反应，目前临床已基本淘汰。UDCA 是亲水的第三级胆汁酸，与 CDCA 相比，其安全性更好，不良反应更小，作为第二代口服胆汁酸，已经被临床广泛应用。有研究显示对于结石直径＜ 5 mm 的患者，在服用 UDCA 6 个月后，超声检查评估大约 90% 的患者结石能完全被溶解。近年来，又出现了牛磺熊去氧胆酸（tauroursodeoxycholic acid，TUDCA），TUDCA 是 UDCA 与牛磺酸的共轭体，亲水性较 UDCA 更强，作为第三代口服胆汁酸，不但可以溶解胆固醇结石，而且能更好地刺激胆囊平滑肌收缩，促进泥沙样结石的排出，与 UCDA 相比，TUDCA 溶石速度更快，安全性更高。此外 TUDCA 还具有增加胆汁酸亲水性转化、抑制肝肠循环中疏水性胆汁酸重吸收、保护肝细胞的作用。

3. 新的药物

结石的形成与肝脏胆固醇的持续过度分泌及肠管胆固醇的吸收密切相关，因此运用药物干扰肝脏对胆固醇合成分泌及小肠对胆固醇的吸收，可能成为胆囊结石药物治疗的新方向。

（1）他汀类药物抑制肝脏胆固醇的合成，该研究结果已见于动物研究，但在人类中，他汀类药物治疗胆囊结石的作用还存在争议。另外，有研究表明，他汀类药物的使用与胆囊结石的治疗效果之间并没有相关性，他汀类药物能否成为治疗胆囊结石疾病措施的一部分或防止风险患者胆结石疾病的发生还需要进一步的临床研究来证实。

（2）依折麦布片抑制肠道对胆固醇的吸收，小肠是唯一吸收饮食中胆固醇的部位，也是重吸收胆汁中胆固醇的部位，依折麦布片属于新一代的 2– 氮杂环丁酮药物，在动物和初步的人体研究中均表明，依折麦布片能抑制肠道胆固醇转运蛋白介导的胆固醇的吸收，也能降低胆汁胆固醇的分泌，降低胆汁饱和度及维持胆囊运动功能，甚至在高胆固醇饮食的情况下也是如此。然而，依折麦布片是否能成为新的胆结石溶解药物（单用或与他汀类、亲水性胆汁酸联合），还需要在将来进行更多的研究。

二、手术治疗

胆囊泥沙样结石合并胆囊炎、胰腺炎等并发症，或药物溶石及排石效果不佳，治疗过程中诱发胆囊炎、胰腺炎等并发症时，外科手术是其主要的治疗方法，手术治疗的原则是去除病灶、取净结石并预防复发。治疗方法包括保胆取石术、胆囊切除术、PTGD。

1. 保胆取石术

符合保胆手术指征的患者，可以选择性地采取保胆取石术，手术治疗的原则是取净结石，避免结石残留。

2. 胆囊切除术

对于不符合保胆手术指征的患者，尤其是存在高脂血症、高龄、高孕激素水平、家族史等高危因素者，为了降低结石的复发率，建议行胆囊切除治疗。

3. 经皮经肝胆囊穿刺引流术

对于高龄、长期卧床或行重大手术的患者发生的胆囊泥沙样结石，经药物治疗无效、伴有急性胆囊炎，且具有外科手术禁忌证，可行 PTGD 治疗，经过引流感染性胆汁及反复的胆囊冲洗，可以控制胆囊炎症，从而促进胆囊内泥沙样结石的排出，待胆囊炎消退后复查胆囊超声、脂餐试验，以了解胆囊形态、有无结石残留及排空能力，评估胆囊功能，同时完善 PTGD 胆道造影，以了解胆囊管、胆总管及 Oddi 括约肌的形态，明确是否合并胆汁排空障碍性疾病。符合保胆手术指征者，如能耐受手术，可选择腹腔镜或开腹保胆手术，如不能耐受外科手术，可待瘘道扩张后使用胆道镜取净胆囊内结石；不符合保胆手术指征者，如能耐受手术，可选择胆囊切除术，不能耐受手术，可直接拔出引流管。复发急性胆囊炎者可二次行 PTGD 治疗。

第三节　胆道镜用吸附器在泥沙样结石中的应用

结石吸附器、结石吸附箱、透明帽均是取出泥沙样结石的专用工具，其工作原理是通过胆道镜下负压吸引，使含有泥沙样结石的胆汁进入吸附器内，胆汁经胆道镜钳道流出，泥沙样结石则残留在透明帽内，直到吸附器内装满泥沙样结石为止，然后将胆道镜取出，通过加压冲洗，进而将吸附器内的结石排出，按照上述步骤反复进行取石，直到胆囊内泥沙样结石被取净为止。由于吸附器的外观设计不同，每次结石的取出量也不尽相同。

一、吸附器的制作

国家知识产权局发布了多项胆道镜用吸附器的实用新型专利，但是目前尚未转化为商品，因此现使用的吸附器多为胆道外科医师自制的简易吸附器。

1. 制作材料

制作材料包括静脉输液管 1 根、方盘 1 个、生理盐水 500 mL、钳子 1 把、剪刀 1 把、打火机 1 个、装满 75% 酒精的酒精瓶 1 个。

2. 制作方法

（1）常规吸附器：使用剪刀将输液器管剪成段，短吸附器长约 5 mm，长吸附器长约 10 mm，将剪成的吸附器两端放置在打火机火焰上适度加热，使两端的棱角软化，避免在套入吸附器过程中对胆道镜表面橡胶皮产生损伤，在胆道镜检查、取石过程中，也可以减少吸附器头端棱角对胆囊黏膜的损伤。

（2）锥形吸附器：抓住吸附器一端，用钳夹夹住另一端，然后用酒精灯火焰适度加热输液器管壁，加热时左右移动输液器管，并向两端逐渐拉伸输液器管，待引流管变细后立即放置于生理盐水中冷却，根据需要拉成两种不同长度的吸附器，然后用剪刀剪去首尾两端，保留正常输液器管头端 2 ～ 3 mm，便于套入胆道镜头端，其中短吸附器长约 5 mm，长吸附器长约 1 cm，然后对吸附器头尾两端适度加热，去除棱角。

（3）吸附器固定硬化：经上述过程治疗的吸附器较柔软，在检查及取石过程中容易引起吸附器的形态变化及脱落，因此在使用吸附器前必须使吸附器变得坚硬。目前的做法是将吸附器放于 75% 的酒精溶液中进行固定硬化，浸泡时间为 1 周左右。

3. 消毒与包装

（1）消毒：常规的高压蒸汽消毒容易导致吸附器再次软化变形，因此将制作的吸附器放置于带侧孔的金属盒内，使用环氧乙烷对硬化的吸附器进行消毒，其消毒方法同常规消毒。

（2）包装：将消毒好的吸附器各选取 1 枚进行独立包装，包括直径 4.9 mm 的纤维胆道镜 / 电子胆道镜用直头短吸附器 1 个、直头长吸附器 1 个、锥形短吸附器 1 个、锥形长吸附器 1 个；直径 3.7 mm 的超细纤维胆道镜用直头短吸附器 1 个、直头长吸附器 1 个、锥形短吸附器 1 个、锥形长吸附器 1 个。

二、吸附器制作及使用的注意事项

1. 吸附器制作的注意事项

（1）选择合适管径的引流管制作成吸附器。

（2）拉伸时需控制拉伸及加热强度，避免引流管破裂。

（3）加热、拉伸引流管时，应及时将其放置在常温盐水中迅速冷却定型。

（4）剪短吸附器两端的引流管后续再次对端口进行加热，去除端口的棱角。

（5）为了获得更大的硬度，可以将吸附器放置在 75% 酒精溶液中浸泡固定。

（6）吸附器可采取 2% 的戊二醛、环氧乙烷等非高温消毒方法灭菌消毒，消毒后塑封保存。

（7）建议将不同类型的吸附器进行组合包装，使用前需准备 2 套以上的吸附器，防止丢失。

2. 吸附器使用的注意事项

（1）选择直径及长度合适的吸附器。

（2）辅助胆道镜检查及胆道镜下息肉切除时，一般选择直头短吸附器；辅助胆道镜取泥沙样结石时，选择直头长吸附器；辅助胆囊管探查时，选择锥形长吸附器；通过狭窄吻合口时，选择锥形短吸附器。

（3）在套入吸附器前，使用生理盐水湿润吸附器内壁及胆道镜头部，伸直胆道镜头端，缓慢将吸附器套入到胆道镜头部。

（4）注意套入的深度，套入过浅，吸附器容易脱落；套入过深，则影响胆道镜头端的活动，一般以套入 3 mm 为宜。

（5）使用吸附器探查瘘道或胆囊腔时，需减少吸附器头端与瘘道及胆囊壁的接触，以减少黏膜的损伤出血。

（6）吸附器内壁上容易有气泡附着，尤其是锥形吸附器，可导致视野模糊，因此在进行吸附器检查的过程中应不断地向胆道镜内注入冲洗液，以促进钳道及吸附器内气泡的排出，对于附着在吸附器内壁上的气泡，则需采取加压冲洗的方式将其排出吸附器壁外。

（7）使用吸附器清理胆囊泥沙样结石前需向胆囊内注入冲洗液，随后将吸附器头端接近泥沙样结石，通过负压吸引将胆囊腔内的冲洗液吸出，同时也可使泥沙样结石进入吸附器内。

（8）为了使吸附器装入更多的结石，在负压吸引过程中，可以沿着左右方向或前后方向调整吸附器位置。

（9）取石过程中要始终保持负压吸引的状态，否则吸附器内的结石容易脱落。

（10）较大的结石可能堵塞吸附器，通过钳道冲洗及加压冲洗也难以将吸附器内堵塞的结石排出，此时可经钳道置入取石网篮并将其排出，或通过挤压吸附器，迫使堵塞的结石破裂，然后再将其排出。

（11）胆道镜的反复进出胆囊可引起吸附器的松动，甚至引起吸附器脱落，脱落入胆囊或瘘道的吸附器，可以用取石网篮将其套出，也可以使用异物钳将其夹出，或将异物钳开口关闭，通过吸附器腔内穿出，打开异物钳，回拉异物钳的同时取出透明帽。

第四节　泥沙样结石的预防

采用保留胆囊、去除结石的药物及手术方法治疗胆囊结石的临床研究十分热门，各家医院对此做了大量的研究工作，但保胆取石术成功的关键还在于避免结石复发。因此，如何降低保胆取石手术术后胆结石的复发率，是关注的焦点。胆囊泥沙样结石的预防包括药物预防及手术预防，并以药物预防为主，但是对于泥沙样结石反复发作且存在由胆道系统解剖异常引起的胆囊胆汁排泄不畅或胆汁淤积者，建议采取手术预防，以降低结石的复发率。

一、药物预防

1. 熊去氧胆酸

UDCA 为国内外公认的口服溶解胆囊胆固醇结石的药物，能够增加胆汁酸的分泌，有利胆，抑制肝脏胆固醇的合成，减少肠道胆固醇的吸收，增加胆固醇转换为胆汁酸使胆汁中胆固醇减少的作用。国内研究显示，在保胆取石术后每天睡前顿服 UDCA 250 mg，连续使用 6 个月，术后 2 年的结石复发率为 3%，结石复发溶解作用的有效率为 67.7%，随访 1 ~ 17 年，术后的结石复发率为 2% ~ 10%。

2. 牛磺熊去氧胆酸

UDCA 在体内的生理活性形式是 TUDCA，受到体内牛磺酸与甘氨酸生理比例的影响，口服仅有低于 10% TUDCA 与牛磺酸结合生成 TUDCA，多于 90%的 TUDCA 与甘氨酸结合生成活性较小的甘氨熊去氧胆酸，因此临床应用中发现 TUDCA 溶石慢，疗效不尽如人意。国内研究显示，保胆取石术后每天口服 UDCA 500 mg，每月连续服用 5 天后停药 25 天，治疗期为 2 年，2 年内未见结石复发。陈建飞等将 313 例保胆取石术患者随机分为 UDCA 治疗组和 TUDCA 治疗组，对比两种药物对保胆取石术术后患者的结石复发率、胆囊厚度、胆囊收缩率的影响，结果发现口服 UDCA 和 TUDCA 术后两年的发病率分别为 12.4%和 3.7%，故认为术后口服 TUDCA 能够更好地预防结石复发。

3. 中药

胆石利通片及利胆防石散具有袪邪扶正、调理气机、消除胆囊局部慢性炎症、促使胆囊功能恢复的作用。国内研究显示，保胆取石术后口服胆石利通片并定期复查 B 超，结果提示 82%的患者胆囊壁变薄，胆囊收缩功能较前有一定程度的改善者占 68%；腹腔镜辅助保胆取石术后使用利胆防石散，治疗组和对照组患者的胆囊收缩率较术前均明显降低，且在术后 6 个月、1 年对照组患者的胆囊收缩率较治疗组降低更加显著。胆囊结石的形成主要与胆囊的收缩功能、胆囊壁的炎症及胆汁的构成等有关，由于胆囊收缩功能减弱，导致排空延迟，胆汁潴留，其淤积沉淀可形成结石。相反，如胆囊收缩功能良好，即使由各种原因导致胆固醇小结晶的形成或胆红素钙沉淀的形成，也可将这些有形成分及时清除出胆囊，避免这些物质在胆囊内进一步增大形成结石，从而阻断胆囊结石的形成过程，因此胆石利通片及利胆防石散具有预防保胆取石术后胆囊结石复发的作用。

4. 中医

胆囊穴乃特定穴，专门针对各类胆囊疾病，包括胆石症。选用胆囊穴强刺激能有效地缓解胆绞痛等症状，促进胆囊收缩、胆管扩张、胆汁排出。丘墟是胆经原穴，主要针对胆经本腑疾病。肝俞、胆俞是背俞穴，可以调节胆腑功能，促进胆汁分泌：日月是胆的募穴，期门是肝的募穴，两穴离肝胆最近，合而用之达疏肝利胆、清利湿热之效：阳陵泉为胆经下合穴，取“合治内府”之意。据有关报道，针刺胆俞、肝俞、日月、期门、阳陵泉均能增强胆囊的收缩功能，并有助于胆囊运动。针刺阳陵泉可使胆总管出现明显的规律性收缩，蠕动明显增强，对 Oddi 括约肌也有明显的解痉作用，并有促进胆汁分泌的作用和良好的镇痛作用，这些均有利于胆汁的排出，进而起到预防结石复发的作用。

二、手术预防

1. 胆囊部分切除术

见初级篇第三章第二节中胆汁流出道不畅相关内容。

2. 胆囊肝总管成形术

肝内胆管结石伴肝门部胆管狭窄者，传统手术方式为先行肝门部狭窄胆管切开整形，STHG 为中国人民解放军西部战区总医院田伏洲将军等所设计，该手术在肝门部狭窄胆管切开整形后，以胆囊作为肝门狭窄切开整形的修补物，既解决了狭窄的问题，又保留了胆囊的功能、胆汁的生理流向、Oddi 括约肌的功能、胃肠道的正常通道。对于术后结石复发者，可先穿刺进入胆囊扩管，然后再利用胆道镜通过吻合口进入肝内胆管进行取石治疗，避免了二次开腹手术的风险。

面对 STHG 诸多方面的优点，以及肝内胆管结石的高残石率、高复发率，笔者及所在团队扩大了该手术的适应证，对于肝胆管结石、胆囊颈管闭塞不通畅者，无论是否合并肝门部胆管狭窄均行 STHG，97.2%（138/142）的患者术后恢复良好，4 例行 STHG 的患者术后发生胆囊萎缩，可能因胆囊床过度游离，或在切开胆囊壶腹部时黏膜层血管受损，共同导致胆囊黏膜血供不足。因此笔者及所在团队认为在实行胆囊肝胆管吻合术后不能照本宣科地均实施皮下通道，对于小胆囊，特别是系膜胆囊，建立皮下通道，过度游离胆囊床可导致胆囊缺血性萎缩，如胆囊张力过大，可能因为胆囊的收缩导致胆囊床撕裂而出现胆漏、出血，患者可能出现持续的右上腹疼痛等临床症状。对复发的肝内外胆管结石可以行 PTGD，扩管后胆道镜经胆囊进入肝内外胆管进行取石治疗，同样能避免再次开腹手术的风险。

针对细长且走行迂曲的胆囊颈管，理论上通过扩大直径、缩短长度、去除 Heister 瓣、清除胆囊管内结石可降低术后胆汁淤积 – 泥沙样结石形成，目前条件下可以通过行

胆囊肝 / 胆总管侧侧吻合术建立旁路，保持胆汁的通畅排泄。临床研究发现行胆囊肝 / 胆总管侧侧吻合术后肝门部胆汁酸浓度明显升高，而 Ca^{2+} 和游离胆红素浓度无明显变化，黏蛋白和过氧化脂质明显降低，而过氧化物歧化酶术后显著升高，胆汁成分的改变具有防止色素结石复发的作用。

3.ERCP 技术在胆囊泥沙样结石中的应用

十二指肠乳头位于十二指肠壁外，为胆总管及主胰管的共同开口，具有胆胰门户之称。Oddi 括约肌不仅控制着胆汁及胰液的排泄，同时能预防肠液的反流及胆汁 – 胰液反流。胆胰汇合部常见的疾病包括 PAD、PBM、十二指乳头炎、十二指肠乳头狭窄、胆总管下段结石、SOD、十二指肠乳头肿瘤等，其发生率高达 32.4% ~ 64.1%。胰胆管汇合部疾病引起的胆道高压及乳头收缩舒张功能失调是导致胆囊内泥沙样结石形成的根本原因。针对胆胰汇合部疾病引起的胆道高压，EST 及胆道柱型球囊扩张术是其首选的治疗方案，通过实施 EST 可以缩短十二指肠乳头长度，扩大开口直径，而球囊扩张可解除狭窄，进而降低胆道内压力，易于胆汁的排泄。动物实验研究显示，括约肌切开可显著增加胆囊的排空指数。关于 EST 对胆囊排空胆汁的人体研究也表明，EST 可以改善胆囊胆汁淤滞，增加胆囊排空，这与笔者的研究结果相符。为了降低 EST 相关性胰腺炎、反流性胆管炎的发生率，笔者通常采取小 EST，同时使用柱型球囊扩张开放出口，胆总管压力由术前的（21.9 ± 4.0）mmHg 降至（15.6 ± 2.5）mmHg，而胆囊排空指数由术前的（0.41 ± 0.13）升至（0.63 ± 0.16），其差异具有显著统计学意义（$P < 0.01$），但是手术前后的体积分别为（63.2 ± 10.8）mL 及（50.1 ± 5.9）mL，两者差异无统计学意义（$P > 0.05$）。

第二章　胆囊壁间结石

胆囊黏膜由于上皮组织下陷而形成罗－阿氏窦，胆囊壁间结石主要位于罗－阿氏窦内，又被称为罗－阿氏窦内结石，根据其发生部位的不同，分为黏膜层结石、肌层结石和浆膜层结石，1761 年解剖学家 Morgagni 首次对胆囊壁间结石进行了描述。

第一节　胆囊壁间结石的发生机制

胆囊壁间结石被认为是胆囊腺肌增生症的局限性表现，其发生机制尚未明确。目前，普遍认为壁间结石与胆囊腔内压力增高及罗－阿氏窦形成密切相关。在腺肌增生或慢性炎症存在时，罗－阿氏窦数目增多，黏膜增生肥厚。增多的罗－阿氏窦扩大成囊状并达肌层的深部，而罗－阿氏窦通过管道与胆囊腔相通。当胆囊腔胆汁淤积或压力升高时，胆囊腔内的胆汁可进入罗－阿氏窦内，而罗－阿氏窦黏膜大量吸收胆汁并分泌黏蛋白，引起罗－阿氏窦内胆汁、胆泥淤积，久之形成结石，窦内结石能诱发罗－阿氏窦炎性反应，导致窦上皮杯状细胞化生，炎性肉芽组织或纤维组织增生，堵塞窦口致窦内结石难以自行排出，引起胆囊壁平滑肌层增厚，可能出现弥漫性或局部性的腺肌瘤样增生症。其次胆囊腔内结石与胆囊壁间结石的发生可能存在一定的先后顺序，胆囊腔内小结石也可直接陷入罗－阿氏窦而形成壁间结石，而在胆囊收缩的过程中，罗－阿氏窦结石可能通过窦口排入胆囊腔内，继而形成胆囊腔内结石并不断变大。从这个角度上说，胆囊腔内结石与胆囊壁间结石有着转化关系，而腔内压力升高是形成机制。

已有研究认为华支睾吸虫能刺激黏膜上皮使其分泌大量黏液，后者使胆汁稠厚，成为结石的基质，脱落的上皮细胞及虫体和虫卵则可成为结石的核心。而虫体分泌的代谢物又会直接引起胆囊的炎性反应，进而刺激胆囊结石产生。研究发现，胆红素钙与华支睾吸虫的任何部位结合均会形成大小不一的结石，由此可以看出胆色素型结石与虫体有着一定的关系，不过，从大量报道来看，胆色素型结石在合并胆囊壁间结石类型中较为普遍，单纯的胆囊结石中胆色素型结石比较少见，后者以混合型结石居多。此外，胆囊壁间结石与胆囊腔内结石在结石类型和华支睾吸虫卵的检出上符合率较高，说明二者之间具有一定的同源性。

第二节　罗 - 阿氏窦结石的诊断

随着内镜保胆取石术的开展，胆囊壁间结石逐渐引起关注，胆囊标本大样本回顾性分析显示，罗 – 阿氏窦内结石最常见于颈部，约占 66.4%，底部最少，平均直径 0.4 cm；79.3% 为罗 – 阿氏窦内多发性结石，2 ~ 5 个者占 53%；混合性结石占 68.6%，胆固醇性结石占 24.2%，胆红素钙结石仅占 6.7%；胆囊壁间结石的发病率为 3.8% ~ 9.4%。胆囊壁间结石的术前诊断较为困难，术前彩超、CT 及 MR 均难以精确诊断。在高新技术高度发展的今天，胆道镜及高分辨率摄影系统能近距离观察胆囊黏膜，胆囊壁上可见局部脐样凹陷，其内有胆汁流出，并可见结石位于黏膜下或镶嵌于胆囊壁上，表现为“黄色飘带征”和“黏膜下阴影”。结石可呈黄色、褐色、黑色斑点或斑块，隐约位于黏膜下，有时可随黏膜滑动。但是胆道镜只能发现位于黏膜层的结石及位置较浅的肌层结石，对于位置较深的肌层结石和浆膜层结石的诊断则较为困难，部分学者认为术中超声内镜检查在诊断罗 – 阿氏窦结石上具有一定的优势，可以作为壁间结石诊断及取净的标准。

第三节　罗 - 阿氏窦结石的治疗

由于罗 – 阿氏窦结石的形成机制并不十分清楚，目前的治疗方式主要是胆囊切除术及保胆取石术两种。

一、胆囊切除术

慢性炎症与壁间结石相互作用、相互加重的关系，使原有的收缩功能减弱，胆汁排空能力下降。加上术中取石过程中大面积损伤胆囊黏膜产生大量瘢痕组织，最终导致胆囊收缩功能进一步下降，再者即使能够做到取净胆囊壁间结石，胆囊慢性炎症、胆汁淤积状态等因素并未改善，可能是导致最终胆囊壁间结石及胆囊腔内结石术后短期复发的主要原因，而且弥漫性胆囊壁间结石增加了手术治疗的难度，结石能否取净也是一个值得深思的问题。因此，为了降低结石复发的概率、缩短手术时间并避免结石残留，胆囊切除仍是目前治疗胆囊壁间结石的主要方式。

二、保胆取石术

在腹腔镜胆囊切除术作为胆囊结石治疗的“金标准”的年代，胆囊切除是治疗罗 –

阿氏窦内结石唯一行之有效的微创方法。随着内镜微创保胆技术的发展，医师手术经验的积累，精细器械的更新，部分胆囊疾病患者成功保留胆囊，复杂性胆囊结石患者不再满足于“微创”的胆囊摘除治疗，更多要求采用现代的技术和手段保留胆囊，目前，经胆道镜置入活检钳、高频针刀电切技术及微波技术等已经被应用于胆囊壁间结石的治疗，并获得了良好的临床效果。需要注意的是临床研究发现Ⅰ度（1 ~ 5簇）胆囊壁间结石基本不影响微创保胆取石手术的疗效，Ⅱ度（6 ~ 10簇）胆囊壁间结石术后5年胆囊结石的复发率为6.2%，Ⅲ度（> 10簇）胆囊壁间结石术后5年胆囊结石的复发率为7.5%，而当Ⅱ ~ Ⅲ度胆囊壁间结石合并胆囊分隔时，其术后5年复发率最高可达16.9%。因此Ⅱ度以上胆囊壁间结石能影响保胆手术的疗效，增加了患者的痛苦，失去了保胆手术的价值。

第四节　罗 - 阿氏窦结石的保胆取石术

一、活检钳的应用

周海军等经胆道镜插入活检钳，将罗 – 阿氏窦表面的黏膜逐个撕开，从而敞开阿氏窦，取出或吸出结石。刘京山等认为该方法在取出胆囊壁间结石的同时，扩大了罗 – 阿氏窦，起到了通畅引流的作用，能有效防止结石复发。笔者及所在团队也曾使用活检钳处理罗 – 阿氏窦内结石，但是在处理过程中发现，活检钳撕裂胆囊黏膜产生的创面较大，而且大部分合并腔内结石者，部分胆囊壁存在不同程度的炎性水肿，肌层结石周围血管丰富，取石的过程中容易发生渗血，甚至是活动性出血。对于少量的渗血可以使用去甲肾上腺素液冲洗或用镜头上的吸附器压迫止血，遇活动性出血用凝固止血电极电凝止血，其效果较好，不失为清除罗 – 阿氏窦内结石的一种有效方法，但是整个操作比较复杂，耗时较长。

二、胆道镜下电切技术的应用

十二指肠镜下乳头切开技术趋于成熟，笔者及所在团队将此技术转移至胆道镜，开展胆道镜下高频电切手术治疗胆道疾病，利用高频发生器的热效应使局部组织碳化并切开。在胆道镜头端套上专用吸附器，顺时针方向逐一探查，发现罗 – 阿氏窦内结石后，固定镜头使罗 – 阿氏窦内表面黏膜位于视野的12 ~ 1点，经钳道置入针刀，连接高频发生器及负压吸引器，黏膜切开后立刻进行负压吸引，将罗 – 阿氏窦内结石吸出。

三、胆道镜下微波技术的应用

微波是一种介于 300 MHz 和 300 GHz 之间的交变电磁波，在其交变外电场作用下，生物内水分子间摩擦产生内热，当其温度升高超过 60℃时，局部组织不可逆变性，周围血管痉挛、管腔狭窄，形成凝固性血栓。在水冷条件下，使用最大功率 110 W，最大时间 3 秒 / 次，对罗 – 阿氏窦表面黏膜产生汽化、炭化等作用，进而扩大开口，负压吸引下清除窦内结石及淤积的胆泥，而对周围组织不产生直接或传导性损害。与高频电刀和激光刀等外部加热相比，其有独特的优点，创伤小，易于控制。

第五节　手术注意事项及并发症防治

一、活检钳的应用

（1）进行胆道镜检查治疗时必须保持胆囊充盈状态，使黏膜展开，按顺时针方向由远及近逐步查看胆囊壁，有利于发现结石，尽可能减少遗漏。

（2）使用特制的结石吸附器配合胆道镜使用，可保持视野清晰，且能有效地固定镜头及结石。结石位于视野的 12 ~ 2 点位置，可用活检钳准确地施夹，提高取石效率。逐个扯开黏膜，钳夹或吸出结石，特制的结石吸附器可将撒落的细小结石全部取净。

（3）由于 FB56 D–l 型活检钳较细，插入 T 型通道后仍能保证足够的冲洗液流量，确保视野清晰，运用此型活检钳能提高取石效率。

（4）取石过程中最好选用含 0.1%去甲肾上腺素的 5%甘露醇电切液，去甲肾上腺素有收缩血管的作用，对小的渗血有止血作用，而且用带有结石吸附器的镜头可看清出血部位并进行压迫止血；活动性出血可用特制凝固止血电极电凝止血，电凝功率控制在 15 W，不会致胆囊穿孔；甘露醇液有绝缘作用，可有效防止胆囊黏膜出现广泛灼伤。

二、胆道镜下电切技术的应用

（1）电切之前必须更换为葡萄糖、注射用水等去离子水，以减小热损伤。

（2）电切过程中应当注意将针刀电极绝缘部暴露于镜下，以免损伤胆道镜镜头内的电荷耦合元件。

（3）针刀的热损伤深度一般小于 3 mm，对于表浅的罗 – 阿氏窦内结石可将针刀头部接近黏膜，依靠余热使罗 – 阿氏窦表面的黏膜碳化，在负压吸引下将结石取出。

（4）对于深部的罗 – 阿氏窦结石，可以将针刀头端插入黏膜内，纵行切开罗 –

阿氏窦表面的黏膜，敞开窦腔，配合挤、压、推、撑、冲、吸等辅助方法将结石逐一取出。

（5）在取深部结石或胆囊黏膜炎症较重时，切开的过程中可能出现活动性出血，可以使用针刀进行电凝止血。

（6）对术后胆囊黏膜炎性水肿较轻，而术前胆囊收缩功能正常者，行一期缝合，但是对于炎症较重或术前胆囊收缩功能不良者，为了预防胆囊内絮状物淤积致短期内结石复发或继发胆总管结石，可行胆囊造瘘。

三、胆道镜下微波技术的应用

（1）该手术应该由具有熟练胆道镜操作经验的外科医师进行。

（2）首先经术后胆道镜寻及病灶，操作孔导入同轴天线，在直视下将天线辐射头伸出胆道镜前端至少 1 cm 以上，以免热力损坏胆道镜。

（3）微波作用时可产生热量，如一次持续使用时间过长，可能使胆道镜损坏，应注意间隙性注入生理盐水予以冷却。

（4）微波热凝固组织深度可达 10 mm，禁止将天线辐射头插入罗 - 阿氏窦内，避免胆囊穿孔的发生。

（5）微波有辐射，故孕妇、严重心肺功能不全者、植入式心脏起搏器者必须排除。

（6）在治疗过程中应该注意保护对微波辐射敏感的器官，特别是眼睛。

第三章　胆囊壶腹部嵌顿结石

胆囊壶腹部结石嵌顿常可引起胆囊急性炎症、胆囊壁水肿，甚至可导致急性化脓性胆囊炎、胆囊坏疽穿孔、胆囊萎缩、Mirizzi 综合征等，造成 Calot 三角及周围组织脏器解剖关系不清。胆囊管末段炎性病变是腹腔镜胆囊切除术中即刻中转开腹切除胆囊的重要原因之一，也是术后造成胆管损伤、胆总管残余结石、胆囊切除术后残留病变等的重要原因。胆囊是人体的重要器官，有着重要的功能，胆囊切除后患者可出现消化不良、腹胀、腹泻、十二指肠液胃反流及胃液食管反流等一系列远期不良反应，发生结肠癌的危险性也大大增加。对于嵌顿的结石先采用胆道镜碎石，然后再取净结石，既能去除胆囊内的结石，又能保留胆囊的功能，此种治疗方案已逐渐被人们所接受。目前能够配合胆道镜使用的体内碎石技术包括横切挖沟、机械碎石、微爆破碎石、气压弹道碎石、等离子碎石、液电碎石、超声碎石及激光碎石等。机械碎石技术采用的碎石篮较为粗大，难以套取嵌顿的结石；微爆破碎石和液电碎石为胆囊壶腹部嵌顿结石的治疗提供了一种新方法，但在碎石时机械能量较大，可能造成胆囊穿孔、血管损伤等，因此操作要求精度较高；气压弹道碎石机械能量大，碎石迅速；胆道镜配合激光碎石在壶腹部嵌顿结石的治疗中获得了满意疗效，成功率高且创伤小，但成本昂贵使其推广普及受到一定的限制。

第一节　等离子碎石技术

一、碎石原理

等离子冲击波碎石（plasma shock wave lithotripsy，PSWL）的原理为高压电产生震荡波。将同轴双极电极置入水中，通电引发双极电极之间高压，两个不同电压的电极之间存在一绝缘层，当两个电极之间的电压差超过绝缘层的最大电阻时，电极之间可产生火花，形成等离子体。等离子体是一种由离子、电子和核心离子组成的不带电离子化物质，一个等离子体包括大量的离子和电子，是电的最佳导体。一定电力的冲击波在水中震荡，使溶解于水中的气体释放，形成微小气泡，气泡内的气体在冲击波运动的极短时间内膨胀、崩溃，其形成冲击波的压强作用于结石，将结石破碎。发放等离子冲击波的次数除了与结石大小及冲击波能量有关，主要与结石的性质和质地相关。结石质地越硬，所需发放冲击波的次数越多，反之如果结石松软则较容易被击碎；临床研究中发现冲击波能量相同时，击碎胆固醇结石所需的冲击次数最少，色素结石最多。

二、注意事项

PSWL 技术大大提高了胆囊壶腹部嵌顿结石的清除率，但是在碎石过程中仍需注意以下几点。

（1）术前需行心电图、凝血常规等常规检查，除外手术禁忌证，门脉高压患者应慎用。

（2）操作时，导线电极需在直视下，不可接触胆管壁，以免灼伤胆囊壁，发生胆囊穿孔或大出血。

（3）所用探头不但要直线准确地对准结石，而且要求与结石有一定的距离，一般 0.5 ~ 1 mm，如果探头紧贴结石，能量难以发放出去，不但不能击碎结石，而且容易损伤探头。

（4）碎石时，结石必须完全浸泡在生理盐水中，如此才能有足够的能量达到碎石的效果。

（5）碎石过程中若发生胆囊壁渗血，可局部使用 8 mg/mL 的去甲肾上腺素冲洗。

（6）激发时电极头端距离镜头 3 mm 以上，避免损伤胆道镜镜头。

（7）必须严格控制电压及能量的发放，壶腹部嵌顿结石尽量选择低功率档位，以减轻胆囊壁的损伤。

（8）结石较硬不易破碎者，可先采用“蚕食法”和“横切挖沟法”相结合，使结石局部破损后再用等离子对准破损处击发。

（9）碎石过程中停止冲洗，结石破碎后可采取网篮取石，以减少碎石进入胆囊颈管的发生率。

第二节 微电极碎石

一、碎石原理

iMES- 体内微电极碎石仪采用液电冲击波的基本原理，具有复式脉冲激发、定向冲击波、柔性细径导向电极、电解液体中放电、多级隔离和能量限制冗余措施等新的技术设计，采用不同的控制模式所产生的高压放电脉冲，通过特制的微型电极探头，经纤维内窥镜的引导进入体内，在灌注有生理盐水的结石表面产生微爆破效应和空化效应，从而使体内结石崩解、粉碎，以达到碎石的效果。

二、注意事项

（1）操作要在充满生理盐水的环境中进行。

（2）将电极探头自胆道镜活检孔道送出胆道镜头部约 0.5 cm，以避免胆道镜镜头损伤。

（3）电极探头接触胆石表面并顶住结石中间部。

（4）不要与周围组织接触，尤其注意不要接触胆管壁，以免造成损伤。

第三节　钬激光碎石

一、碎石原理

钬激光以脉冲方式发射，2.1 μm，对人体组织的穿透深度很浅，仅为 0.4 mm，是目前众多使用激光的外科手术中最新的一种。在众多的激光器中其独具四大特点：有效切割、气化软组织、凝固止血、粉碎结石。钬激光碎石机是一种脉冲式发生器，其工作媒介是包含在钇铝石榴石晶体中的钬，能通过软光导纤维传播，脉冲发射时间极短，仅为 0.25 ms，远小于组织的热传导时间，瞬时功率可达 10 kW。其产生的能量使光纤和结石之间的水汽化，产生的微小气泡将能量传至结石，可使各种成分及密度的结石粉碎。水吸收了大量的能量，因此在碎石时可以做到对周围组织损伤最小，安全性极高。

二、注意事项

（1）钬激光光纤头须超出胆道镜 1.5 cm 以上。

（2）操作时光纤头应抵住结石中心部位，避免损伤胆管，如果胆石较硬或为嵌顿性结石，也可考虑从结石边缘开始，但要注意避免接触胆管壁，造成胆管出血或损伤。

（3）采用间断击发，点射间隔 1 秒以上，结石破碎后或脱离接触，应立即停止操作。

（4）用 0.9%的氯化钠注射液反复冲洗，减少热损伤，保持视野清晰。

（5）观察结石的大小、性状、硬度等，选择钬激光的合适输出功率、脉冲能量和脉冲频率，并根据术中情况变化做出相应的调整。

第四章　胆囊管结石

胆囊结石是我国的常见病，其自然发生率为 5% ~ 10% 甚至以上。自 1987 年 Mouret 实施世界上首例腹腔镜胆囊切除术以来，该术式逐渐被定义为胆囊结石治疗的“金标准”。但是胆囊切除术后原部位疼痛的报道也逐渐增多，常常被诊断为胆囊切除术后综合征、胆囊管残留综合征，而胆囊管结石的残留则是其根本病因之一。随着内镜技术的发展及对胆囊功能认识的不断提高，单镜、双镜及三镜联合的保胆取石手术在治疗胆囊结石上可获得良好的效果。但是胆囊管纤细，内有多个 Heister 瓣膜，胆道镜难以顺利通过胆囊管进入胆总管，胆囊管结石的残留可引起胆囊排空障碍，进而导致保胆术后结石的复发。因此，胆囊管结石的正确诊断对降低胆囊切除术后并发症发生率及保胆取石术后结石复发率具有重要作用，而胆囊结石的保胆手术治疗也是目前外科医师亟待解决的难题。

第一节　胆囊管结石的诊断

胆道系统常用检查方法包括术前超声、CT、MRCP、口服胆囊造影、放射线核素扫描及术中胆道造影、胆道测压及胆道镜检查。

一、胆囊管结石的术前诊断

中国医师协会内镜医师分会推荐采取口服胆囊造影及放射线核素扫描判断胆囊管的通畅性，其能间接反映胆囊管结石的存在，但是该检查的显影效果质量差，而且影响因素较多，随着超声及 CT 的应用，其应用也逐渐减少。超声为检查胆囊结石的首选方法，阳性率达 95%，但是检查胆囊管结石的阳性率较低，Laing 等研究表明，术前 B 超对于胆囊管结石诊断的准确率仅为 29%。笔者及所在团队在对 45 例胆囊管结石患者进行的回顾性研究中发现，超声诊断胆囊管结石 3 例，不到 10%，诊断阳性率低的原因主要是在进行 B 超检查时，仅满足于所发现的胆囊结石征象，未再注意胆囊管是否存在结石，再者胆囊管结石细小及受到附近肠管气体干扰，B 超直接显示胆囊管结石有一定的困难。试用体位法、饮水法、脂餐法、加压扫描法等特殊方法，以提高胆囊管结石的检出率。CT 在所有胆囊管结石中的诊断率为 20%，诊断率低而且有射线影响，但是 CT 诊断胆管结石的敏感性为83%，而且螺旋CT胆道造影弥补了CT在胆系疾病诊断中的缺点，螺旋CT胆道造影可清晰地显示胆总管、左肝管、右肝管和二、三级肝内胆管分支的形态及其解剖走行，胆总管的显示率为100%，二、三级肝内胆管的显示率为81%，胆囊管的显示率为85%。MRCP对胆囊管结石的诊断率为4.4%，费用昂贵，但在判断肝内外胆管走行、胆管狭窄及扩张时显示清楚，对胆总管结石诊断的阳性率明显高于CT和超声。MRCP对胆总管结石诊断的敏感性为81% ~ 95%，特异性为85% ~ 98%，总的诊断正确率为96. 3%，虽然其价格昂贵，但是具有无创性、无放射线损伤、无对比剂过敏、简便易行等优势，临床诊断准确性高，在某些方面具有X线胰胆管造影所不具备的优势。笔者及所在团队采取超声、CT及MRCP相结合的方法提高胆囊管结石诊断的阳性率，可达22.2%（10/45），同时明确有无其他胆胰系统疾病，以明确诊断，避免漏诊、误诊。

二、胆囊管结石的术中诊断

1. 胆道镜检查

术中诊断胆囊管最直接的方法是经胆囊管的胆道镜检查，但是正常胆囊管长2 ~ 4 cm，直径为2 ~ 3 mm，因此直径为4.2 mm普通电子胆道镜无法探查胆囊管，即使用头端直径为2.7 mm的超细纤维胆道镜，由于胆囊管内存在3 ~ 7个Heister瓣膜，探查整段胆囊管也十分困难。因此对于胆囊管结石的术中诊断仍然依靠胆道镜或腹腔镜下的间接征象，如胆囊管发生结石嵌顿时，表现为胆囊张力增大，胆囊减压时引出白色胆汁，胆道镜负压吸引胆囊管时亦无胆汁流出；如胆囊管结石较大，腹腔镜下可见胆囊管阶段性局限性膨大或增粗，用分离钳钳夹时有硬质感或异物感。但是如果胆囊管结石较小，未引起胆囊管梗阻，则容易被遗漏，也容易继发胆总管结石，此时可经胆道造影，辨清胆囊管走行，确定有无胆囊管或胆总管结石残留，进而提高手术安全性及成功率。

2. 术中胆囊测压诊断胆囊管结石

Oddi于1887年发现胆总管末端括约肌并首次进行测压观察，从而开创了胆道流体力学的研究。邹声泉教授早期的研究报道称肝胆管压力为（40.18 ± 6.08）kPa，胆总管压力为（33.76 ± 5.85）kPa，胆囊压力为（26.95 ± 9.34）kPa，十二指肠腔内压力为（7.11 ± 1.44）kPa。目前，胆道压力的研究主要集中在胆总管及十二指肠乳头，其中胰胆管汇合部疾病能引起胆总管及SO压力的升高，进而促进结石的形成，而采取EST后能降低SO压力，进而改善患者因SOD出现的相关症状。胆囊的排空与胆囊、胆囊管及十二指肠乳头等多部位相关，胆囊平滑肌的收缩受神经、激素等多因素的调节，但是术中关于胆囊压力与胆囊管结石相关性的临床报道较少。笔者及所在团队前期的临床研究发现胆囊活动性结石术中胆囊压力略高于胆囊息肉，但是其差异无显著意义，而且在胆囊管通畅的情况下，术中胆囊压力与胆囊壁的厚度及炎性水肿无明显关系，说明在全身麻醉的状态下胆囊平滑肌的收缩被抑制，不受神经及激素的调节，因此胆囊压力与胆囊腔内结石及胆囊壁无明显关系。但是胆囊管结石平均压力为（19.20 ± 4.94）cmH_2O，胆囊管结石嵌顿平均压力为（45.25 ± 26.98）cmH_2O，显著高于其他患者，说明全身麻醉的手术中胆囊压力与胆囊管梗阻相关。如果存在胆囊管结石，尤其是发生胆囊管结石嵌顿时，胆囊内压力将显著升高。

3. 术中胆道造影

目前，对于单纯性胆囊结石是否常规行术中胆道造影有较大的分歧，大多数学者主张行选择性造影，因为经胆囊管造影可以了解胆囊及肝内外胆管走行，判断有无胆囊管或胆总管结石，根据术中胰管是否显影及造影剂的排泄速度，可进一步判断是否存在PBM、乳头狭窄 PAD 等胆胰汇合部疾病，既能避免结石的残留，又能降低没有意义的胆总管探查。尤其是在 Calot 三角区粘连严重或三管关系解剖不清或存在胆道变异时，术中胆道造影能清晰地显示三管关系，指导术者解剖胆囊三角，并选择在适当的部位切断胆囊管，避免或减少胆道损伤的发生。如果患者同时合并胆胰汇合部疾病，及时成功地实施保胆取石或胆囊切除，如胆胰反流及胆道高压仍未被解除，术后仍面临结石复发、胆管癌等并发症产生的风险。

4. 术中胆囊测压

全身麻醉术中采取中心静脉测压设备进行胆囊穿刺测压，胆囊息平均胆囊压力为（11.18 ± 4.23）cmH_2O，胆囊结石平均胆囊压力为（11.82 ± 3.29）cmH_2O，胆囊管结石平均胆囊压力为（19.20 ± 4.94）cmH_2O，胆囊管结石嵌顿平均胆囊压力为（45.25 ± 26.98）cmH_2O，其中胆囊管结石组及胆囊管结石嵌顿组的胆囊压力高于其他组，差异具有统计学意义（$P < 0.05$），提示全身麻醉术中胆囊压力的升高与胆囊管梗阻相关，胆囊压力超过19.2 cmH_2O 提示可能存在胆囊管结石。

第二节 胆囊管结石的治疗

胆囊管结石的临床诊断率低，而且治疗困难，临床上以开腹胆囊切除及腹腔镜下胆囊切除占主导地位。因胆囊管结石对局部的慢性刺激，可使胆囊三角处组织粘连，甚至成团、形成瘢痕，术后残石、胆管损伤的案例屡见不鲜。在保胆取石手术广泛开展的今天，胆囊颈结石嵌顿、胆囊管结石仍为保胆手术的难题，胆囊管闭塞不通者仍然行胆囊切除治疗。对于嵌顿性结石，目前常采用等离子碎石、激光碎石、微波碎石等设备行碎石取石治疗，笔者及所在团队联合运用等离子碎石、Heister 瓣膜切开取石、胆囊管切开取石、胆囊肝管成形手术以达到保留胆囊的目的。

1. 网篮取石

对于未发生嵌顿结石者，将取石网篮置入胆囊管套取结石，而且在锥形吸附器的辅助下，胆道镜可以进入第二个甚至第三个 Heister 瓣膜内，在胆道镜直视下明确有无结石残留，而且对发现的结石可以行网篮取石。

2. 胆道镜下 Heister 瓣膜切开取石

EST 趋于成熟，将此技术转移至胆道镜，实现胆道镜下高频电刀切开，利用高频发生器的热效应切开局部组织。对 Heister 瓣膜内嵌顿性结石或隐藏在瓣膜后的结石，因此类结石显露不全，直接行等离子碎石不能将整个结石击碎，故结石取出困难，而行 Heister 瓣膜多点放射状切开，可显露出结石，释放更多的空间展开网篮并套取结石。但是电切过程中应当注意将针刀电极绝缘部暴露于镜下，以免碎石时损伤胆道镜镜头，并于直视下由瓣膜游离缘向基底部进行，电切之前必须更换为如葡萄糖、注射用水等去离子水，以减小热损伤，因瓣膜血运不丰富，可以进行切割而极少发生出血，但是注意切开深度，针刀的热损伤深度最大可达 3 mm，因此在接近基底部 3 mm 时应立即终止切割，减少胆瘘的发生。Heister 瓣膜切开技术能顺利取出瓣膜内嵌顿或隐藏性结石，术中发生胆囊管穿孔并发症的概率极低，而且术后胆道镜下可见切开瓣膜缘修复良好，未出现瘢痕狭窄。

3. 等离子碎石

目前，对于嵌顿性结石的治疗方法诸多，如异物钳的横切挖沟、激光碎石、等离子碎石、体外震波碎石、气压弹道碎石机碎石、超声碎石及溶石等，以激光、等离子碎石的效果最佳，等离子技术通过在电极之间形成极高电压，电极放电电离，产生等离子体，离子体爆炸产生电子气泡，形成冲击波，并借助细软的探头经纤维胆道镜的器械孔道引入体内粉碎结石，在碎石安全性方面，等离子对胆管的损伤性小、碎石次数少，是一种安全、可靠、有效的碎石方法，更适合于术中碎石治疗。对于 Heister 瓣膜后嵌顿性结石者，将瓣膜切开后仍无较大空间，或结石过大网篮无法套取者，行等离子碎石后，再将细小结石用吸附器取出。在行等离子碎石的病例中，可继发胆总管结石，因为术中碎石后，细小结石随水流进入胆总管。结石嵌顿部位因受结石长期刺激，炎性水肿及纤维素渗出较重，等离子碎石时的机械振动更是加重了这一病理过程；胆囊颈管开口处的巨大嵌顿结石行等离子碎石后，胆囊管开口处出现膜性狭窄。因此在行等离子碎石时需注意以下几点：①应于吸附器直视下碎石，防止胆道镜损伤；②避免过度碎石；③碎石后应先使用吸附器吸净细小结石，再行网篮取石。

4. 胆囊管切开取石

直视下取净扩张胆囊管内的结石后，胆囊颈管开口处仍无胆汁流出或胆汁流出不畅者，先于胆囊管外触及结石，再行胆囊管切开取石，并放置猪尾巴管支撑，防止胆囊管闭塞狭窄。对于胆囊管不扩张者，切开取石后，为防止胆囊管狭窄或闭塞，行胆囊肝管成形治疗。

5. 胆囊肝管成形术

细小结石嵌顿胆囊管合并炎症时常伴有胆囊管炎性水肿、管腔狭窄、Heister 瓣膜水肿，带吸附器的胆道镜及取石网篮难以进入胆囊管内套取结石；部分患者术前检查未见阳性结石，但是胆囊颈管处无胆汁流出，考虑为胆囊急性炎症导致的胆囊管闭塞，此类患者常采取腹腔镜胆囊切除术（laparoscopic cholecystectomy，LC）。对于胆囊管胆汁流出不畅患者，特别是合并肝内胆管结石的患者，STHG 可以利用基本正常的胆囊功能纠正狭窄及预设通道，不影响其他器官功能，并使胆囊、胆管、SO 及十二指肠乳头的功能恢复到正常的生理状态。保持术后良好的胆囊功能无疑是该手术成功的关键，因此术前正确判断胆囊及 SO 功能尤为重要，但是术前因结石嵌顿胆囊管，胆囊收缩功能不良，脂餐试验的意义不大；为防止胆囊过度收缩导致结石嵌顿或继发胆总管结石及急性期行脂餐试验导致患者炎性水肿加重、痛苦加重、术前难以行脂餐试验评价胆囊收缩功能，只能根据术中胆囊大小、形态、胆囊壁各层结构、胆囊壁纤维化及僵硬程度判断胆囊功能，以网篮能否通过 SO 进入肠道为标准判断乳头通畅情况。

第五章　胆囊结石复发的原因分析及预防

保胆取石术保留了胆囊的功能，避免了胆囊切除术可能产生的并发症，尤其能有效避免肝胆管损伤，逐渐被医务人员和患者所接受。但术后结石的复发，仍然严重影响了保胆取石术的推广。胆囊造瘘取石术是一种古老的被迫保胆方法，结石复发率极高。Kellett 等统计了 36 年间 23 种杂志发表的 2053 例胆囊造瘘取石术后 1 ~ 19 年的随访结果，结石复发率为 0 ~ 83%，总复发率为 34．6%。Donald 等报道了经皮胆囊取石术后 6 ~ 48 个月的结果，其结石复发率为 7% ~ 44%，总复发率为 31%。因结石复发率过高，该术式在临床上已极少应用。1988 年，Kellett 等首先报道经皮胆镜碎石清除术，并作为新技术推广；但由于该技术操作复杂，20 世纪 90 年代初国内对其进行了技术改良，直接将胆囊底部固定于右上腹小切口处，应用硬质腔镜直视下清除结石，操作方便，能检查胆囊任何部位，操作通道宽，可进入多种取石、碎石工具，结石完全清除率高；该项技术当时在国内得到了部分推广。271 例 PCCL 随访结果显示术后 9 ~ 24 个月（平均 19 个月）结石的总复发率为 9.96%，120 例 3 ~ 36 个月（平均 23 个月）的随访结果显示结石复发率为 13.3%。邹一平等对 439 例中远期随访结果研究发现，术后 1 ~ 10 年每年结石累积复发率分别为 9.57%、18.91%、27.33%、34.14%、37.59%、39.86%、41.90%、42.73%、42.85% 和 43.21%，结石复发率从术后第 1 年至第 5 年逐年显著增加，随后每年复发率缓慢增加。近年来，应用纤维胆道镜和腹腔镜技术进行保胆取石术也有报道，但结石复发率差异较大。张宝善报道 1520 例内镜微创保胆取石术术后 5 年结石复发率为 2% ~ 6%，10 年后复发率为 2% ~ 7%；荣万水报道 158 例微创胆囊切开取石术后第 1、第 3、第 5 年的结石复发率分别为 1.9%、12.26% 和 17.91%；徐立友等报道称术后 1 ~ 5 年随访 475 例内镜保胆取石，只有 5 例结石复发。上述所有文献报道的术后结石复发率的差异太大，其原因是影响胆囊结石复发的因素较多，如胆囊的形态结构、浓缩功能、排空指数，胆固醇代谢，胆道压力，手术方式，术后药物使用及结石预防，患者年龄、基础疾病等，随意扩大保胆手术适应证及不规范的保胆手术操作均可增加术后结石复发率。

第一节　胆囊结石复发的因素

一、结石因素

1. 结石数目

既往研究显示，结石多发超过 3 枚者，由于术后结石遗留可能性大而不提倡保胆治疗，但随着临床医师操作技术的提高和辅助技术的进步，可在直视下取净结石，徐立友等报道有患者胆囊结石数目多达 203 枚，行内镜保胆取石术的术后恢复良好，故结石数目超过 3 枚已不是保胆取石术的禁忌证。沈巍对保胆取石术后结石复发危险因素的研究中显示，结石数目≥ 3 枚，1 ～ 3 年结石复发率为 17.1%（6/35），显著高于结石数目＜ 3 枚的 6.0%（8/133），进一步的非条件 Logistic 回归分析显示结石数目≥ 3 枚是术后结石复发的独立危险因素。葛海龙等的研究也说明结石数目≥ 3 枚是胆囊结石复发的高危因素。目前关于多发胆囊结石保胆取石术后结石高复发率的原因尚不明确，除了术后结石残留外，研究认为胆囊结石患者的胆汁中可能存在促成核因子，可分泌大量的黏液糖蛋白促使成核和结石形成，而结石数量多的患者胆囊胆汁中促成核因子的水平较高，胆固醇易于析出结晶并且与成核有关，而保胆取石术并不能改变这一因素，因此对于结石数量较多的患者应当酌情切除胆囊，如果患者存在非常强烈的保胆意愿，则应当在术中再三确认结石是否取净，最大限度地降低患者术后结石复发的风险。

2. 胆囊壁间结石

保胆取石术最根本的目的是取净结石，消除胆囊炎发作的基本因素，使尚有功能的胆囊延长使用“寿命”，而残留结石将直接导致保胆手术失去意义，手术关键是能否取净胆囊壁间结石，因为壁间结石的诊断较胆囊腔内结石困难，如壁间结石遗留，术后在胆囊收缩的过程中，胆囊壁间结石可能通过窦口排入胆囊腔内，继而形成胆囊腔内结石并不断变大而导致结石的复发。周海军等在合并胆囊壁间结石保胆取石术后的近期治疗观察中发现，10 处＜壁间结石总数≤ 15 处的患者术后 1 年结石复发率为 14.29%（3/31），壁间结石总数＞ 15 处者术后 1 年结石复发率为 47.06%（8/17），而总数≤ 10 处者无结石复发，组间结石复发率具有统计学差异。因为多发的胆囊壁间结石带来更为显著的胆囊壁慢性炎症，进而减弱胆囊的收缩功能，而壁间结石取出会损伤胆囊黏膜，进一步减弱胆囊收缩功能，因此壁间结石总数＞ 10 处可能是导致最终胆囊内结石术后短期复发的主要原因，另外弥漫性胆囊壁间结石能否取净也是其重要因素。刘京山等研究发现单纯胆囊壁间结石术后 5 年复发率与壁间结石的严重程度正相关，其中 1 ～ 5 簇 5 年复发率为 0，6 ～ 10 簇复发率为 6.2%，10 簇以上为 7.5%。当胆囊壁间结石合并有胆囊壁增厚时，术后5年复发率最高，可达12.5%。因为胆囊壁间结石是胆囊慢性炎症，有胆囊腺肌症的局部表现，而胆囊分隔是胆囊腺肌症的局部改变。当胆囊分隔存在时，其远端的胆囊壁将承受更多的局部压力，从而发生壁间结石，分隔严重时可导致胆囊内胆汁淤积，易发生结石及再次发生壁间结石。因此壁间结石＞6簇时，应慎行保胆手术，尤其是胆囊壁厚度＞5 mm及合并胆囊分隔时，应行胆囊部分或全切除治疗。

3. 胆囊壶腹部结石嵌顿

保胆取石术中经常会遇到胆囊壶腹部结石嵌顿，大多数患者在发病时就医，由于胆囊炎症较重、术前收缩功能极差、取石难度大等原因，过去多采用胆囊切除治疗。目前随着等离子、微电极、钬激光等碎石技术的应用，嵌顿结石也能顺利取出，但是对于壶腹部嵌顿结石的保胆治疗仍存在很多争议。首先碎石机反复取石时，可引起胆囊壶腹部的黏膜损伤，影响胆囊功能的恢复，其次可继发胆囊管或胆总管结石，再者有学者认为胆囊结石嵌顿会导致胆囊慢性炎症和胆囊组织的损伤，甚至导致胆囊管解剖改变，有的并发Mirizzi综合征，应及早行胆囊切除。林美举等通过对胆囊壶腹部结石嵌顿的研究发现，采取胆道镜下电切、等离子碎石及超细纤维胆道镜技术可以最大限度地取净结石，而且无胆漏、出血及胆道损伤等并发症，胆道镜检查见胆囊黏膜正常，无水肿、糜烂，行保胆取石术8周后脂餐试验显示胆囊收缩功能恢复良好。王小锋等进行的关于胆囊结石保胆治疗多因素分析显示，结石嵌顿组术后3年的累计复发率为5.9%，非嵌顿组复发率为4.7%，两者复发率差异无统计学意义。因此，壶腹部结石嵌顿者同样适合保胆手术。

二、胆囊因素

1. 胆囊壁厚度

正常胆囊壁厚度≤3 mm，当胆囊壁增厚时，胆囊弹性降低，排空胆汁受阻，胆汁储存时间延长，同时间接影响胆囊的收缩功能。此外，胆囊壁的增厚程度与胆囊炎症相关，而胆囊的炎症能刺激胆囊壁的上皮细胞分泌黏蛋白，其与坏死脱落的黏膜、细菌、病毒等构成一个核心，促成了胆红素结晶或沉淀，并再次复发形成结石。刘京山等在保胆术后结石复发的胆囊因素分析中发现，胆囊壁光滑、厚度＜5 mm，其5年复发率为3.0%；胆囊壁光滑、厚度＞5 mm，其5年复发率为2.4%。葛海龙等在保胆取石术后结石复发的相关危险因素分析中发现，胆囊壁厚度＜3 mm者术后6个月结石复发率为19.39%（19/98），胆囊壁厚度≥3 mm者复发率为41.66%（5/12），但是两者差异无统计学意义（$P > 0.05$），说明胆囊壁厚度不是胆囊结石复发的独立危险因素。吕志红等在保胆术后胆囊结石及息肉复发的超声征象及相关因素分析中发现，胆囊壁厚度≥ 4 mm 者保胆取石术后 6 个月 ~ 4 年的结石复发率为 17.24%（5/29），胆囊壁厚度< 4 mm 者无结石复发，两者差异有统计学意义，而多因素分析结果则显示胆囊壁厚度≥ 4 mm 是保胆术后结石复发的独立影响因素，上述研究结果差异较大的原因可能与分组相关。黄海仪等对硬镜保胆取石术前后患者的胆囊壁厚度进行分析发现，胆囊壁厚度< 6 mm 时，无论胆囊壁是否增厚，硬镜保胆取石术后胆囊颈部、体部前壁和底部的胆囊壁厚度均较术前明显变薄（$P < 0.05$），且不同部位术后变薄的数值差异无统计学意义（$P > 0.05$）；单发与多发结石患者的手术前胆囊壁厚度相较，差异无统计学意义（$P > 0.05$），说明硬镜保胆取石手术能使胆囊结石患者（胆囊壁厚度< 6 mm）的胆囊壁变薄，而结石的数量与胆囊结石患者胆囊壁的增厚程度无关。因此对于胆囊壁不同程度增厚的胆囊结石患者同样适合进行保胆手术，但是刘京山等在保胆术后结石复发的胆囊因素分析中发现，胆囊壁厚度> 5 cm 合并胆囊分隔时，术后 5 年的复发率为 6.4%；胆囊壁厚度> 5 mm 伴壁间结石者术后年复发率高达 12.5%。虽然胆囊壁厚度不是结石复发的高危因素，但是当胆囊壁增厚合并胆囊分隔和壁间结石时，其术后 5 年复发率明显升高，此时应考虑胆囊切除。

2. 胆囊功能

2015 年内镜微创保胆手术指南指出胆囊功能正常是进行保胆手术的必要条件，包括胆囊收缩、分泌及排泄功能，其测量主要是依靠经 ^{99}Te ECT 或口服胆囊造影。但是由于设备及技术的限制，上述方法临床未普遍开展，而超声测量胆囊收缩功能则较为简单、便宜，临床应用也较为广泛。目前对胆囊功能的判断主要依靠胆囊收缩功能。胆囊收缩功能是否正常对胆囊结石的形成有重要影响，胆囊收缩功能异常主要表现为胆囊的舒张、收缩时间延长，胆囊舒张及收缩率减小，舒张体积减小。大量的研究显示，术前及术后胆囊收缩功能均是影响术后结石复发的危险因素之一，沈巍发现胆囊收缩功能正常者 1 ~ 3 年结石复发率为 6.3%（10/159），功能异常者结石复发率则高达 44.4%（4/99），两者差异具有显著统计学意义。王小锋等的研究显示胆囊收缩功能良好者 3 年结石复发率为 6.5%，收缩不良者结石复发率为 8.8%，两者差异无统计学意义。由于胆囊炎症、胆囊壁厚度、结石大小及数目、结石位置等均可影响胆囊收缩功能，因此术前脂餐试验不能完全反映胆囊的实际收缩力。有研究报道称，保胆取石术后胆囊功能可完全恢复，术后 2 个月胆囊功能恢复正常者比例为 73.58%，术后 3 个月胆囊功能恢复正常者达到 94.64%，约 5%的患者存在术后胆囊收缩功能异常，因此对于术前胆囊收缩功能不良，但是胆囊壁柔软、层次清楚者同样适合行保胆手术。

3. 胆囊分隔

目前研究认为胆囊分隔是胆囊腺肌症的局部改变，胆囊壁间结石是胆囊慢性炎症，也是导致胆囊腺肌症的局部表现，因此胆囊分隔常常合并胆囊壁间结石。刘京山等研究发现当胆囊壁间结石合并胆囊分隔时，其术后 5 年复发率可达 16.9%，因此当壁间结石合并胆囊分隔时，特别是 6 簇以上壁间结石，其复发率明显升高，此时应考虑将分隔远端的胆囊切除，必要时可考虑胆囊全切除。依笔者及所在团队既往的临床经验判断，分隔孔直径＞ 5 mm，胆道镜可自由进出，此类分隔一般不会引起胆汁淤积，在取净壁间结石的基础上可以保留胆囊，但是对于近端胆囊形态功能正常者也可选择部分胆囊切除，以保留近端胆囊的功能。

4. 胆囊壁胆固醇沉积

胆囊胆固醇沉积症是胆汁代谢功能异常的形态学标志，主要表现为胆囊黏膜下局部泡沫细胞大量沉积，其中有含量较高的胆固醇酯和甘油三酯，促使巨噬细胞侵入并吞噬胆固醇，逐步在细胞内积聚形成泡沫细胞，这类细胞的增多使一些患者的胆囊黏膜表现为弥漫性病变，肉眼下呈“草莓样”，另一些患者则形成息肉样病变，即所谓的胆固醇息肉。蔡劬等研究发现胆囊胆固醇沉积症患者胆囊黏膜中与脂肪酸合成有关的多个关键酶，如 ACC mRNA、FAS mRNA 和 SCD-1 mRNA 表达均升高，调控这些基因的转录因子 SREBP1 c 的 mRNA 表达也增高，这可能是其受到了上游核受体 LXR α 的转录激活所致，此外通过对胆囊胆固醇沉积症患者胆囊黏膜组织的基因表达测定发现，脂肪酸合成途径中关键酶的 mRNA 表达升高，特别是 ACC 和 SCD-1，表明这些患者胆囊黏膜细胞的甘油三酯增高与脂肪酸合成增加有关。马春梅等研究发现胆囊胆固醇沉积症的病例中血清胆固醇和低密度脂蛋白均明显升高。刘京山等研究发现胆囊壁胆固醇沉积Ⅰ度患者保胆取石术后 5 年累计复发率为 3.2%，Ⅱ度为 4.5%，Ⅲ度为 3.6%，但是组间差异无统计学意义，而且结石复发率与胆囊形态正常者无明显异常。目前仍缺乏胆囊胆固醇沉积症对胆囊收缩功能、胆囊结石发生率、保胆取石术后结石复发率的影响及处理胆囊黏膜沉积胆固醇等相关的研究，因此“草莓样”胆囊的治疗方案仍有待商议。

第二节　胆囊结石复发的胆囊外因素

一、胆囊管因素

1. 胆囊管结石

胆囊结石的自然发生率超过 10%，取净结石并保持胆囊管通畅是成功进行保胆取石手术的关键。如果术中胆囊管结石残留，导致胆囊内胆汁排泄不畅，胆囊收缩时形成胆囊内高压，可引起术后胆漏及胆绞痛的发生，持续的胆汁淤积则可引起胆囊结石复发。笔者及所在团队在对保胆取石术后出现胆囊泥沙样结石的病例研究中发现，4.84%

（3/620）的患者因为胆囊管结石残留而复发胆囊结石。故保胆取石术中证实胆囊管无结石残留及胆汁排泄顺畅尤为重要，目前笔者及所在团队可以综合胆道镜下观察到的胆囊管开口处胆汁流出情况，采取带有锥形吸附器的超细胆道镜探查胆囊管、术中胆道造影等方法进行确定。

2. 胆囊管形态结构

笔者及所在团队发现上述病例中 9.68%（6/62）的患者因为胆囊管迂曲过长而导致结石短期内复发，但胆囊管长度、胆囊管直径、胆囊管与肝总管汇合角度、Heister 瓣膜数量与结石复发的相关性仍不清楚。

二、肝脏因素

1. 脂肪肝

随着我国居民生活水平的不断提高，肝炎、肥胖、饮酒、糖尿病、内分泌失调等一系列病变因素都可导致肝代谢异常，引起肝细胞内中性脂肪聚集，当聚集的脂肪量超过肝脏重量的 10% 时就称为脂肪肝。脂肪肝患者胆碱及不饱和脂肪酸处于缺乏状态，肝脏内磷脂合成量也明显减少，而胆固醇水平升高，胆汁中磷脂、胆盐及胆固醇之间的固有比例失衡，又会继发胆囊结石。肝细胞内沉积的中性脂肪还会影响正常肝功能，使得胆汁酸产生量不足，这也是胆囊结石形成的重要原因。还有研究发现脂肪肝患者容易发生慢性胆囊炎，其胆囊黏膜细胞脱落也会形成胆囊结石。脂肪肝与胆囊结石都属于代谢综合征，段美林对 2183 例健康体检患者的资料进行分析发现，脂肪肝患者胆囊结石的发生率为 11.89%（51/429），而非脂肪肝者胆囊结石的发生率仅为 3.48%（112/1754），两者之间的差异具有显著统计学意义。赵卫云等进行关于胆囊结石相关危险因素的研究发现，胆囊结石组脂肪肝的发生率为 49.5%（240/485），非胆囊结石组脂肪肝的发生率为 33.7%。单因素及多因素 Logistic 回归分析发现，脂肪肝是胆囊结石形成的独立危险因素。上述研究证实脂肪肝与胆囊结石发生存在一定的相关性，且与胆囊结石发生相关的脂肪肝患者中多为非酒精性脂肪肝，因为胆汁酸、胆固醇及磷脂之间的比例平衡决定了肝胆汁的稳定性，脂肪肝存在时肝脏内甘油三酯合成、排泄失衡，影响胆汁的合成，继而改变了上述平衡，影响了肝胆汁的稳定性，极易形成胆固醇性结石，最终导致保胆取石术后结石的复发。但是目前尚未见到结石复发率与脂肪肝相关性的临床报道。

2. 慢性肝炎

慢性肝炎病因包括慢性病毒感染、酒精、药物、毒物、自身免疫等，在慢性肝炎病程中，肝功能异常、胆汁分泌及排泄障碍的可直接或间接引起胆汁性状异常、胆汁淤滞，致使结石形成。已有较多研究显示，乙型肝炎病毒（HBV）、丙型肝炎病毒 HCV 感染等病因引起的慢性肝炎会增加胆囊结石的发生率。HBV 感染可使胆道出现免疫性损伤，引起胆囊炎症及胆道感染，从形态和功能上导致胆囊及胆汁成分的改变，致使结石形成。汤绍辉等报道慢性乙型肝炎患者胆囊结石的发生率为 18.2%，Fracanzani 等报道的非酒精性脂肪性肝病患者胆囊结石的发生率为 20%，Bin 等报告慢性丙型肝炎患者胆囊结石的发生率为 12.5%。虽然慢性肝炎可增加胆囊结石的发生率，但是大多数患者并未发生结石，提示可能有其他促进胆囊结石形成的因素。汤绍辉等研究发现年龄是慢性肝炎合并胆囊结石的危险因素，Bin 等认为酒精也是慢性肝炎合并胆囊结石的危险因素。在肝硬化患者中，合并胆囊结石的发生率更高。国内外学者，如陈林等、Fornari 等、Conte 等的研究显示，肝硬化合并胆囊结石的发生率分别为 29.5%、31.9% 及 29.5%。随着病情的进展，肝硬化患者的肝功能进一步减退，对胆红素的摄取、结合及排泄能力显著下降，引起血清胆红素水平升高，易致胆色素结石形成；另外，腹水的出现表明患者处于肝硬化失代偿期的较严重阶段，此时机体免疫力明显下降，患者门静脉压力显著增高，容易因出现肠屏障功能障碍、肠道细菌移位而致继发胆道感染，同时因肝功能严重障碍可能伴有胆囊平滑肌细胞的 CCK 受体表达减少而出现胆囊收缩减弱，这两个因素共同作用促进了胆囊结石的形成。

三、胆胰汇合部因素

1.Oddi 括约肌功能障碍

同初级篇第三章第二节中胆汁流出道不畅的相关内容。

2. 十二指肠乳头憩室

笔者及所在团队发现既往保胆取石的病例中有 5 例 PAD，其中胆囊造瘘管拔出后经瘘道持续性胆汁外漏 2 例，胆囊内胆泥淤积 / 泥沙样结石 3 例，其可能的发病机制为憩室内食物淤积继发细菌感染，引起乳头炎和（或）乳头功能不全，影响胆泥或胆石的排出；憩室压迫胆管，导致胆液排流不畅；憩室可能影响 SO 收缩功能，引起胆汁反流或排泄不畅；增加胆管内细菌感染率，激活葡萄糖醛酸酶，水解结合型胆红素为游离胆红素结合钙盐形成结石核心，引起胆色素沉着，促进胆色素结石形成。因此 PAD 不但能诱发原发性胆总管结石的形成，也能升高胆道系统压力。如果胆道压力不降低，也可诱发胆囊结石形成。

3. 胰胆合流异常

同初级篇第三章第二节中胆汁流出道不畅的相关内容。

4. 十二指肠乳头炎

同初级篇第三章第二节中胆汁流出道不畅的相关内容。

5. 十二指肠乳头肿瘤

同初级篇第三章第二节中胆汁流出道不畅的相关内容。

四、全身因素

1. 性别及年龄

随着我国人口的老龄化、饮食结构的改变及静脉营养的推广，胆囊结石的发病率也逐年上升。骆助林等对保胆取石术后的 148 例患者进行了长达 6 ～ 12 年的随访，其研究结果显示男性患者的结石复发率为 32.9%，低于女性患者的 40.6%，但是两者之间的差异并无统计学意义；年龄＞ 60 岁的患者结石复发率为 39.5%，高于年龄≤ 60 岁的患者 35.5% 的结石复发率，两者之间的差异也无统计学意义。Pramfalk 等对中国胆囊结石患者和对照组的大量样本进行肝脏活检，发现女性结石患者的肝脏 NPCIL1 表达下降，提示 NPCIL1 在结石形成中的作用可能和性别有关。葛海龙等对保胆取石术后的 110 例患者随访 6 个月，张惠卿等对 96 例患者随访 1 ～ 3 年，其随访结果显示性别及以 60 岁为分界点的结石复发率均无统计学意义。但是王小锋等对保胆取石术后的 813 例患者随访 2 小时 ~ 20 年，其随访结果显示年龄＞ 65 岁的患者 1 年复发率为 6.5%，2 年复发率为 3.3%，其累计复发率为 6.5%，而年龄≤ 65 岁的患者 1 年复发率为 1.7%，2 年复发率为 0.8%，其累计复发率为 1.7%，两组相比具有统计学意义，说明 65 岁以上的患者行保胆取石术后的结石复发率要高于 65 岁以下的患者。65 岁以上的患者行保胆取石术后结石复发率升高的原因可能与平滑肌收缩功能减退引起的胆囊收缩功能降低有关，容易合并糖尿病、高血压、高血脂等代谢性疾病，共同引起胆固醇代谢障碍及发生胆囊内胆汁淤积，其次血管粥样硬化可导致胆囊动脉供血不足，肠道屏障功能减退容易发生经门静脉及胆道途径的非结石化胆囊炎，导致胆囊内黏蛋白等分泌物增多，进而促进结石的形成。

2. 肥胖

中华医学会糖尿病分会 2004 年定义超重和（或）肥胖的标准：体质指数（body mass index，BMI）≥ 25 kg /m^2。肥胖患者往往合并高胆固醇血症、脂肪肝等基础疾病，沈巍对腹腔镜辅助保胆取石术后的 130 例患者随访 1 ～ 3 年，发现肥胖患者的结石复发率为 11.9%（7/59），高于非肥胖患者的 6.4%（7/109），但是两者之间的差异无统计学意义，说明肥胖对保胆取石术后结石复发无影响。但是骆助林等关于保胆取石术后结石复发相关因素分析的结果显示，肥胖患者的结石复发率为 56.9%（29/51），非肥胖患者的结石复发率为 25.8%（25/97），两者之间的差异具有统计学意义，说明肥胖患者保胆取石术后结石复发率高。张惠卿等对保胆取石术后的 96 例患者随访 1 ～ 3 年，其研究也提示肥胖是导致保胆取石术后结石复发的高危因素。

3. 高血糖

目前，糖尿病患者的胆固醇结石发病率增加已经成为共识，骆助林等对各种高危因素与结石复发的相关性分析显示，高血糖患者［空腹血糖≥ 6.1 mmol/L 和（或）餐后 2

小时血糖≥ 7.8 mmol/L］和（或）确诊为糖尿病并治疗的患者，6 ～ 12 年结石复发率为 59.5%（22/37），无高血糖患者的结石复发率为 28.8%（32/111），单因素卡方检验显示其差异具有统计学意义，结石复发危险因素的 Logistic 回归分析显示，糖尿病是胆结石复发的独立危险因素（P=0.002）。张惠卿等关于保胆取石术后结石复发因素的分析也得出相同的结果，合并糖尿病是导致复发的独立高危因素（P=0.001）。

4. 高血压

高血压患者多存在动脉粥样硬化，血管壁弹性降低能引起胆囊壁供血不足，严重者可发生胆囊坏疽穿孔。骆助林等进行回顾性分析显示高血压患者保胆取石术后 6 ～ 12 年的结石复发率为 54.3%（19/35），非高血压患者的结石复发率为 31.0%（35/113），两者差异具有统计学意义，提示高血压是保胆取石术后结石复发的高危因素，但是 Logistic 回归分析显示高血压并非结石复发的独立危险因素。

5. 血脂紊乱

胆囊结石形成的最重要原因是胆汁成分失衡，患者长期油腻饮食，胆固醇摄入量增多，胆汁中胆固醇浓度升高、胆酸浓度下降易于形成胆固醇结晶，导致结石复发。沈巍的研究显示油腻饮食患者保胆手术后 1 ～ 3 年的结石复发率为 20.5%（8/39），而清淡饮食者复发率仅为 4.7%（6/129），两者差异具有显著统计学意义（P=0.003），而且 Logistic 回归分析显示油腻饮食是结石复发的独立危险因素。张惠卿等研究显示高血脂患者术后的结石复发率为 39.47%（15/38），无高脂血症者复发率为 10.34%（6/58），两者差异明显（P=0.0007）。骆助林等发现保胆手术后血脂代谢紊乱者，即空腹 TG ≥ 1.7 mmol/L 和（或）HDL–C ＜ 0.9 mmol /L（男）或＜ 1.0 mmol/L（女），无血脂异常者保胆手术后的结石复发率分别为 53.8%（21/39）、30.3%（33/109），两者差异具有统计学意义，但是 Logistic 回归分析显示血脂代谢异常并非结石复发的独立危险因素。葛海龙等发现 TG ≥ 1.71 mmol/L 者的结石复发率为 40.74%（11/27），TG ＜ 1.71 mmol/L 者的结石复发率为 15.66%（13/83），TC ≥ 5.68 mmol/L 者的结石复发率为 33.33%（6/18），TC ＜ 5.68 mmol/L 者的结石复发率为 19.57%（18/92），其中 TG 升高是结石复发的高危因素，而 TC 升高并无明显意义，因此保胆取石患者术后推荐低脂饮食，对于血脂异常者，酌情使用阿托伐他汀等降脂药物以控制 TC 水平，这对于降低术后结石复发风险有益。

6. 遗传因素

对胆囊胆固醇结石形成机制的多数研究集中在决定胆固醇在胆囊胆汁沉积的多种基因及环境因素上，其中遗传因素对胆囊胆固醇结石的发生起主要作用。目前对胆囊胆固醇结石形成的相关基因研究已有较大的进展，但大多数研究都基于动物模型，与人体条件的相关性尚有待进一步证实。骆助林等研究显示有结石家族史的患者，保胆取石术后 6 ~ 12 年的结石复发率高达 60%（30/50），而无结石家族史的患者，其复发率仅为 24.5%（24/98），两者的差异具有统计学意义，建立 Logistic 回归模型，结果显示结石家族史是胆结石复发的独立危险因素。沈巍的研究显示保胆取石术后 1 ~ 3 年，有结石家族史者，其结石复发率为 14.5%（9/62），而无家族史者仅为 4.7%（5/106）。Kuo 等检测了 979 例住院患者的 5 种非同义核苷酸多态性，发现 *604 Q* 和 *D19 H* 两种基因型是结石形成的高危因素，其中 *D19 H* 易在早年（＜ 50 岁）使人罹患结石，而 *604 Q* 高发结石的年龄＞ 50 岁。进一步说明胆囊胆固醇结石的患者存在成石基因，但是对哪些基因起主导作用、各基因之间的相互关系仍缺乏足够认识。胆囊胆固醇结石相关基因的研究应用于研发疗效确切的药物，并为防治胆囊胆固醇结石提供新途径，也是人们将面临的巨大挑战。

第三节 胆囊结石复发的手术因素

一、放宽手术适应证

《内镜微创保胆手术指南（2015 版）》指出，胆囊结石保胆手术的适应证包括绝对适应证及相对适应证。目前由于设备等问题，开展 ^{99}Te ECT 或口服胆囊造影的医院较少，对于胆囊功能的判断基本依据术前胆囊超声、脂餐试验及术中胆道镜检查。其中普通超声可以测量胆囊的大小，术中可以观察胆囊的充盈情况，胆囊穿刺可以了解胆囊内是否有胆汁，进而反映胆囊的储备功能；脂餐试验可以测量胆囊的排空指数，进而了解胆囊排空胆汁的功能；胆囊切开及胆道镜检查可以观察胆囊壁的厚度、层次，胆囊黏膜及黏膜下血管的情况，进而反映胆囊黏膜的浓缩功能，因此保胆手术的适应证应联合术前及术中检查判断。

与 2011 年中国医师协会内镜医师分会行业公布的《内镜下微创保胆手术取石（息肉）技术规范 / 胆囊结石微创保胆治疗规范》相比，《内镜微创保胆手术指南（2015 版）》公布的手术适应证无变化，手术禁忌证增加了Ⅲ° 以上弥漫性胆囊壁间结石、胆囊黄色肉芽肿及胆囊结石伴癌变者，增加了手术相对适应证，对保胆手术中几种特殊类型患者进行了更为详细的说明。目前，胆囊结石的保胆手术仍处于起步阶段，有限的关于胆囊结石复发的多因素研究显示，胆囊结石是一个全身性疾病，其保胆手术后的结石复发存在多种高危因素，但是上述研究均存在病例少、随访时间较短、研究因素不全等问题，在此基础上发现《内镜微创保胆手术指南（2015 版）》仅局限于胆囊本身，并未说明肝胆系统，甚至全身情况对胆囊结石治疗的影响。关于手术适应证、相对适应证及禁忌证方面多为定性规定，仅在胆囊壁厚度、胆囊收缩功能等有限方面做了定量规定，以至于保胆手术适应证的选择很多是根据术者经验及患者意愿进行的，甚至随意扩大手术适应证，导致结石复发率升高。

二、不规范的手术操作

1. 胆囊黏膜损伤

保胆取石术中可出现胆囊壁的损伤，如术中需要行胆囊穿刺抽取胆汁、取石前需要将胆囊壁切开、壁间结石取出时需要扩大罗－阿氏窦切口等皆可引起胆囊壁的损伤。胆囊黏膜下损伤的修复主要依靠成纤维细胞增生及胶原分泌引起的瘢痕修复，黏膜层的修复主要为胆囊黏膜上皮移行及增生引起的上皮修复，而瘢痕修复势必影响胆囊壁平滑肌的收缩功能，与此同时，黏膜下 Cajal 细胞的损伤也会引起胆囊收缩慢波电位的传导障碍，共同影响胆囊的收缩功能。时鑫等在保胆手术中进行胆囊壁浆肌层缝合的动物实验研究中发现，胆囊壁缝合后的第 7 天病理切片示胆囊壁厚，黏膜已愈合，肌层及浆膜层结构显示不清，可见粗大增生的条索状肌纤维，胶原增生旺盛，成纤维细胞增多，可见少量红细胞及白细胞，但数量明显减少，各层见增生的血管。术后第 21 天病理切片示胆囊壁增厚明显，黏膜下胶原纤维增生明显，呈梭形，方向一致，缝合处组织已通过胶原纤维连接，可见粗大的肌纤维，肌层及浆膜层结构出现分层，有大量血管增生。损伤部位的炎性水肿会刺激胆囊黏膜分泌黏蛋白及炎症介质，缝合部位形成瘢痕会影响胆囊的收缩功能，进而促进结石的形成。因此，在取净结石的基础上应该减少对胆囊壁的损伤。①避免胆囊穿刺损伤，此时可在穿刺部位做切开，进而规避穿刺造成的损伤；②控制胆囊切开的长度，避免胆囊大切开，胆囊切口可略小于最大结石直径，通过胆囊组织的延展性将结石取出，其次在腹腔镜下使用电离钩切开胆囊壁时，应选择低功率，以降低胆囊切缘组织的热损伤；③胆道镜探查过程中，避免胆道镜镜头与胆囊黏膜的结石接触，尤其是胆道镜头端装上吸附器时，以减轻黏膜的损伤及出血；④胆囊取石应使用网篮取石，避免使用钳子夹取结石；⑤壶腹部嵌顿结石采取碎石技术治疗时，应控制碎石的能量及频率，避免电极探头与胆囊壁接触，以减轻黏膜损伤，同时防止胆囊穿孔的发生。

2. 黏膜出血

彻底止血是预防复发的重要措施，因为胆囊内的出血，尤其是因此形成的凝血块，无疑是一种异物，极有可能成为成石的核心。黏膜出血主要包括：①胆囊穿刺部位出血，主要是穿刺针损伤胆囊壁血管所致，因此在穿孔过程中应该避开胆囊壁较粗的血管，取出穿刺针后在穿刺部位做切开，以减轻损伤。②切缘出血，行非腹腔镜下保胆手术时如果使用尖刀切开胆囊，切开胆囊后应采取电刀对切缘进行止血。③息肉根部出血，注意息肉切除的方式，选择从胆囊根部切除，因为连蒂彻底摘除息肉本身就是一种最有效的止血方式，对息肉根部进行止血时，避免针刀等进入黏膜下层。④胆囊黏膜罗 – 阿氏窦结石的处理，目前多采用活检钳将罗 – 阿氏窦表面的黏膜逐个撕开，从而敞开罗 – 阿氏窦，取出或吸出结石。但是活检钳撕裂胆囊黏膜产生的创面较大，而且大部分患者合并腔内结石，胆囊壁存在不同程度的炎性水肿，肌层结石周围血管丰富，取石的过程中容易发生渗血，甚至是活动性出血。建议采取电刀切开黏膜，选择切凝混合模式在切开黏膜的同时起到止血作用。⑤黏膜出血时，可采用多种止血方式，局部黏膜渗血，可采取胆道镜头端压迫止血；大范围渗血，可经冲洗液瓶或滴壶内加入去甲肾上腺素 1 ~ 2 mg，并反复冲洗出血黏膜或肌肉，静脉使用蛇毒血凝酶；活动性出血，可使用活检钳、圈套器及针刀等工具进行取电凝止血。⑥在进行切口缝合时，缝合针可能损伤胆囊壁血管，较小血管的损伤可出现胆囊壁血肿，较大血管的出血进入胆囊可导致胆囊腔内积血。因此缝合应避开血管，缝线保持一定的张力。

3. 胆囊缝合方法

《内镜微创保胆手术指南（2015 版）》指出，胆囊切口应用可吸收线连续全层缝合或加浆肌层包埋。胆囊的缝合方法一直以来参照胃肠道的缝合方法，文献上报道的关于胆囊切口的缝合方式有浆肌层缝合 + 浆膜层内翻缝合、3–0 丝线间断浆肌层缝合、2–0 羊肠线连续缝合黏膜层 +0 号丝线间断内翻缝合浆肌层、荷包缝合胆囊壁、5–0 可吸收缝线双层间断缝合，即黏膜与浆肌层分别对合缝合。早在 1887 年，Halsted 认识到黏膜下层胶原纤维的重要性，认为缝合黏膜下层为缝线提供足够的支撑力，而双层吻合反而是干扰吻合口愈合的因素。但限于当时的技术水平和缺乏抗感染手段，医师还沿用古典的双层吻合术。研究表明，胃肠吻合口愈合是一个胶原合成和分解达到动态平衡的生物过程，主要依赖黏膜下层、肌层和浆膜层之间形成的胶原合成、交联和成熟。良好的血液循环可以提供吻合口愈合过程中组织再生的营养供应，从而保证组织的快速再生、重建。相反，局部血液循环不佳，缺氧状态严重，将导致肉芽组织过度形成，或吻合口不易愈合，或愈合后易形成瘢痕狭窄，因此良好血液循环是吻合口组织愈合的关键因素。2008 年中华医学会外科学分会外科手术学学组对于胃肠道的吻合方法推荐使用以下两种：①连续浆肌层及黏膜下层缝合；②全层缝合 + 浆肌层内翻缝合。黄从云等通过动物实验及临床研究证明胃肠道只行浆肌层一层缝合与其他手工缝合方法一样安全可靠，而且缝合更快捷。时鑫等开展胆囊壁间断全层缝合和间断浆肌层缝合的实验分析，并对两种缝合方法进行比较。结果显示两种缝合方法均可行，并且在组织的愈合过程中无差别，但是在全层缝合胆囊壁组的病理切片中可见结石包裹了留在腔内的线头，还可见到缝合处片状的黏膜坏死，而在浆肌层缝合组中没有。在其临床研究中发现浆肌层缝合组有 1 例出现胆囊腔内高回声光点，而全层或双层缝合组有 4 例出现胆囊腔内层状或絮状光团，2 例出现腔内高回声光点，说明胆囊切口采取全层缝合的方法术后结石发生率高于浆肌层缝合法。因此，为了降低术后结石的复发率，保胆取石术后胆囊切口，在切缘彻底止血的基础上，推荐使用浆肌层缝合法进行缝合。

4. 胆囊缝线的选择

从上述对胆囊壁缝合的各种方法中可以发现，缝线的选择也是五花八门。临床应用中，曾使用普通丝线缝合胆囊，但暴露于胆囊腔内的丝线可引起胆泥的附着及组织包裹，导致局部增生性瘢痕的产生，进而影响胆囊的收缩功能；部分患者对丝线具有排除反应，缝合胆囊切口的丝线可落入胆囊，胆泥、黏蛋白、胆固醇等有形成分以细线为核心不断附着，进而导致结石的形成。笔者及所在团队曾在二次保胆手术患者的胆囊结石中发现脱落的丝线；相对而言可吸收缝线在体内经水解吸收，组织反应轻，无异物存留。赵玉沛用可吸收缝线缝合生长愈合较快的组织，如胃、结肠及膀胱等，笔者也赞同这样的选择。对于开腹手术缝合胆囊建议使用 4-0 或 5-0 的可吸收薇乔线，腹腔镜下缝合胆囊时可采用可吸收单向倒刺线。

第六章　胆囊分隔

胆囊分隔是指胆囊由于先天或后天因素导致胆囊被分隔成两个相通的腔隙。远端与近端分隔胆囊 EF 差距大，是导致远端胆囊腔内胆汁淤积及结石形成的重要原因。

第一节　胆囊分隔的发生机制

胆囊的胚胎发育（第 4 周末）是由胆囊原基远端膨大形成，在发育过程中，曾因上皮细胞增生旺盛而阻塞腔室，以后腔室又重新出现，先天性胆囊分隔即在此期发生。而后天性胆囊分隔多是由于反复炎症刺激，胆囊壁发生局限性增厚，并逐渐形成环形狭窄，把胆囊分隔成两个互通的囊腔，形成葫芦样胆囊。后天性胆囊分隔中有一种特殊类型，即胆囊腺肌瘤病，由于胆囊腺肌瘤病有癌变的可能，多数学者把本病列入癌前病变。

第二节　胆囊分隔的诊断

胆囊分隔的诊断并不困难，彩色多普勒由于具有较强的敏感性，而且普及率高、价格相对低廉，在胆囊分隔的诊断中具有不可替代的作用。尽管 MRCP 可以直观立体地显示胆囊的形态，但由于其普及率低且价格昂贵，不作为胆囊分隔的常规诊断方法，只有当 B 超不能确定诊断，且需要与邻近器官的病变进行鉴别诊断时，才进行 MRCP 检查。另外，对于 B 超检查发现的胆总管扩张患者，应该进一步行 MRCP 检查，以明确胆总管内有无结石，或者有无其他导致胆管梗阻的原因。

第三节　胆囊分隔的治疗

先天性胆囊分隔并不一定会引起临床症状，因此仅在体检中发现，这部分患者往往不需要处理。但是伴有结石形成的先天性胆囊分隔或者后天性胆囊分隔患者由于本身受到反复的炎症刺激并出现临床症状，严重者可能出现癌变，因此需要接受外科手术治疗。

一、胆囊切除

目前的检查手段尚不能确定是先天性胆囊分隔还是后天性胆囊分隔，而分隔远端的胆囊壁承受更多的局部压力，容易发生壁间结石，分隔严重时可导致胆囊内胆汁淤积。刘京山等对保胆取石术后结石复发的多因素分析中发现，当胆囊壁间结石合并有胆囊分隔时，其术后 5 年复发率可达 16.9%，为了降低胆囊结石的复发率，特别是Ⅱ度以上壁间结石合并胆囊分隔时，胆囊切除仍然是其主要治疗方案。

二、部分胆囊切除

分隔孔直径＞ 5 mm，胆道镜可自由进出，此类分隔一般不会引起胆汁的淤积，如超细胆道镜不能通过或难以通过，此类患者术后结石复发的概率较高。对于近端胆囊形态、功能正常且壁间结石能取净者，可选择部分胆囊切除，以保留部分胆囊功能。

三、胆囊肝 / 胆总管成形手术

见初级篇第三章第二节的胆汁流出道不畅的相关内容。

第七章 胆囊结石与胆胰汇合部疾病

第一节 胆囊结石相关性胆胰汇合部疾病

胆胰汇合部是胆道系统的重要组成部分，也是胆道外科许多问题和困惑的根源。胆胰汇合部的解剖位置特殊，使其成为内、外科疾病的交叉点，加之其临床发病的复杂性和高风险性，使其成为胆道外科被遗忘的角落。胆胰汇合部是胆总管末端、主胰管开口及十二指肠乳头之间的区域，包括 Vater 壶腹及 SO，有胆胰门户之称。其作为胆道系统的重要组成部分，在调节胆管与胰管压力，控制细菌、肠液和气体向胆管和胰管内反流方面具有重要作用。随着内镜（十二指肠镜、胆道镜、胆道子母镜）技术不断发展，学者们对这一区域的病理生理逐步有了深刻的认识。该部位既存在先天性疾病，也存在获得性疾病，包括器质性和功能性疾病、良性和恶性疾病、腔内和腔外疾病。汇合部自身疾病的临床表现通过肝、胆、胰、十二指肠疾病显示出来，如胆囊结石、胆管结石、胆管炎、梗阻性黄疸、胆源性胰腺炎和肿瘤等，而通常临床仅注意到其引起的继发性肝胆胰疾病，忽视了胆胰汇合部的原发因素，使之成为被遗忘的角落。

第二节 诊断 ERCP 技术在保胆取石术中的应用

一、十二指肠镜检查

于数字减影血管造影（digital subtraction angiography，DSA）室在咽喉部黏膜麻醉下行 ERCP，口咽部麻醉不能耐受者采用丙泊酚注射液 3 ~ 5 mg/（kg · h）泵入。行十二指肠镜检查，明确有无 PAD 及十二指肠乳头部肿瘤，了解十二指肠乳头类型及形态，测量十二指肠壁外乳头长度。多数研究认为，成人共同通道长度 ≥ 15 mm，小儿 ≥ 5 mm 即可诊断 PBM。MRCP 和 CT 检查可诊断较大、较明显的憩室，但诊断 PAD 常常困难，十二指肠镜检查是最准确的方法，可以于直视下观察憩室的大小、数目及乳头与憩室的位置关系、憩室内有无食物残留等。

二、内镜逆行胰胆管造影术

ERCP 可以了解胆管及胰管的走行、胆胰管汇合角度及位置，是否存在胆总管结石、胰管结石或肝内胆管结石，有无胆管及胰管扩张或狭窄等胆胰管形态结构改变。观察造影剂的排空速度及残留情况，如果胆管或胰管内造影剂超过 3 分钟仍未排入十二指肠，或超过 10 分钟仍未排尽，可以间接反映其存在十二指肠乳头炎性水肿、狭窄、结石或肿瘤等引起胆汁淤积的因素。

1. 操作方法

（1）体位：通常患者取左侧卧位，双手自然放于身体两侧的床面上，内镜进入十二指肠后再取俯卧位，操作熟练者可一开始就让患者取俯卧位。

（2）内镜插入：①进入食管。插管时患者颈部微屈，下压大钮使内镜头端上弯，平行于检查床向前轻轻推进，即可越过咽部到达食管上括约肌水平。患者做吞咽动作，轻轻推镜及轻微弯曲内镜头端即可进入食管。②通过贲门。进入食管后，将十二指肠镜头端摆直，轻轻推镜即可通过食管经贲门进入胃内，如果需要，转动镜身及轻微推大钮向下弯曲内镜头端即可完成食管检查。③进入贲门后，下压大钮使内镜头端上弯，同时注入气体，确认胃内结构，将左手降低至诊断床的高度，伸左肘部（“放低左手”），使内镜顺着胃皱襞，沿胃大弯前行至胃体部，远方为胃角下面像，上方为胃体部，下方为胃窦部，左侧为胃前壁，右侧为胃后壁。④通过幽门。调整内镜头端位置使幽门口位于视野的下 1/3 正中处，呈现典型的“落日征”，进镜通过幽门到达十二指肠球部。此时推大钮伸展内镜头端可看到十二指肠球部的全貌及进入十二指肠降部的方向。⑤进入十二指肠降段。到达十二指肠球部后，少许进镜并将镜身顺时针旋转 60° ~ 90°，下压大钮上弯内镜头端，可使内镜镜身顶在胃大弯上，以“长镜身”状态沿十二指肠曲进入十二指肠降部。⑥十二指肠镜直线化。向上提拉内镜使内镜直线化，避免内镜在胃与十二指肠内过度弯曲，以便附件进入。

对于胃扩张患者，清醒状态下很难长时间忍受“长镜身”法中内镜位置的刺激，实际操作中“翘镜、送镜、旋转、提拉”4 个动作几乎在同一时间完成。

（3）寻找乳头及辨认乳头开口：内镜到达十二指肠降部，并经过标准的缩短镜身操作后，可在十二指肠降部沿纵行皱襞走向寻找到乳头，典型的乳头结构包括系带、隆起部和缠头皱襞。一些患者乳头解剖位置异常，可近至十二指肠球部顶端，或者远至十二指肠水平部甚至升部。副乳头通常位于主乳头的右上方，相距约 20 mm，多无缠头皱襞。

寻找到乳头后还需辨清其开口类型。①绒毛型，多见，乳头隆起的中心或系带起始部可见稍红润的晕区，中心处绒毛较细，范围 2 ~ 3 mm，插管易成功；②颗粒型，少见，晕圈小，绒毛少，开口窄，中心有时可见米粒样息肉脱垂；③裂隙型，开口呈纵行线状，常有较粗的系带，无明显晕圈及绒毛；④ 单孔型，开口呈小孔状，硬而固定。

（4）插管：在插管和注射造影剂之前，常规摄取右上腹平片，观察十二指肠镜与脊柱的位置关系。乳头插管最好位于平面中心位置，借助内镜头端的弯曲功能旋转镜身，使用抬钳器、推进或回拉镜，调节造影导管接近乳头。胆管插管多从乳头下方插入或用导管挑起乳头，向 11 ～ 12 点方向插管。胰管插管多垂直于十二指肠壁或向 1 ～ 2 点方向插管。

如果插管困难，可用导丝引导插管，也可选择弓形双腔乳头切开刀，通过调节钢丝的张力改变导管头的方向，并可上抬乳头切开刀，使导管头端顺应胆管轴的方向以利于插管。操作过程中，时常注射少量造影剂，判断插管是否成功。

（5）造影：插管成功后，先回抽胆汁或胰液，降低胆管或胰管内压力，同时排空造影导管内的空气，再进行造影。胆道造影时，造影剂浓度高，管道显影好，但是易遮盖结石、病灶而呈假阴性；浓度过低，透视下管道显示不清。为了减轻造影剂对胰腺及胆管的损伤，可选用非离子型造影剂。推注速度以 0.2 ～ 0.6 mL/s 为宜，造影剂注入量视造影目的而定，胰管造影时，1 mL 胰管显影，2 mL 一级分支显影，3 mL 2、3 级分支显影，4 mL 胰腺实质显影，通常情况下 2 ～ 3 mL 即可；胆总管及肝管显影需 10 ～ 20 mL，根据胆囊大小及肝内外胆管扩张程度可用 20 ～ 80 mL，个别巨大胆管囊肿用量达 120 ～ 200 mL。胆管造影的原则是肝内 3 级胆管显影即可，造影过程中如果压力过大、量过多，可引起胰腺腺泡及毛细胆管显影，导致术后发生急性胰腺炎及急性胆管炎的概率升高。

疑有胆总管结石者，注射造影剂前先摄 X 片，因为一些小结石呈“半月征”，注射造影剂后可能会屏蔽这些小结石。术中可以改变体位或旋转 X 线机器排除一些干扰，如肠气、骨结构、遮盖物。倾斜检查台可利用重力作用，使造影剂充盈肝内胆管或胆总管末端，其中头低脚高位可使肝内胆管显示清楚，仰卧位可充盈右侧肝内胆管，头高脚低位则能更好地显示胆总管下端及胆囊，判断乳头的引流情况和胆管的排空状态。

胰管在无梗阻的情况下，胰管内造影剂通常 1 ～ 2 分钟排空，因此在胰管尾部充盈后应立即摄片。造影剂在胆管内滞留时间比在胰管内长，如果胆管内造影剂在术后 45 分钟仍未排空，则提示引流不畅，应疑有乳头功能障碍或乳头切开不够。

2. 术后处理

ERCP 是在镜头直视下观察人体自然腔道，还可用作造影检查，除了给患者带来咽喉部等局部不适外，也可能因器械造成胃肠穿孔、出血，以及灌注造影剂引起胆管炎、胰腺炎、胆囊炎，如治疗不及时，可危及患者生命，因此在行 ERCP 术后需注意以下方面。

（1）预防应用革兰阴性杆菌敏感的广谱抗生素，术后第 2 天早晨查血常规，血常规无升高者，使用抗生素 2 天；血象升高者，根据血象升高程度及体征，调整抗生素档次、剂量、疗程，检测血常规变化，必要时行血液培养及药敏试验，选择敏感性抗生素，直至恢复正常。

（2）常规应用抑酸、解痉药物，术中如胰管显影或有 ERCP 术后胰腺炎高危人群，预防应用抑制胰酶活性及抑制胰液分泌的药物。

（3）严格禁食，术后 3 小时、12 小时查血清淀粉酶，如超过正常值且伴有腹痛、发热、血常规升高，应按急性胰腺炎处理。

（4）注意有无寒战发热、腹痛、黄疸等情况。

3. 并发症的预防和处理

ERCP 是比较安全且具有价值的胆胰疾病的检查方法，但是如有操作不慎也可发生一些并发症，其中有些并发症甚至能危及患者生命。Bilbao 统计 10 000 例 ERCP 检查结果，并发症发生率为 4%，死亡率为 0.2%。上海协作组统计 1674 例 ERCP 检查结果，并发症发生率为 1.19%，死亡率为 0.18%。ERCP 术后常见的并发症是注射造影剂后引起的急性胰腺炎、急性胆管炎、胃肠穿孔等，这些并发症轻则延长住院时间，重则导致严重损害甚至危及患者生命。

（1）急性胰腺炎

急性胰腺炎多因造影剂注入过快、量过大，引起胰管过度充盈，造影剂或气泡进入胰腺实质，引起胰管或腺泡的急性损伤，反复插管还能引起乳头括约肌水肿，导致胰液排泄不畅，引起胰管内高压。内镜附件，如导丝、造影导管或扩张器等，可引起胰管损伤或将肠管内细菌带入胰管内。对于急性胰腺炎的预防和处理措施主要包括以下几方面：①选择非离子型造影剂；②术中要尽量减少造影剂过度充盈，避免胰管反复插管时将气泡或造影剂注入胰腺，一般 2 ~ 3 mL 的造影剂以 0.2 ~ 0.6 mL/s 的速度缓慢推注，全胰管系统即可显影；③胰管造影后 10 分钟，造影剂排泄不净，可将胰管括约肌切开或置入胰管外引流管引流；④术后常规应用抑酸、解痉药物及抗生素，如胰管显影或有 ERCP 术后胰腺炎的高危人群，预防应用抑制胰酶活性及抑制胰液分泌的药物；⑤术后 3 小时、12 小时查患者血清淀粉酶，如超过正常值且伴有腹痛、发热、血常规升高，应以急性胰腺炎处理，严格禁食、补液、解痉、止痛、胃肠减压等，个别患者发展为重症胰腺炎，应急诊手术或采取 ERCP 行胰管括约肌切开及胰液引流减压治疗，对于血淀粉酶明显升高而无体征者，可不予处理。

（2）急性胆管炎

内镜附件，如导丝、造影导管或扩张器等引起乳头水肿或将肠管内细菌带入胆管内，造影剂注入过快、量过大，引起胆管内高压，导致毛细胆管破裂，胆汁、细菌等可经毛细胆管进入肝窦内。对于急性胆管炎的预防和处理措施主要包括以下几方面：①急性胆管炎发作期，应做鼻胆管引流，胆道压力降低后再行胆管造影；②胆道造影推注造影剂的速度要慢而均匀，3 级胆管显影后立即停止造影，胆管直径越细，速度越慢；③十二指肠乳头狭窄或伴有急慢性乳头炎时，可同时行 EST 治疗。

（3）胃肠穿孔

诊断性 ERCP 很少发生胃肠穿孔，往往为内镜操作不慎所致，其后果严重，有腹膜刺激征者往往需外科手术处理，仅有后腹膜气体者，可采取内科保守治疗。对于胃肠穿孔的预防和处理措施主要包括以下几方面：①操作者应在学习胃镜的基础上进行 ERCP 模拟训练，尤其注意过幽门及插管方位调整的练习，达到稳、准、轻、柔；②进镜时注意手感、寻腔进镜，胃腔尽量少进气，避免暴力操作。

（4）呼吸抑制及低氧血症

ERCP 术中出现呼吸抑制及低氧血症主要原因是镇静药物剂量大或呼吸道不畅，其预防和处理措施主要包括以下几方面：①对于高龄、黄疸及肝功能较差者，术中镇静药物需减量；②通气功能不足者，给予吸氧；③清除胃内潴留液，减少误吸的发生。

（5）恶心、呕吐

部分患者咽喉部反应较重，十二指肠镜进入及操作过程中及术后出现难以耐受的恶心及呕吐症状，其预防和处理措施主要包括以下几方面：①延长咽喉部黏膜麻醉药物在咽喉的停留时间；②增加镇静药物剂量；③术后出现恶心及呕吐症状，对症处理即可。

（6）其他

还可见药物不良反应及造影剂过敏反应；迷走反射诱发心律失常，甚至心脏骤停；急性梗阻性化脓性胆管炎患者可出现感染性休克，予以补充血容量、抗休克、抗感染治疗，简化内镜操作，尽量少造影。

第三节　治疗性 ERCP 技术在保胆取石术中的应用

治疗性 ERCP 技术包括 EST、EPBD、ERBD、ERPD、ENBD、ENPD、球囊取石、金属支架置入，等等。

一、内镜下乳头括约肌切开术

EST 是 1974 年由日本的 KawaiK 及德国的 ClassenM 分别研究的，此后临床上逐渐应用于胆管取石治疗。我国在 20 世纪 80 年代初期开始在临床上研究及开展 EST 治疗胆结石的相关技术，为我国胆总管结石的治疗开辟了新的方向和选择。近 10 年来 EST 取石技术已在世界范围内迅速地推广和研究应用，并逐渐成为临床上胆总管结石的首选治疗措施。EST 治疗胆囊结石相比传统的外科手术来讲，其优势主要有对患者本身的损伤小、临床上治疗周期较短、对于复发胆囊结石患者可重复进行，并且术后并发症较外科手术少。

对于 PBM 者，EST 能缩短胆 - 胰流出道，使胰管—胆管处于分流状态，不但能降低流出道压力，促进胆汁及胰液排出，使胰液不反流或反流位置较低而直接进入十二指肠腔内，顺行造影胰管不再显影，而且通过该方法处理后，胆汁中的淀粉酶大大降低。对于胰胆管汇合位置过低或合流过长，此种方法效果更佳。所有病例的胆汁均未测到淀粉酶，这是因为该方法的结果是胆管 - 胰管分流，也就是胆管、胰管分别开口，从根本上解决反流问题。这说明 EST 的可行性和有效性，而且其对预防肿瘤发生，防止结石、胰腺炎复发的效果明显，同时可降低胆肠吻合的风险及避免并发症。效果不佳的原因是胰管汇合胆管位置过高，缩短流出道有限，胰液仍有反流，但胆汁中的淀粉酶明显下降，说明缩短流出道对胰液反流发挥一定作用。如果一味地追求缩短流出道，难免会发生反流。目前引起普遍争议的是 EST 破坏了胆道的密闭性和 SO 功能，但笔者要求的是缩短胆管 - 胰管汇合流出道，切开的只是乳头括约肌，即十二指肠乳头小切开或中切开，并未完全损伤 SO、破坏胆道的密闭性。检测其是否发生肠液反流的证据有两方面：一是观察 T 管引流袋是否有气体、肠液或食物；二是检测胆汁是否含淀粉酶，若含淀粉酶其是否持续增高。实际上并未出现上述两方面的结果。对于 PAD、乳头狭窄及 SOD 患者，EST 技术缩短了流出道，降低了流出道出口的压力。大部分 SOD 患者行 EST 后症状消失；少部分症状未消失者，以电针刀烧灼乳头 3 点、6 点、9 点、12 点部位，疼痛症状奇迹般消失。考虑症状消失是 EST 或烧灼的过程破坏了十二指肠乳头神经束，中断其异常电荷传导的结果。

临床长期的应用和总结发现，EST 术中行乳头括约肌切开，尤其是对于年轻的胆囊结石患者，EST 术后括约肌功能会更易低甚至丧失，也可造成胆管长期暴露于十二指肠液的环境中，甚至可能引发癌变等，此类问题一直未能明确原因及得到很理想的解决。根据国内外相关研究发现，EST 治疗胆囊结石术后的并发症发生率为 6.3% ~ 11%，其中死亡率为 0.1% ~ 0.4%。EST 术后主要的并发症是出血，这与 EST 本身的操作、患者的身体状态及操作者的临床经验等都有关系。急性胰腺炎也是 EST 术后常见的并发症，其发生率为 0 ~ 30.9%。ERCP 术后导致胰腺炎的危险因素可以分为患者相关危险因素及内镜相关危险因素，前者包括年轻女性、有胰腺炎病史者、SOD 患者等，后者包括困难插管、乳头括约肌切开、胆管内超声检查及胰管造影等。在逆行感染及胰蛋白酶激活的基础上，这些危险因素可以引起多种损伤，如机械性损伤、化学性损伤、热损伤、流体静力损伤及过敏性损伤等，上述各种危险因素可以分别或同时导致胰腺的内外分泌过度、胰液排泄管道受阻、胰腺供血障碍、血液循环障碍等，在此基础上胰腺大量的活性酶可以被激活，如磷脂酶 A2、胰腺蛋白酶原、胰腺脂肪酶原等大量释放，并可形成瀑布式的激活，这些都会增加术后胰腺炎的发生率。同时，胰腺细胞、胰腺周围血管上皮细胞的损伤及坏死组织又可促进胰腺各种消化酶的释放，释放的各种消化酶和坏死组织物又能通过血液循环和淋巴管循环扩散至全身，引起体内多种重要脏器损害。最终导致 ERCP 术后急性胰腺炎的发生。而预防性胰管支架置入，可以降低胰管内压力，保持胰液的顺畅排泄，减少造影剂、流体静力学及细菌等引起的胰腺损伤。在过去的几十年中，大量的临床研究显示 5 Fr/5–7 cm 的塑料直型胰管支架对预防术后胰腺炎是安全有效的，尤其是高危患者。笔者及所在团队设计了一体式胰胆管支架用于 ERCP 术后胰腺炎的预防，该研究显示两组患者 ERCP 术前、术后及胰管支架取出后的血淀粉酶及脂肪酶水平相比无明显差异（$P > 0.05$），ERCP 术后急性胰腺炎的发病率，一体式胰胆管支架组为 2.74%（2/75），普通胰管支架组为 3.6%（5/139），两组之间的差异也无统计学意义（$P > 0.05$），说明一体式胰胆管支架在预防 ERCP 术后急性胰腺炎的效果与普通胰管支架相当。

二、内镜下乳头球囊扩张术

1982 年，StaritzM 等学者首次报道了经内镜下十二指肠乳头括约肌球囊扩张术治疗胆总管结石的方法。但随后发现该项技术术后胰腺炎的发生率较高，故未广泛开展。直到 20 世纪 90 年代，随着进一步的研究及发展，数篇报道均认为 EPBD 可保护患者的十二指肠乳头括约肌功能，而且在这些报道中发现术后胰腺炎的并发症发生率并不高，此时 EPBD 取石技术才逐渐在临床上重新得到推广和应用。EPBD 与 EST 相比，操作更加简单，无须做括约肌切开而更加安全，并可以保存乳头括约肌的功能。

2001 年，Yasuda 等研究发现 EST 和 EPBD 取石术后短期内十二指肠乳头括约肌的功能都会受到不同程度的影响，其中 EPBD 术后 1 年的患者十二指肠乳头括约肌的功能虽然未恢复到术前正常的状态，但较其术后 1 周时功能已得到明显的恢复；而 EST 组患者的十二指肠乳头括约肌的恢复情况相对 EPBD 组来说较差，括约肌功能较术前有明显的降低，研究人员认为 EPBD 可较好地保护十二指肠乳头括约肌的解剖结构及功能。在并发症方面，该研究还发现 EPBD 术后患者在胆结石、术后胆管感染及胰腺炎的复发率要低于 EST 术后患者。因此可以认为 EPBD 治疗胆囊结石可有效减少 EST 所致的出血风险，还可保留乳头括约肌的功能。采用 EPBD 患者术后的结石复发率及术后胆道感染率也明显少于采用 EST 患者。

十二指肠生理解剖结构异常，如出现憩室内或憩室旁乳头等，EST 发生出血及穿孔的概率较高。而 EPBD 取石成功率较少受 PAD 的影响。以往的观点认为 EPBD 术后胰腺炎的发生率要高于EST，并因此限制了该技术的广泛应用。但近年来关于EPBD与EST取石术后胰腺炎的前瞻性随机对照研究发现，EPBD术后胰腺炎的发生率并不明显高于EST。EPBD术中行球囊扩张时，患者可能会因胆道扩张出现明显的疼痛感，发生率约为50%，主要为胆绞痛样症状，停止球囊扩张后迅速消失。笔者及所在团队主张在行EPBD前要尽量抽吸患者胆道内的胆汁，目的是降低患者胆管内多余的胆汁，减少胆道内的压力，术后患者的疼痛感会降低，也可减小术后胆道逆行性感染的概率。

三、内镜下乳头括约肌切开联合球囊扩张

EST对切开方向的要求较高，一般以胆总管轴向为准，为了避免切口过大导致出血、穿孔，其切开范围有限，进而增加了结石取出的难度，若强行取出易造成乳头水肿甚至撕裂。国内外大量研究认为，对于较大的胆总管结石、凝血机制异常、乳头旁憩室、胃毕Ⅱ氏术后等患者，建议在EST后实施球囊扩张。因为EPBD球囊导管插入胆总管并扩张所需的技术比较简单，EPBD适用于十二指肠乳头周围憩室或毕Ⅱ氏胃肠吻合等解剖结构异常的患者。一项临床随机对照试验发现，对于毕Ⅱ氏胃大切术后的患者，EPBD相对于EST更容易操作，并发症更少，而且不增加并发胰腺炎的风险。Komatsu等也报道了86例乳头周围憩室患者EPBD成功取出胆总管结石的经验。在凝血功能异常的患者中，EST术后延迟出血已经被报道过，而且几乎不会发生在EPBD术后。Watanabe等指出EPBD组中5例患者有肝硬化，但无一人发生术后出血，同时鲁超等通过EPBD对比EST治疗胆总管结石的Meta分析结果显示，EST组患者出血的风险明显高于EPBD组。EPBD在长期胆囊炎、结石复发和总的长期并发症方面发生的风险明显低于EST。在一项临床随机对照试验中，Yasuda等在对282例患者进行长达6～7年的随访发现，EPBD的远期发病率明显低于EST（10.1%与25.0%，$P < 0.01$），其中结石复发分别为11例和25例，同时多变量分析指出，乳头周围憩室和胆囊结石也是结石复发的危险因素。一些测压法的研究表明SO的功能在EPBD术后保存完好，实验动物模型、外科手术和死亡病例的病理解剖都表明SO保存良好，而EST后功能减退明显，长期并发症如长期胆囊炎、长期胆管炎、结石复发与十二指肠胆汁反流和胆系感染关系密切，EST后结石复发概率增高的原因可能是EST破坏了乳头括约肌的功能和完整性，引起了胆汁反流和胆道细菌感染。

EPBD是根据括约肌过伸的原理，在争取不破坏胆胰壶腹括约肌和保持乳头括约肌完整性的前提下研发应用的，在EST联合大球囊扩张术中，一般选择乳头括约肌小切开，因此能基本保留乳头括约肌的正常生理功能。吴承荣等认为，在ERCP后行EST及EPBD可有效控制乳头的撕裂方向，防止扩张球囊在扩张时过度靠近胰管，甚至撕裂胰管开口，尽量远离胰管开口以减少术后胰腺炎的发生率。吴胜等认为，EPBD简便、易

行，本身并不增加 ERCP 的并发症，且能有效预防 ERCP 术后胆管炎、胰腺炎患者的并发症，但是对 EST 术后是否常规行 EPBD 尚有争议。

ERCP 术中所用的胆道常规扩张球囊直径最大约为 1.0 cm，而 EPBD+EST 联合术中扩张球囊的直径规格是 1.2 ～ 2.0 cm，球囊直径的选择主要根据胆总管的直径进行判断。如果患者有胆管扩张，直径一般会达到或接近 2.0 cm，所以使用充气扩张后直径可达到 2.0 cm 的大球囊较为合适。关于气囊扩张的最佳持续时间还无定论，在单纯性球囊扩张治疗胆总管结石的研究中发现，球囊扩张持续 5 分钟者比持续 1 分钟者取石效果更好。此数据是否适合 EPBD+EST 联合术还未经证实。有些学者主张只要扩张球囊腰部，且持续扩张 30 ～ 60 秒就应注意维护球囊及胆管，这样在接近最大压力后，即使胆道未扩张到理想口径，也不再施加额外压力，以避免球囊穿孔或胆道受损，增加手术风险。

1. 手术步骤与操作

（1）十二指肠镜检查

观察乳头形态、开口类型、乳头长度、是否合并乳头旁憩室、有无肿瘤、内镜窄带成像术（narrow band imaging，NBI）呈现的图像。

（2）内镜逆行胆管造影术

了解内镜逆行胆管造影术（endoscopic retrograde cholangiography，ERC）中的胆管的形态、扩张及狭窄部位，结石的部位、数目及大小，有无 PBM 等，再决定是否行 EST 治疗。

（3）胆管括约肌切开

EST 主要应用于壶腹部及胆管括约肌的切开，从而进行胆道疾病的诊断及各种治疗性操作。目前最常用的是拉式切开刀，插入切开刀进入胆总管内，适量退出切开刀，后拉钢丝使切开刀头端呈弓形，导丝头端 1/2 ～ 2/3 位于乳头内，调节切开刀使导丝位于 11 点到 1 点方向，接通电流后即可进行 EST。

（4）胰管括约肌切开

胰管括约肌切开的方法与胆管切开相似，但是胰管的壁内段较胆管更短，为了降低穿孔的危险，沿 1 点到 2 点方向切开，大乳头切开的长度一般不能超过 1.0 cm，小乳头切开长度一般为 0.2 ～ 0.3 cm。

2. 手术要点及难点

（1）切开刀的选择

不同的电刀其切开方法有一定的差异，拉式切开刀适用于乳头开口较大，切开刀较易插入者；对于乳头开口小、壶腹部结石嵌顿，而导丝无法进入胆总管者，可选用针状切开刀做乳头开窗术或将乳头剖开。可以将针状刀头插入乳头内，通过上抬抬钳器，沿胆管方向向上切开乳头，也可以在距离乳头开口 5 mm 处，将针状电刀刺入乳头内，下降抬钳器或向下弯曲镜头，使针状电刀切开乳头，显露胆管腔，再插入拉式切开刀切开乳头。对于扁平状乳头及乳头开口较小，导丝无法进入胆总管者，可选用推式切开刀，边切割边插管，待乳头开口切开后，再使用拉式切开刀切开乳头。

（2）切开电流的选择

切开电流的波形包括单纯切割电流及切割凝固混合电流，前者容易出血，后者切割速度慢，术后胰腺炎发生率高。长期以来对 EST 电流模式的选择都存在争议，最常使用高强度切割、低强度凝固的混合电流。

（3）乳头切开的长度

乳头切开的长度取决于乳头形态、结石大小及数目等，通常行小切开即可，但是对于直径超过 1.5 cm 的结石往往需要行大切开。临床上应用的大、中、小切开可根据乳头上的 3 条环形皱襞来确定，切开深度不超过缠头皱襞为小切开，超过缠头皱襞而未超过第 2 条环形皱襞为中切开，超过第 2 条环形皱襞为大切开。目前已很少需要进行危险的大切开，如需一个较大的开口，可先行小切开或中切开，然后使用球囊扩大切开。

（4）切割速度

临床上往往通过控制通电时间与电刀张力来控制切割速度，为了预防 EST 出血、穿孔等并发症，切开速度不宜过快，避免过度拉紧刀丝，防止产生“拉链现象”。

（5）导丝的应用

对于乳头较小，切开刀插入困难者，可先在胆管内预置一根导丝，以导丝做定位，减少术中造影及插管的次数，在导丝的引导下置入切开刀进行 EST，能降低术后胰腺炎的发生概率。

（6）无效切割后切割不全

①乳头切开失败可能是刀丝与胆管壁组织接触过多，仅使导丝的前 1/3 留置在胆管内；②如导丝与组织接触过少，会导致不全切割，切割前要拉紧导丝，使用抬钳器上举切开刀，使导丝与组织紧密接触；③切割过程中，特别是频繁或过高地使用凝固电流，导丝表面会有组织粘连，增加阻力，影响切割。此时要拉出切开刀，清理导丝；④对于乳头肥厚者，切开的时间稍长，不要误认为是无效切割，而过度拉紧导丝，可能产生“拉链现象”，增加出血及穿孔等并发症的发生率。

（7）切开方向

胆管括约肌切开的方向定在 11 点到 1 点方向，如偏离正常方向，将面临出血及穿孔的风险。导丝位置偏离时，可以对切开刀的头端重新定形，术中拉紧导丝可以使切开刀向右偏，亦可以转动切开刀来调整导丝与纵轴的位置。

（8）特殊类型的 EST

1）毕Ⅱ式术后的 EST

毕Ⅱ式术后者乳头与正常解剖相比，十二指肠镜下乳头旋转 180° ，切割点位于 5 点方向，常规导管及乳头切开刀难以接近乳头。依据其解剖结构设计的反式乳头切开刀利于插管、切开等操作，但是要将切割导丝保持在 5 点位置十分困难，通常的办法是先置入胆管内引流管，再以支架为指引应用针状切开刀沿胆管壁轴向切开乳头，尽管如此，国内毕Ⅱ式术后 EST 的成功率与常规 EST 的成功率还是有显著差异。

2）结石嵌顿于乳头内的 EST

乳头内有结石嵌顿时妨碍插管及乳头括约肌切开，可先用导丝越过嵌顿结石进入胆总管，在导丝的引导下插入双腔乳头切开刀，行乳头括约肌切开。或者采取拉式切开刀或针状切开刀，对于乳头开口隐蔽者，更适合使用针状切开刀。

3）憩室旁或憩室内乳头的 EST

憩室旁或憩室内乳头因为开口比较隐蔽、乳头位置变异、胆总管壁隆起不明显、缠头皱襞难以辨认等导致乳头切开的难度较大，EST 容易发生穿孔，因此乳头旁憩室被认为是 EST 的危险因素。在找到乳头开口以后，可以使用针状切开刀沿胆管壁逐步切开。如胆总管走向不能确认，可以先置入胆管内引流管，再以支架为指引应用针状切开刀沿胆管壁轴向切开乳头。对于憩室旁或憩室内乳头的处理，笔者及所在团队往往先小小切开乳头括约肌，随后行内镜下球囊扩张术，以降低穿孔的风险。

3. 术后处理

（1）观察患者有无黑便、呕血、皮下积气。

（2）术后血淀粉酶正常且无明显腹痛者，进 2 ～ 3 天全流食，随后改为半流食，1 周后可恢复正常饮食。

（3）术后处理同内镜逆行胰胆管造影术。

4. 并发症的预防与治疗

（1）EST 相关胰腺炎

EST 相关胰腺炎的诊断标准是术后患者新出现或出现较术前加重的腹痛，术后 24 小时血清淀粉酶或脂肪酶超过正常上限值的 3 倍，对于 EST 相关胰腺炎的预防和治疗同本章内镜逆行胰胆管造影术。

（2）EST 相关出血

EST 相关出血的发生率约为 2%，对于 EST 相关出血的预防和治疗主要包括以下几点。①术前 1 周停用阿司匹林或其他非甾体类抗炎药物。②梗阻性黄疸、急性梗阻性化脓性胆管炎等有出血倾向患者，术前输注新鲜血浆及补充脂溶性维生素 K_1，术中可以向乳头预先注射 1 ∶ 1000 的肾上腺素。③ EST 切开点靠近乳头 12 点位置，避开十二指肠血管。④切割时使用混合切割电流。⑤行 EST 时注意放慢速度，防止产生“拉链现象”。⑥ EST 切开大小要适当，禁忌暴力取石，对于直径 1.5 cm 以上的结石可联合

EPBD 及机械碎石。⑦切开初期的出血多来自毛细血管，如果乳头功能正常，这种出血多呈自限性，切开后期的出血或扩大切口引起的出血可能源自十二指肠后动脉的变异支。轻微的渗血可以局部喷洒 1 ∶ 1000 的肾上腺素或凝血酶冻干粉。如果出血不止，可以使用拉式切开刀或针状切开刀的电凝或混合电流予以烧灼止血，也可以在胆总管末端充盈气囊压迫出血点 5 分钟，或者使用内镜注射针向切开的括约肌注射 1 ∶ 1000 的肾上腺素或稀释的白眉蛇毒血凝酶促进血管的收缩和血栓的形成，但是使用注射针时注意避开胰腺开口，防止胰管开口周围组织水肿引起胰腺炎。若为十二指肠后动脉出血，因出血量较大，前几种方法止血效果不佳时，可以使用内镜下金属夹止血，如果仍然无效，则应急诊手术或选择介入动脉栓塞止血。⑧ EST 术后常规留置鼻胆管，对术中发生出血或有发生迟发性出血的高危患者，术后常规使用稀释的凝血酶冻干粉或 1 ∶ 10000 的肾上腺素冲洗 3 天，以降低术后迟发性出血的概率。

（3）EST 相关穿孔

EST 相关穿孔的发生概率较低，约 0.3%，其中毕Ⅱ式术后及疑有 SOD 的患者发生率高，常伴有腹痛和后背部疼痛、发热及血象升高，腹部 X 线显示后腹膜存在气体。对于 EST 相关穿孔的预防和治疗主要包括以下几点：①术前使用解痉剂镇静剂，避免肠管的频繁蠕动；②根据组织特性选择导丝的长短，可用导丝较短的乳头括约肌切开刀（20 ~ 25 mm），并采用分段切开；③根据乳头大小选择适宜的电流，切开时通电时间不宜超过 3 秒；④避免乳头大切开，EST 对于直径 1.5 cm 以上的结石可以在小切开的基础上联合 EPBD 及机械碎石；⑤禁忌暴力取石；⑥根据不同类型的穿孔采取不同的治疗方案。导丝穿孔者可选择保守治疗；对明确的穿孔者可试行内镜下钳夹封闭，同时行充分的胆道引流，并行胃肠减压及非手术治疗，如内镜下钳夹封闭失败者则采取外科干预，目前常用的治疗方案是后腹膜穿刺引流及剖腹修补术。

（4）EST 相关胆管炎

EST 术后合并胆道感染的概率较低，对于急性胆管炎 EST 相关胆管炎的预防和处理措施主要包括以下几方面：①完全解除胆道梗阻，如胆总管内结石不能取净者，可做鼻胆管引流或置入胆道内引流塑料支架。②怀疑有胆道感染者，预防应用革兰阴性杆菌敏感的广谱抗生素，术后第 2 天早晨查血常规，血常规无升高者，抗生素使用 3 天；血常规升高者，根据血常规升高程度及体征，调整抗生素档次、剂量、疗程，检测血常规变化，必要时行血液培养及药敏试验，选择敏感性抗生素，直至恢复正常位置。③联合经皮经肝胆管穿刺或 PTGD 治疗 EST 术后胆道梗阻未解除者。

第八章　复发性胆囊结石的处理

第一节　保胆取石术后早期胆囊内絮状物

无论采取小切口还是经腹腔镜路径的保胆取石 / 息肉手术，均存在胆囊损伤，包括胆囊切开及缝合伤、取石及息肉切除中的黏膜损伤、手术中对胆囊牵拉引起的损伤，上述损伤会引起胆囊的炎性反应及修复，术后 1 周的超声检查可发现胆囊收缩功能均有不同程度的衰减，表现为胆囊 EF 降低及胆囊内絮状物淤积。淤积的絮状物主要成分是胆囊黏膜炎性水肿分泌的黏蛋白、息肉切除及胆囊缝合时引起的黏膜出血，以及胆汁浓缩后形成的胆固醇结晶。随着胆囊炎性水肿的消退及收缩功能的逐步恢复，胆囊内絮状物可随胆汁排入十二指肠，大部分患者在术后 1 个月复查超声时，可见胆囊 EF 也明显改善，而且之前存在的胆囊内絮状物均消失，但是仍有部分患者持续或间断存在胆囊内絮状物，甚至可发展为胆囊泥沙样结石，最终导致结石复发。

一、药物治疗

药物治疗是保胆取石 / 息肉术后用于预防胆囊内絮状物淤积的主要方法，常规药物包括抗生素、解痉药物、溶石药物及排石药物。

1. 抗生素

正常情况下，胆汁内是无细菌生长的。在某些病理情况下，细菌可经淋巴系统及血液系统进入胆道，也可以由肠道经十二指肠乳头逆行进入胆道并滞留繁殖，引起胆道的感染。细菌培养药敏测试是指导应用抗生素最过硬的指标，目前胆道手术中胆汁的细菌培养阳性率正在不断提高。大量的研究结果显示胆汁中培养的细菌主要为大肠埃希菌、克雷白菌属、肠球菌属、沙雷氏菌属、金黄色葡萄球菌。叶英等研究了 10 年间胆道感染致病菌的变迁情况，指出占主导地位的大肠埃希菌、肠杆菌比例下降，以肠球菌为首的革兰阳性菌渐渐增多。肠球菌在院内感染中的地位也越来越突出，是院内感染的第 2 位病原菌，检出率仅次于大肠埃希菌，超过铜绿假单胞菌和金黄色葡萄球菌。因此，在胆汁培养中，除了应对传统革兰阴性菌检验外，还不应忽视对以肠球菌为代表的革兰阳性菌的检测与药敏工作。

任建军等研究显示胆总管结石患者的胆汁细菌培养阳性率为 81.8%，并且以革兰阴性菌为主，占 86.7%，胆囊结石患者术中胆汁细菌培养阳性率达 20%，其中非急性期阳性率为 2%，急性期阳性率达 41.8%。杨玉和等研究发现单纯胆囊炎、胆囊结石、胆囊息肉的细菌阳性率分别为 75%、50.7%、21.4%，胆囊炎合并胆囊结石者的胆汁细菌阳性率为 50.4%，合并胆囊息肉者细菌阳性率为 21.4%。说明单纯胆囊结石患者急性期胆汁细菌感染率高，而非急性期胆汁细菌感染率很低。这提示临床医师在处置胆道疾病的不同时期，抗生素的使用策略应有所不同，术前一律应用抗生素预防感染的习惯做法值得商榷。对于急性期胆囊结石、胆总管结石及老年患者（≥ 60 岁）因其胆汁感染率高，应预防性使用抗生素，即术前 30 分钟使用 1 次，术后连用 2 ～ 3 天即可，不需延长使用时间。对于非急性期胆囊结石患者行择期手术不需预防性使用抗生素，但术中应严格无菌操作。但是保胆取石 / 息肉或胆囊切除术会引起胆囊壁损伤，为细菌在胆囊内滞留和繁殖创造了条件，而细菌感染又积极参与并促进了结石的发生和发展。Binette 等在混合性胆囊结石中发现了细菌性蛋白，证明了炎性物质在成石中的重要性，Vitetta 认为细菌可能通过产生的酶加速成核基质形成或作为胆固醇结石中的巢核参与成石，王学军等认为胆囊结石形成与胆囊黏膜糖蛋白的分泌亢进密切相关，而大肠埃希菌、肺炎克雷伯杆菌、铜绿假单胞菌感染均可以刺激糖蛋白分泌增加，尤以大肠埃希菌的作用最强，因此在保胆取石 / 息肉围手术期应该预防性应用抗生素，以降低结石的复发率。

以往胆道感染常经验选用的抗生素为青霉素类、头孢类及氨基甙类药物，此外还联合抗厌氧菌药物如甲硝唑、替硝唑等。近年来，随着广谱抗生素的大量应用，细菌的耐药性明显增加。以往常用的二、三代头孢和喹诺酮类药物如环丙沙星等耐药性较前有所增加，原因与近来临床上不合理应用抗生素，导致了细菌对头孢及喹诺酮类抗生素产生的耐药性有所增加有关。杨玉和等研究药敏试验表明，亚胺培南、万古霉素对细菌有较高的敏感性，分别为 95.7%、89.4%。阿米卡星、氨苄西林亦有较高的敏感性，可达 70.5%、84.3%。由于亚胺培南价格较昂贵。万古霉素的不良反应较大，临床应用皆有一定限制。阿米卡星、氨苄西林有较高的敏感性，表明传统的价格低廉的抗生素对细菌仍有较高的敏感性，甚至优于价格较贵的抗生素。

2. 解痉药物

解痉药物可以抑制胃肠道蠕动，缓解痉挛性收缩，在急性胆囊炎、急性胆管炎等肝胆疾病的临床实践中应用已久。由于阿托品、山莨菪碱、东莨菪碱等特异性较差、不良反应较大，临床已经很少使用，近年来常用的解痉药主要是丁溴东莨菪碱。丁溴东莨菪碱对胃、肠平滑肌均有很强的抑制作用，可以显著抑制 SO 的收缩。Allescher 等对 17 例行 ERCP 的患者进行 SO 测压研究，在用药前和用药后 30 秒、1 分钟、2 分钟、5 分钟、10 分钟等时间点测定十二指肠乳头 SO 收缩频率、收缩幅度和基础压力，结果发现静脉注射丁溴东莨菪碱 40 mg 后十二指肠乳头 SO 收缩受到明显抑制，平均收缩频率由

5.4 次 / 分下降至 1.0 次 / 分，平均收缩幅度由 106.3 mmHg（1 mmHg= 0.133 kPa）下降至 55.2 mmHg，平均基础压力由 13.9 mmHg 下降至 11.0 mmHg。在用药 30 秒后，抑制作用最明显。孔静等通过胆道镜对胆道术后留置 T 管的患者进行 SO 测压，观察常规剂量的阿托品与丁溴东莨菪碱对吗啡的拮抗作用。结果表明，两者 SO 基础压、收缩幅度均下降，在丁溴东莨菪碱组还可观察到收缩频率明显减慢。保胆取石 / 息肉或胆囊切除术后胆囊 EF 降低，可引起胆道内高压，进而诱发胆漏及胆囊内絮状物的发生。使用丁溴东莨菪碱后可松弛 SO，进而降低胆道压力，配合使用利胆药物，刺激胆囊收缩，有助于胆囊内絮状物、小结石的排出。此外，应用丁溴东莨菪碱后，胆囊平滑肌的收缩亦被抑制，有助于胆囊切口的愈合，同时可以减少因胆囊内高压所致的胆漏发生。

3. 溶石药物

目前，保胆取石术后常用的溶石药物主要是 UDCA 及 TUDCA，UDCA 为国内外公认的口服溶解胆囊胆固醇结石的药物，能够增加胆汁酸的分泌，有利胆、抑制肝脏胆固醇的合成、减少肠道胆固醇的吸收、增加胆固醇转换为胆汁酸、减少胆汁中胆固醇的作用。但 UDCA 在体内的生理活性形式是 TUDCA，受到体内牛磺酸与甘氨酸生理比例的影响，口服后仅有低于 10% 的 UDCA 与牛磺酸结合生成 TUDCA，超过 90% 与甘氨酸结合生成活性较小的甘氨熊去氧胆酸，因此临床应用中发现 UDCA 溶石慢，疗效不尽如人意。而 TUDCA 还是参与“肠肝循环”的胆酸之一，本身是天然活性药物，其亲水性较 UDCA 强，具有良好的溶解性和较低的膜损伤效应，更有效、更快速地被转运到胆汁中。因此 TUDCA 更容易在体内被吸收，无须进行生物转化直接起效，能增加胆汁中胆酸浓度，抑制胆固醇结晶形成，促进胆固醇结石溶解，胆汁中胆固醇微晶体出现时间缩短。傅贤波等也证实 TUDCA 对胆囊结石有明显疗效，对小结石 2 个月亦可以出现疗效。骆助林等的研究表明，保胆取石术后口服 TUDCA 对保胆术后胆囊结石的复发有一定的预防作用。陈建飞等研究显示，两种药物均可以降低保胆取石术后胆囊结石的复发率，而且服用 TUDCA 者胆囊结石的复发率明显低于 UDCA，但是并未杜绝结石的复发，而且随着时间的推移，复发率升高，术后 18 ~ 24 个月是复发的高峰期，随后复发率没有明显增加。

UDCA 溶解胆固醇结石的机理主要是：①减少胆汁中胆固醇的分泌，降低胆汁中胆固醇的饱和度，改变胆汁酸池的构成，减少胆固醇在肠道的重吸收；②与胆固醇形成结晶，使胆固醇结晶溶解，从而起到溶石利胆的作用；③减少胆汁中黏蛋白的分泌，降低胆汁中沉积物的含量，降低胆汁流的黏度，促进胆汁分泌；④增加胆囊平滑肌的收缩，促进结石的排出。王威等的动物实验表明，UDCA 胶囊可能通过调节 CCK、生长抑素的合成，提高保胆取石术后胆囊运动功能。因此在保胆取石术后常规睡前顿服 UDCA 胶囊 500 mg 可以抑制胆囊内絮状物的产生，促进小的胆固醇结石溶解，并能降低胆固醇结石的复发率。

4. 排石药物

胆结石的形成或因肝郁气滞或因湿热之邪蕴蒸肝胆，致胆囊和胆道运动能力减弱，胆汁排泄不畅，日渐淤积浓缩，或胆囊感染，促使胆囊黏膜和脱落上皮形成核心，胆汁环绕此核而沉积，或胆固醇分泌过多，胆汁酸减少，且与饮食嗜好、生活节律等因素也有直接关系，属中医胆胀、胁痛范畴。目前常用的排石药物包括利胆排石汤、消炎利胆片、胆宁片等。

利胆排石汤乃大柴胡汤之加减方，现代研究表明大柴胡汤对胆固醇结石的形成有抑制作用，而对胆色素结石的形成未见抑制作用。利胆排石汤除柴胡、黄芩、芍药、大黄外，还包括茵陈、郁金及活血逐瘀之品，共奏清肝利胆化瘀之效。现代药理研究证实茵陈、大黄、柴胡、黄芩等药物具有利胆作用，能降低胆道括约肌的紧张性，从而有利于胆汁的流通，并为瘀滞于胆系内的胆泥乃至胆石的排出提供条件。

消炎利胆片为纯中药复方制剂，由穿心莲、溪黄草、苦木组方，可清热、利胆、祛湿，临床常用于治疗肝胆湿热引起的口苦、胁痛及急性胆囊炎、胆管炎。其主要有效成分为穿心莲总内酯，有较好的抗炎活性。消炎利胆片在促进胆囊平滑肌收缩、加快胆汁排出的方面有明显的优势，可促使炎症物质及结石的排出，显著改善临床症状。

胆宁片的主要成分是大黄、虎杖、青皮、陈皮、郁金、山楂、白茅根。其中大黄、虎杖可清热利湿，导湿热外出，治湿热蕴结、湿热黄疸；白矛根凉血止血、利湿退黄；青皮、陈皮及山楂可疏肝理气，行气止痛，行气消滞，散结止痛，治脘腹胀痛；郁金、陈皮也可活血行气止痛。张继红使用含大黄等成分的动力散用于胆囊结石的家兔模型，可以降低胆汁黏蛋白含量，阻止胆固醇成核，并可以促进胆囊排空，有效防止结石形成。唐乾利等将含有大黄、郁金等成分的大黄灵仙胶囊用于胆囊结石的家兔动物模型，可以有效地抑制胆囊结石生成，并在保护胆囊壁细胞、促进胆汁代谢方面具有一定作用。

排石中药在溶石、排石方面虽然具有重要的作用，但是临床应用应注意一些问题，比如有报道称长期大剂量服用消炎利胆片可致胆囊萎缩，排石汤致胆囊黏膜脱落，亦有消炎利胆片致月经不调的报道。

二、经皮经肝胆囊穿刺置管引流术

胆囊结石伴急性胆囊炎、胆囊壶腹部结石行机械碎石、多发息肉或壁间结石行电切治疗后，胆囊壁存在不同程度的炎性水肿，胆囊黏膜甚至发生糜烂。上述胆囊采取保胆取石术后，如果未放置胆囊造瘘管，由于胆囊收缩功能低下，胆汁在胆囊内淤积及细菌繁殖，可发生胆囊内絮状物淤积，部分患者的胆囊管细长迂曲，胆囊内感染性胆汁难以经胆囊管及胆总管排入肠道而引起胆囊梗阻。如果胆囊高压未获得及时的处理，炎症得不到控制，病变随之波及胆囊壁全层，引起浆膜渗出，发生胆囊坏死或穿孔而导致保胆手术失败。

为了促进胆囊炎症的控制及胆囊收缩功能的恢复，此时有效的方法是在抗感染的基础上，进行经皮经肝胆囊穿刺，充分引流胆囊内感染性胆汁及脓液，促进胆汁流入胆囊刺激胆囊黏膜的修复。该手术于局部麻醉下在超声或X线引导下完成，而且创伤较小，也容易被患者接受，术后可使用生理食盐水稀释的庆大霉素进行胆囊冲洗，待胆囊内絮状物消失后复查胆囊超声，证实胆囊炎性水肿消退后即可夹闭引流管，夹闭引流管后患者如无不适症状，一个月后复查胆囊超声证实胆囊内无絮状物及泥沙样结石后即可拔出引流管，如胆囊壁显著增厚且收缩功能不佳，可行胆囊切除术。

第二节 保胆取石术后晚期泥沙样结石

泥沙样结石的发生主要是由于胆囊收缩功能受损、远端胆道高压引起胆汁排出受阻，导致胆囊胆汁淤积所致。因此胆囊泥沙样结石的治疗原则是改善胆囊收缩功能、降低远端胆道压力。

一、药物治疗

保胆取石术后早期胆囊内絮状物是形成胆囊泥沙样结石的核心，治疗药物相似，主要是使用UDCA及TUDCA溶石，以及利胆排石汤、消炎利胆片、胆宁片等中成药物利胆、排石、抗炎及SO治疗。

二、经皮经肝胆囊穿刺置管引流术

无症状性胆囊泥沙样结石的治疗仍以药物治疗为主，在排石过程中，细小的泥沙样结石可能堵塞胆囊管，引起急性胆囊炎或急性化脓性胆囊炎，为了控制胆囊炎症、清除结石并防止结石再次堵塞胆囊颈管，可以行PTGD，该手术具有下列优点：①引流感染性胆汁控制胆囊炎；②降低胆囊压力，借助胆总管与胆囊之间的压力差，促使胆囊管内结石进入胆囊；③通过胆汁引流或胆囊冲洗，促使胆囊内泥沙样结石的排出。如果泥沙样结石引流干净且胆囊形态结构及功能恢复正常，经引流管造影证实胆囊管通畅者，术后1个月待引流管周围瘘道形成后可直接拔出引流管。如果胆囊炎症持续存在、胆囊萎缩、胆囊管梗阻、胆囊收缩功能严重受损，可行胆囊切除术，术后可经瘘道重新放置引流管进行腹腔渗出液引流。

三、内镜下乳头括约肌切开 / 球囊扩张术

胆囊泥沙样结石的发生与胆胰汇合部病变具有明显的相关性，如果 PAD、PBM、乳头炎等持续存在或反复发作，泥沙样结石可能持续存在或反复发作，最终形成大块结石。而且经过溶石及排石药物治疗后，泥沙样结石经过胆囊进入胆总管，由于流出道梗阻，泥沙样结石可能于胆总管末端堆积，进而发生胆总管结石。笔者及所在团队前期研究发现通过实施 EST 或 EPGD 可以降低胆总管压力，而且可以改善胆囊排空能力，因此对于合并胆胰汇合部疾病的胆囊泥沙样结石者，通过实施 EST 或 EPGD，可以促进结石的排出，对于降低胆囊及胆总管结石的复发也具有重要作用。

第三节　保胆取石术后晚期成块结石

保胆取石术后 5 年胆囊结石的复发率为 5% ~ 10% 不等，刘京山报道术后 1 年胆囊结石的复发率为 0.49%，2 年复发率为 4.39%，3 年复发率为 5.83%，5 年复发率为 6.6%，7 年复发率为 7.21%，9 年复发率为 8.38%，10 年和 15 年复发率均为 10.11%。多项研究发现胆胰汇合部疾病、胆囊壁间结石、胆囊分隔、胆囊管等因素是引起结石复发的重要原因，随着保胆手术适应证的规范化及外科治疗的发展后，结石的复发率有了进一步的降低。由于胆囊结石的形成因素较多且复杂，胆囊结石的复发是目前待解决的难题。对于复发性胆囊结石的处理也一直困扰着手术医师，如是行胆囊切除还是再次保胆，或者暂不处理而带石观察。

一、体外冲击波碎石

体外冲击波碎石（extracorporeal shock wave lithotripsy，ESWL）最早应用于泌尿系统结石的治疗，其疗效肯定，目前已成为泌尿系统结石的主要治疗手段。1984 年，Sanerbruch 首先成功地对胆囊及胆总管结石进行了碎石治疗。配合溶石及排石药物，ESWL 无疑成为部分胆囊及胆总管结石非侵入、无创伤治疗的重要手段。2001 年，Sackmann 等报道了 ESWL 治疗 313 例胆总管结石的研究，其碎石成功率为 90%，但是自然排石率仅为 10%，90% 残留的碎石仍需内镜取出。我国在 20 世纪 80 年代尝试使用 ESWL 治疗胆结石，并逐渐蔓延开来，同时获得了大量的科研成果，大量的研究证实对于胆囊结石经 ESWL 治疗后，结石破碎率达到 100%。但是碎石过程可引起胆囊等脏器组织损伤，破碎的胆囊结石在排泄过程中可引起胆囊管及胆总管堵塞，诱发急性胆囊炎、急性胆管炎、急性胰腺炎等并发症，进而限制了 ESWL 在胆结石疾病治疗中的应

用。目前，部分临床研究发现高芩利胆汤、清胆饮、TUDCA、排石汤、利胆剂、排胆剂等溶石、排石药物联合 ESWL 治疗胆囊结石能获得更好的疗效，在此基础上胆囊结石 6 个月的清除率可达到 60.3% ~ 86.39%。保胆取石术后复发型结石一般较小且脆，容易被 ESWL 击碎，对于非胆囊管低位汇合者，配合溶石及排石药物可起到良好的效果。

二、经皮经肝胆道镜取石

对于高龄、高危的不能承受开腹手术的胆囊结石患者，既往多采用 PTGD 的方法控制胆囊炎，待胆囊炎症控制后拔出引流管。随着胆道镜在肝胆外科的应用，PTGD 术后经过瘘道扩张，可进行 PTCS，彻底清除胆囊内结石，降低胆囊炎的发作次数。对于高龄的保胆取石术后结石复发的患者，尤其是 PTGD 术后且胆囊功能正常者，可行 PTCS 取净胆囊复发结石。

三、二次保胆取石手术

内镜保胆取石术后复发结石可引起急性胆囊炎，对于不能耐受手术的患者可采取 PTBD 及 PTCS 治疗，此种情况属于被动保胆治疗。但是如患者对手术耐受性好，且胆囊功能正常，理论上可以实施二次甚至三次保胆手术，但是在进行二次手术前应该充分评估患者结石复发的原因，盲目地实施二次保胆手术仍将面临胆囊结石再次复发的情况。如果胆囊结石的复发是由于胆囊分隔、胆囊管迂曲过长或存在胆胰汇合部疾病等解剖因素，可以采取胆囊部分切除、胆囊肝总管成形及 ERCP 手术治疗，在降低胆道压力，改善胆汁流出不畅的基础上进行二次保胆手术，可以降低二次保胆手术后结石的复发率。如果患者胆囊结石复发原因不明确，尤其是对于合并高血压、糖尿病、高血脂、胆囊结石家族史等全身因素，或者因肥胖、高脂饮食、不规律饮食等条件不能改善者，应慎重选择再次实施保胆取石手术治疗。

首次保胆取石术后，胆囊缝合部位与周围脏器有不同程度的粘连，二次保胆手术可选择腹腔镜或右上腹小切口路径进行，术中应减少对胆囊壁上粘连带的分离，避免术后胆囊与周围脏器粘连的进一步加重，以降低胆囊周围粘连对胆囊收缩功能的影响。

四、胆囊切除术

由于结石复发，患者本人容易对保胆手术及治疗医师失去信心，而医师也不能保证二次取石术后结石不再复发，因此胆囊切除术是保胆取石术后结石复发的主要治疗方案。首次采取右上腹小切口或腹腔镜保胆手术者，胆囊与周围组织虽然存在粘连，但是粘连一般较轻，为了减少手术创伤，可选择腹腔镜胆囊切除术。

第九章　皮下通道型保胆取石术

第一节　皮下通道型保胆取石术设计原理

正常的胆囊呈梨形，位于胆囊窝内，胆囊颈部及胆囊体部通过胆囊床与肝脏相连，胆囊底部则呈游离状态。胆囊较大者或胆囊颈部及胆囊体部通过系膜与肝脏相连，由于系膜的存在，增加了胆囊与肝脏之间的距离，结果无论是站立或是卧位，因重力的作用，胆囊底部常常处于相对于颈部较低的位置，胆囊底部与胆囊体部成角，胆囊收缩时容易导致胆囊底部胆汁排泄不畅而发生胆汁淤积及结石形成。皮下通道型保胆取石术就是在取净结石后，将胆囊底部缝合固定于腹壁上并进行钛夹标记，去除胆囊底部与胆囊体部的成角，以保持胆汁排出顺畅。对于复发性胆囊结石可将胆囊底部腹壁切开后进行取石。

第二节　手术适应证及禁忌证

一、手术适应证

（1）胆囊功能正常，符合保胆手术指征。

（2）胆囊体积增大，胆囊底部与胆囊体部成角。

二、手术禁忌证

（1）具有保胆手术禁忌证。

（2）胆囊体积不大，胆囊底部不能固定到腹壁。

第三节　皮下通道型保胆取石方法

一、普通皮下通道型保胆取石

（1）保胆取石后缝合胆囊切口。

（2）将胆囊底部提起，使胆囊底部与胆囊体部呈直线，确定胆囊底部在腹壁上的缝合部位。

（3）使用 3 根 5–0 带针可吸收线将胆囊底部三点固定到腹壁上，每两个固定点之间的距离以 0.5 cm 为宜。

二、使用钛夹标记的皮下通道型保胆取石

（1）保胆取石后缝合胆囊切口。

（2）将胆囊底部提起，使胆囊底部与胆囊体部呈直线，确定胆囊底部在腹壁上的缝合部位。

（3）使用 5–0 带针可吸收线将 3 ～ 4 枚钛夹缝合、固定于胆囊底部，2 枚钛夹之间的距离以 0.5 cm 为宜，并保留针线。

（4）使用钛夹固定线于腹壁定位点周围进行缝合打结，进而将胆囊底部固定到腹壁上。

三、带胆囊造瘘的皮下通道型保胆取石

（1）选择胆囊底部切口。

（2）取净胆囊内结石。

（3）胆囊内放置造瘘管，荷包缝合固定胆囊造瘘管。

（4）将胆囊底部提起，确定胆囊造瘘管出口。

（5）使用 3 根 5–0 带针可吸收线将胆囊造瘘管周围胆囊壁缝合固定到腹壁上，每 2 个固定点之间的距离以 0.5 cm 为宜。

（6）缝合固定胆囊造瘘管。

第四节　手术并发症及防治

（1）术后右上腹疼痛，主要原因是胆囊体积不大，胆囊底部缝合固定于腹壁上时

过度牵拉胆囊及腹壁所致，因此必须严格把握手术适应证，术中必须确定胆囊底部缝合到腹壁上时，胆囊壁无明显张力。

（2）固定胆囊脱落，胆囊底部及腹壁缝合组织过少，或胆囊固定后张力较大，随着胆囊的收缩导致腹膜或胆囊壁组织的切割脱落，导致手术的失败。防止手术失败的关键除了把握手术适应证外，缝合固定应该可靠，缝合腹壁时应适量缝合壁腹膜及少许肌肉组织。

（3）胆囊底部定位失败，其主要原因是胆囊底部定位于肋骨走行下方，预防的方法是胆囊定位点应该位于两肋之间。其次缝合固定的钛夹脱落，预防方法是钛夹固定要牢固，也可以选择 4 枚钛夹固定，即使 1 枚钛夹脱落，剩余的 3 枚钛夹仍可以形成一个平面。

第五节　复发性胆囊结石的处理

一、X 线引导下的腹壁切开取石术

首先于 DSA 透视下根据钛夹的位置定位穿刺点；2% 的利多卡因对穿刺点腹壁进行麻醉；逐层切开穿刺点下方腹壁至壁腹膜；穿刺确定切口下方为胆囊；吸净胆囊内胆汁；切开壁腹膜及胆囊壁；胆道镜进入胆囊腔内取净结石；缝合胆囊壁及腹壁。

二、超声引导下的胆囊穿刺扩管取石术

超声定位穿刺点；2% 的利多卡因对穿刺点腹壁进行麻醉；腹壁小切开；超声引导下进行胆囊穿刺；吸净胆囊内胆汁；胆囊穿刺后立即进行逐级扩管，最后将胆道镜用外鞘置入胆囊内；胆道镜进入胆囊腔内取净结石；使用角针及丝线缝合腹壁、皮下组织，关闭瘘口。

三、腹壁切开取石术

确定胆囊造瘘口瘢痕为切开部位；2% 的利多卡因对切开腹壁进行麻醉；逐层切开腹壁至胆囊壁；穿刺确定切口下方为胆囊；吸净胆囊内胆汁；切开胆囊壁；胆道镜进入胆囊腔内取净结石；缝合胆囊壁及腹壁。

第六节　手术疗效评价及注意事项

皮下通道型保胆取石术是在保胆取石手术及 STHG 的基础上发展而来的，对于胆囊功能正常的胆囊结石患者，保胆取石术可以保留胆囊的功能，而胆囊结石复发仍是制约该手术广泛开展的主要原因。对于复发结石虽然可以采取 PTCD+PTCS、二次保胆取石术及胆囊切除手术治疗，但是上述手术方案均存在自身的不足。PTCD+PTCS 首先需进行胆囊穿刺，为了避免对腹腔脏器的损伤，穿刺路径多选择经肝脏进行，存在对肝脏的损伤，对于肝硬化患者，PTCD 风险较高，除了常见的出血，肝脏的损伤甚至有发生衰竭的可能。其次胆道镜进入胆囊内取石前需进行瘘道逐级扩张，其整个病程较长，也造成了大量医疗资源的浪费。二次保胆手术或胆囊切除手术需进行全身麻醉或硬膜外麻醉，对于高龄、基础疾病多的患者，其风险较高。皮下通道型保胆取石术在局部麻醉下即可完成，可直接将腹壁切开或一次手术完成瘘道的扩张，进而缩短了病程，也降低了麻醉的手术风险。该手术尤其适合于高龄、大胆囊的患者。

实施皮下通道型保胆取石术必须严格把握手术适应证，胆囊缝合固定后必须做到无张力。如果胆囊略小而不能做到无张力固定，可以将胆囊体部与胆囊床相接处适度分离，以获得更大的游离胆囊，易于胆囊底部的固定。但是过度分离胆囊床也会引起胆囊底部血运障碍，进而影响胆囊收缩功能，甚至导致胆囊萎缩及胆囊底部缺血坏死。目前皮下通道型保胆取石术临床鲜有报道，该手术对胆囊功能的影响及远期并发症仍有待进一步的研究。

第十章　皮下通道型胆囊肝总管成形术

STHG 是中国人民解放军西部战区总医院田伏洲教授于 1994 年 12 月设计并应用于肝胆管结石并肝门部胆管狭窄患者的治疗。STHG 既解决了肝门部胆管狭窄，又保留了胆囊及 SO 的功能，并为复发性胆管结石的治疗预留了通道，治疗肝胆管结石合并肝门部胆管狭窄者的临床效果显著优于胆肠吻合术。由于 STHG 具有诸多优点，而肝内胆管结石的治疗具有高残石率、高复发率的特点，笔者及所在团队将该手术应用于不合并胆管狭窄的肝胆管结石及保胆手术中并获得良好的效果。

第一节　设计原理

一、修补肝门部胆管狭窄

在肝门部狭窄胆管切开整形后，以胆囊作为肝门狭窄切开整形的修补物，解决了狭窄的问题，而无须行胆肠吻合术，避免了相关并发症。

二、保留胆囊功能

实施胆肠吻合术必须切除胆囊，破坏了胆囊浓缩、储存、排泄胆汁及胆囊的免疫功能，而 STHG 可保留胆囊功能。

三、保留 Oddi 括约肌的功能

实施胆肠吻合需废除 SO，胆道密闭性被破坏，引起胆汁的生理流向及胆道流体力学的变化，胆肠吻合术后患者需面临反流性胆管炎、高复发率的肝内胆管结石、胆管癌、结肠癌等并发症。与之相比，STHG 则保留了 Oddi 括约肌的功能，避免发生上述并发症。

四、改善胆囊排空能力、降低胆囊结石复发率

行 STHG 后，胆囊排空时胆汁主要由吻合口通过，胆囊与胆管距离几乎为 0，吻合口直径在 1 cm 以上，可大大减低胆汁流出胆囊的阻力，导致 STHG 术后胆囊排空的速

率增加，胆囊内胆汁能得到定期的正常排放，从而避免了胆囊胆汁淤积的发生，这也使该手术后胆囊内结石发生的机会降低。

五、降低肝胆管结石复发率

正常胆囊可使胆汁酸浓度升高 5 ~ 20 倍，并形成大量的“微胶粒”，STHG 术后浓缩的胆汁通过通畅的吻合口可使肝内胆管胆汁酸浓度升高，在一定程度上增加了非结合胆红素的溶解，此外较高浓度的胆汁酸能有效抑制细菌生长的能力，而细菌感染却是胆管内棕色结石形成的重要原因。

六、预留取石通道

预留取石通道可方便复发性肝内外胆管结石的取出。STHG 将胆囊与切开的肝总管进行吻合，并将胆囊底部置于皮下，建立胆总管—胆囊—皮下的通道。对于术后结石复发者，仅需切开皮下胆囊行胆道镜取石，即可获得可靠的临床效果，避免了结石复发患者再次行胆道手术的可能性，尤其是胃肠吻合术后的患者。

第二节　手术适应证及禁忌证

一、手术适应证

（1）胆囊功能正常符合保胆手术指征。

（2）Oddi 括约肌功能正常。

（3）肝内胆管结石。

（4）胆总管结石。

（5）肝门部胆管狭窄。

二、手术禁忌证

（1）功能正常的小胆囊。

（2）胆囊炎症较重，胆囊壁＞ 5 mm。

（3）SO 松弛。

（4）十二指肠乳头狭窄。

第三节　手术方式

一、皮下通道型胆囊肝总管形成术

1. 取出胆囊及肝内外胆管结石

于胆囊底部切开胆囊，取净胆囊内结石，尽可能取净胆囊管结石。解剖胆囊三角，近胆囊壶腹部切开肝总管，取净肝内外胆管结石，常规用胆道镜检查肝内外胆管。

2. 吻合胆囊肝总管

游离胆囊壶腹部，沿胆囊纵轴切开胆囊壶腹部，此时需避免损伤胆囊动脉主干。切口的长度与切开的肝总管开口一致。胆囊及肝总管切口两端分别进行缝合固定（不打结），使切口对合整齐。使用 5-0 可吸收线连续缝合胆囊壶腹部切口及胆总管切口内侧壁，形成胆囊肝总管吻合口后壁，将 T 管尾端经胆囊壶腹部切口置入并从胆囊底部切口引出体外，修剪后的 T 管两横臂伸入肝总管内，调整 T 管侧壁位置后，用可吸收线连续缝合胆囊壶腹部切口及胆总管切口外侧壁，形成胆囊肝总管吻合口前壁。

3. 建立皮下通道

建立皮下通道前将胆囊拎起确保胆囊底部可固定于腹壁上，确定胆囊无张力或低张力，如胆囊固定困难，可适当游离胆囊底部。可吸收线间断缝合胆囊切口后，胆囊底部荷包缝合固定 T 管。使用 5-0 带针可吸收线将 3 ~ 4 枚钛夹缝合、固定于 T 管周围胆囊壁上，2 枚钛夹之间的距离以 0.5 cm 为宜，并保留针线。T 管尾端经右侧腹壁戳孔引出体外，再将钛夹固定于 T 管周围腹壁上。

二、带侧孔 T 管的临床应用

1. STHG 术中使用普通 T 管的缺点

笔者及所在团队进行关于 STHG 后放置常规 T 管引流的研究发现，术后经 T 管造影，胆囊多不显影，上腹部 CT 及肝胆脾胰超声检查发现胆囊壁有不同程度的增厚，胆囊壁不光滑，甚至部分病例出现 T 管周围白色黏液溢出的现象，分析可能因 T 管长臂受牵拉而引起横臂对胆管壁存在压迫作用，胆囊和胆管内胆汁通过吻合口相交通困难，导致术后胆囊内炎性介质、絮状物排泄不畅，胆囊黏膜分泌的保护性黏液增多，引起胆囊内高压，共同造成持续存在的胆囊内炎症反应。拔出 T 管后行胆道镜检查发现部分胆囊内胆汁浑浊，有白色絮状物淤积，而且胆囊黏膜有不同程度的水肿，少部分胆囊炎性水肿较重，胆囊壁黏膜碰之即出血。

2. 带侧孔 T 管的设计

在上述理论及相关临床实践的基础上，笔者及所在团队设计了带侧孔 T 管，其做法是在距离短壁 1 cm 的长臂上修剪椭圆形侧孔，大小以 T 管直径的 1/4 ~ 1/3 为宜，完成 STHG 术后，胆囊即可与肝内胆管胆汁进行交通，胆囊内的血凝块、炎性介质及黏液等絮状物可经 T 管侧孔进入胆总管而排入十二指肠。关于 T 管横臂长度目前争议较大，大部分学者认为横臂长度应不超过 1.5 ~ 2.5 cm，同时将短臂会合处中间修剪成“V”字形，两端剪成斜面，拔管时两短臂对合，侧方无突起，从而降低了术后胆漏的发生率。笔者及所在团队保留横臂 0.3 ~ 0.5 cm 长，术中用大网膜覆盖吻合口。使用带侧孔 T 管造影发现肝内外胆管先显影，胆囊随后显影，胆管和胆囊内胆汁能进行快速交流，而胆道镜检查也未发现明显的炎症反应及絮状物淤积。

第四节　手术并发症及防治

一、术中并发症

1. 胆囊肝总管吻合口失败

胆囊肝总管成形是将壶腹部胆囊切开并与邻近切开的肝总管进行吻合，吻合前需先游离胆囊壶腹部，如果胆囊与肝总管汇合角度过大或胆囊管过长可导致胆囊壶腹部与肝总管距离过长而无法进行吻合，强行吻合时由于胆囊及胆管壁张力较大，容易导致吻合口撕裂，因此在进行胆囊肝总管成形前需预先观察胆囊壶腹部与肝总管之间的距离。

2. 胆囊肝总管吻合口漏

在建立皮下通道前，需常规进行注水试验，了解胆囊肝总管吻合口是否存在胆漏。胆囊肝总管吻合口后壁通常采用可吸收线全层连续缝合，前壁则采用可吸收线全层间断缝合，一般针距以 1 mm 为宜。吻合口胆汁外漏多发生在前壁，主要原因是针具过大或胆囊壁过厚，注水实验时可见胆汁及液体经吻合口流出，此时可使用可吸收线进行浆肌层间断缝合并使用生物胶局部喷洒封闭。

3.T 管置入失败

常规电子胆道镜或纤维胆道镜直径为 4.2 mm，为了便于二次胆道镜取石，吻合口直径应＞ 5 mm，因此术中常规放置 16 Fr T 管。如果胆囊及肝总管切口过小，或吻合口时缝合组织过多，可导致经壶腹部胆囊切口或胆总管切口置管困难。在缝合胆囊后壁后，如果 T 管置入失败，可适度延长胆囊及胆总管壁切口，最主要的预防方法还是注意胆囊壶腹部及肝总管切口长度，一般以 1 cm 为宜，其次缝合切口前应适量去除切口周围脂肪组织。

二、术后近期并发症

1. 术后右上腹疼痛

如果胆囊体积不大，固定在腹壁上的胆囊收缩时，会牵拉腹壁导致术后右上腹疼痛，因此必须严格把握手术适应证，术中将胆囊底部固定到腹壁上时，必须保证无明显张力。其次吻合口不通畅，胆囊内胆汁及黏液排泄障碍，导致胆囊增大及慢性胆囊炎症的发生。因此，术后可使用带侧孔 T 管或扩大吻合口，以保证胆囊内胆汁进出顺利。

2.T 管周围胆汁漏

建立皮下通道后，胆囊位于腹壁下，待 T 管周围瘘道形成后，如果使用常规 T 管或存在吻合口狭窄，胆囊内胆汁排泄不畅，胆囊收缩时，胆囊内胆汁或黏液可经瘘道排出体外。预防的方法就是使用带侧孔 T 管或扩大吻合口。如果存在胆胰汇合部疾病，也会形成胆囊及肝内外胆道高压，即使胆囊及肝总管吻合口通畅，夹闭 T 管后，胆汁也容易经过瘘道排出体外，拔出 T 管后常常引起腹壁瘘口不愈合。因此，在拔出 T 管前应常规行胆道造影及测压，如果造影排泄延迟或胆道压力升高，确定存在胆胰汇合部疾病时，可行 EST 解决乳头狭窄，以降低胆道压力。

3. 慢性胆囊炎及胆囊内胆汁淤积

实施 STHG 手术需在胆囊壶腹部及胆囊底部分别做切口，胆囊受损后会影响胆囊收缩功能并导致胆囊排空障碍，胆囊损伤的修复及胆囊内絮状物等炎性介质的淤积可产生慢性胆囊炎症。预防的方法是使用带侧孔 T 管及扩大吻合口，术后可使用溶石及利胆药物，改善胆囊收缩功能并促进胆囊内淤积胆泥的溶解、排出。

4. 胆囊肝总管吻合口撕裂

如果胆囊肝总管吻合口修复不佳或暴力拔出 T 管，有发生胆囊肝总管吻合口撕裂的风险。为防止拔管及取石过程中发生吻合口撕裂，应注意以下几点：①胆囊肝总管吻合后需无张力，易于吻合口组织的修复，避免吻合口组织发生缺血性坏死。②术中于吻合口周围置入大网膜，通过局部粘连增加吻合口的牢固性。③ T 管放置时间应延迟到 6 周，对于合并影响吻合口愈合因素者最少为 8 周，则吻合口形成更为牢固。④注意 T 管横臂的修剪，如果 T 管横臂留置过长，拔出 T 管的阻力则增大，拔出 T 管时可引起吻合口撕裂。目前关于 T 管横臂的长度仍有较大争议，大部分学者认为横臂长度应不超过 1.5 ~ 2.5 cm。⑤由于胆囊底部 T 管已经进行了荷包缝合固定，拔管时先置入斑马导丝，嘱患者深吸气后屏住呼吸，压迫 T 管上下腹壁，给予 T 管长臂一定的张力，持续数秒，缓慢拔出 T 管，即使发生吻合口撕裂，也可重新置入引流管，避免二次手术 。

5.T 管断裂

T 管长时间暴露于胆汁中可因发生腐蚀、老化而折断，修剪侧孔后长臂应力发生改变，更增加了拔管过程中 T 管折断的概率，为了避免此类事件的发生，同时模拟正常胆囊内胆汁的排泄过程，笔者及所在团队选择在距离头部 1 cm 处修剪椭圆形侧孔，大小以 T 管直径的 1/4 ~ 1/3 为宜。除此之外，缝合吻合口前壁时，避免使用丝线，防止丝线缝合 T 管侧壁导致拔管困难。

三、术后远期并发症

1. 胆结石复发

胆囊肝总管吻合口虽然降低了胆囊内胆汁排入胆总管的压力，进而改善了胆囊的收缩功能，由于结石的形成是一个多因素共同作用的结果。STHG 手术虽然具有降低胆囊及胆管结石复发的作用，但是胆结石的复发仍不能完全避免，尤其是存在胆胰汇合部疾病者，总胆道梗阻所引起的压力升高，胆囊及胆管内淤积的胆汁仍会形成结石。贾会文等研究发现 STHG 治疗肝胆管结石的 1 年结石复发率从 22.22% 下降至 9.26%。杨玉龙等研究提示胆囊肝总管吻合术后胆结石的形成与胆胰汇合部疾病有明显的相关性，内镜下行乳头括约肌切开及球囊扩张，缩短流出道并降低胆总管压力，可进一步降低胆结石的复发率。此外在进行胆管肝总管吻合口时应选择可吸收线，采取黏膜对黏膜的吻合，线结打在胆管外，避免缝线于胆汁中产生的胆泥附着引起结石形成。

2. 胆囊胆总管吻合口狭窄

胆肠吻合术后吻合口狭窄的发生率为 2.6%，肝移植术后胆管吻合口狭窄发生率高达 11.7% ~ 15.6%。无论是胆管对胆管吻合，还是胆管对肠管吻合，吻合术后修复的方式均是成纤维细胞增生、胶原分泌形成瘢痕及其软化吸收的过程。笔者及所在团队对于 STHG 手术后复发性结石的治疗中发现，部分患者存在胆管肝总管吻合口狭窄，胆道镜难以通过吻合口进入肝总管。狭窄形成的主要原因包括以下几个方面：①胆囊壶腹部及肝总管切口过小，导致形成的吻合口口径不大；②胆囊及胆管吻合时，缝合的组织过多导致瘢痕过度增生引起吻合口狭窄；③吻合口处放置的 T 管脱落，未起到支撑吻合口的作用；④胆囊壁与胆管壁的吻合方式错误，并非黏膜对黏膜的缝合，切口的暴露导致黏膜下成纤维细胞受胆汁的刺激而过度增殖。为了预防吻合口狭窄必须做到以下几点：①胆囊壁及胆管壁黏膜对黏膜吻合，避免胆管壁或胆囊壁切缘暴露于胆汁内；②胆总管扩张者，适度增大吻合口；③后壁选择连续缝合，前壁则应采取间断缝合；④吻合后放置 T 管支撑，时间以 6 ~ 8 周为宜。

第五节　复发性胆结石的处理

1. 腹壁切开取石术

以胆囊造瘘口的瘢痕作为穿刺点，局部浸润麻醉后，切开皮肤 1 ~ 2 cm，逐层切开腹壁至胆囊腔内，为了减少皮下组织的损伤，避免分离至胆囊外侧，腹壁切口后可于 DSA 透视下以胆囊底部的钛夹做定位，进行胆囊穿刺，随后使用扩张导管进行腹壁组织的扩张至 16 Fr 瘘道位置。胆道镜通过扩张的瘘道进入胆囊内取净胆囊内复发结石，随后可通过胆囊肝总管吻合口进入肝内外胆管进行取石，较小的结石可直接使用取石网篮取出，直径较大者，可先行等离子等击碎后再使用取石网篮取出。取净结石后可直接缝合腹壁切口，如肝内外胆管结石一次难以取净，可放置胆囊造瘘管，分期将残石取净。

2. 胆囊肝总管吻合口狭窄

部分患者 STHG 术后可能出现胆囊肝总管吻合口狭窄，胆道镜无法通过吻合口，导致取石失败，该狭窄的处理方法包括以下两种：①导管扩张法，经吻合口置入导丝，在导丝的引导下使用扩张导管进行扩张，增加导管的扩张直径，直至胆道镜可以通过吻合口位置。采取导管扩张法较安全，但是疗程较长。②球囊扩张法，经吻合口置入导丝，在导丝的引导下置入扩张球囊，扩张球囊直径为 4 ~ 6 mm，根据肝内胆管结石的大小，可选择 0.8 ~ 1 cm 的球囊扩张吻合口，该方法能迅速扩大吻合口直径，扩张后即可进行取石。但是短时间内扩张吻合口，容易引起吻合口黏膜撕裂，甚至导致胆漏的发生。球囊扩张后导致黏膜下层的暴露，引起成纤维细胞增生及瘢痕的再次发生，因此取净结石后仍需放置引流管支撑吻合口，以抑制瘢痕的增生。

第六节　手术疗效评价

一、保留胆囊功能

成功进行保胆取石手术的关键是保持胆囊管通畅，而正常的胆囊管直径为 2 ~ 3 mm，常规胆道镜无法探查胆囊管，胆囊管内有多个 Heister 瓣膜更是增加了胆囊管探查的难度。目前，对于胆囊管通畅性的判断主要是观察胆囊管开口处胆汁流出的量及性状，在胆道镜头端套入锥形吸附器虽然可以越过更多的瓣膜，但是也难以探查整段胆囊管，尤其是探查迂曲过长的胆囊管。术中胆道造影有助于帮助了解胆囊管走行，判断胆囊管内有无结石残留。但是当胆囊管开口胆汁流出不畅或胆道造影发现存在胆囊管结石，而胆道镜因无法进入胆囊管将结石顺利取出时，只能选择行胆囊切除术。笔者及所在团队既往的研究也发现胆囊管迂曲过长是导致保胆取石术后结石复发的重要因素。而STHG可以更大限度地保留有功能的胆囊并降低结石的复发，胆囊肝总管吻合后，胆汁可经吻合口顺利进出胆囊，此时旷置了胆囊管，即使胆囊管迂曲过长或存在胆囊管结石残留，也不会引起胆汁的进出障碍，这样可以使更多有功能的胆囊保留，STHG术后改善了胆囊的排空功能，在降低结石复发率上也具有一定的作用。

二、保留 Oddi 括约肌功能

肝胆管结石常合并肝门部胆管狭窄，胆肠吻合术是纠正肝门部胆道狭窄、建立通畅引流必不可少的手术方式。但大量的临床实践已表明，由于胆肠吻合手术破坏了胆道及胃肠道正常的生理功能及解剖结构，因而常给患者带来严重的术后并发症，如术后反流性胆管炎、胃肠功能紊乱等。这些并发症严重影响了手术的治疗效果及患者术后的生活质量。因此，如何有效地克服胆肠吻合手术的诸多弊端、提高肝门部胆管狭窄的手术疗效一直是医学界的重要课题。STHG使纠正狭窄得以实现，不但没有破坏任何一个器官的功能，而且还通过手术使胆囊、胆管、SO、十二指肠乳头的功能处于生理协调状态。

三、方便复发性结石的治疗

肝内外胆管结石是胆道外科常见的疾病，胆总管结石除可通过EST取石外，大部分患者仍需采用胆总管切开取石的经典手术方法进行治疗。长期以来的临床实践证实，这种经典术式虽操作简单、近期效果可靠，但仍存在着不尽如人意之处。首先，在对术后复发结石的治疗上未能预先提供便利的途径或方法。众所周知，目前肝内外胆管结石患者术后的结石复发率仍居高不下，而对于胆总管切开取石术后结石复发者，无疑需再次剖腹手术处理。ERCP在复发性胆总管结石的治疗中获得良好的效果，但是难以处理肝内胆管结石，而胃肠吻合术后患者实施ERCP取石，此举不仅操作复杂而且手术风险较大。STHG手术是在功能完好的胆囊与胆总管间建立吻合通道，并将胆囊底部转移至皮下，由此形成胆囊－肝内外胆管通道。对于术后结石复发者，仅需切开皮下胆囊行胆道镜取石，即可获得可靠的临床效果，避免了结石复发患者再次行胆道手术。此外，与传统胆总管切开取石术不同的是，该术式对于切开的胆总管切口并非采用间断缝闭的方法，而是将其与相应大小的胆囊壶腹部切口进行吻合，此举犹如1个大的胆囊补片被覆于胆总管切口上，因此可以从根本上避免术后胆总管切开处狭窄的可能。

第十一章　胆囊肝总管成形术

STHG 主要是针对伴有肝门部胆管狭窄的肝内胆管结石病例而设计的，STHG 既解决了肝门部胆管狭窄，又保留了胆囊及 SO 的功能，并为复发性胆管结石的治疗预留了通道，同时具有预防胆囊及肝胆管结石的作用，该手术在治疗肝胆管结石合并肝门部胆管狭窄的临床效果显著优于胆肠吻合术。基于 STHG 保胆、保括约肌、预防结石复发及便于复发性肝胆管结石二次治疗的优点，而胆囊管结石取出困难，迂曲过长的胆管结石复发率高，并非所有胆囊均能建立皮下通道等缺点，对于上述病例，笔者及所在团队开展了不建立皮下通道的胆囊肝总管成形术（hepatocholecystoplasty with the use of gallbladder，HG），主要作用是更多地保留有功能的胆囊、降低胆囊及肝胆管结石复发率，经皮经肝胆囊穿刺扩管术后通过胆道镜一次性解决复发的胆囊及肝胆管结石。

第一节　设计原理

一、保留胆囊功能

胆囊管结石无法取出或取净者，需实施胆肠吻合术必须切除胆囊，破坏了胆囊浓缩、储存、排泄胆汁及胆囊的免疫功能。HG 通过建立胆囊及肝总管通路，进而旷置胆囊管，即使胆囊管自截或胆囊管结石残留，亦可以保留胆囊存储、浓缩及排泄胆汁的功能。

二、改善胆囊排空能力、降低胆囊结石复发率

HG 术后胆囊排空时胆汁主要由吻合口通过，胆囊与胆管距离几乎为 0，大大减低了胆汁流出胆囊的阻力，HG 术后胆囊排空速率增加，胆囊内胆汁能定期正常排放，从而阻止了胆囊胆汁淤积的发生，因此 HG 具有降低结石复发概率的优点。

三、降低肝胆管结石复发率

正常胆囊可使胆汁酸浓度升高 5 ～ 20 倍，并形成大量的“微胶粒”，HG 术后浓缩的胆汁通过通畅的吻合口可使肝内胆管胆汁酸浓度升高，在一定程度上增加了非结合胆

红素的溶解，此外较高浓度的胆汁酸能有效抑制细菌生长的能力，而细菌感染却是胆管内棕色结石形成的重要原因。

四、方便复发性胆囊及肝胆管结石的一次性取出

HG 将胆囊与切开的肝总管进行吻合，对于术后结石复发者，可于超声定位下行 PTGD，随后经过瘘道扩张，胆道镜可进入胆囊内清除结石，再经过胆囊肝总管吻合口进入肝外胆管及肝内胆管清除胆管结石。HG 虽然没有 STHG 的预留皮下通道，但是 PTGD 的手术难度及风险要远远低于 PTCD，穿刺成功率要高于 PTCD，而且对散发性肝胆管结石治疗的难度要低于 PTCD。

第二节　手术适应证及禁忌证

一、手术适应证

（1）胆囊壁柔软且层次分明。

（2）胆囊管结石无法取出或取净。

（3）肝内胆管结石和胆总管结石。

（4）肝门部胆管狭窄。

（5）胆囊体积小而无法实施皮下通道。

二、手术禁忌证

（1）胆囊萎缩。

（2）胆囊肿瘤。

（3）胆囊炎症较重，胆囊壁＞ 5 mm。

第三节　主要手术步骤

一、取出胆囊及肝内外胆管结石

具体步骤见高级篇第十章第三节中的相关内容。

二、吻合胆囊肝总管

具体步骤见高级篇第十章第三节的相关内容。

三、T 管缝合固定

可吸收线间断缝合胆囊底部切口，荷包缝合固定 T 管。T 管经右侧腹壁戳孔穿出，调整 T 管腹腔内段长度后，局部腹壁缝合固定 T 管。

第四节　手术并发症及防治

一、术中并发症

同高级篇第十章第四节中术中并发症的相关内容。

二、术后近期并发症

1. 胆囊底部胆汁漏

使用常规 T 管或存在吻合口狭窄，胆囊内胆汁排泄不畅。T 管周围瘘道未形成前，胆囊收缩时，胆囊内胆汁或黏液可漏入腹腔，导致腹膜炎的发生；瘘道形成后，胆汁可经瘘道排出体内。预防的方法就是使用带侧孔 T 管或扩大吻合口，并使用大网膜覆盖胆囊底部及 T 管周围，促进局部粘连及瘘道的形成，减少胆漏的发生率。如果存在胆胰汇合部疾病，也会形成胆囊及肝内外胆道高压，即使胆囊及肝总管吻合口通畅，夹闭 T 管后，胆汁也容易经过瘘道排出至体外，拔出 T 管后常常引起腹壁瘘口不愈合。因此，在拔出 T 管前应常规行胆道造影及测压，如果造影排泄延迟或胆道压力升高，确定存在胆胰汇合部疾病时，可行 EST 解决乳头狭窄，以降低胆道压力。

2. 慢性胆囊炎及胆囊内胆汁淤积

见高级篇第十章第四节中术后近期并发症的相关内容。

3. 胆囊肝总管吻合口撕裂

见高级篇第十章第四节中术后近期并发症的相关内容。

4.T 管断裂

见高级篇第十章第四节中术后近期并发症的相关内容。

5. 瘘道断裂

一般认为术后 2 周 T 管周围可形成坚固的窦道。胆道术后 2 周拔管胆漏的发生率仅为 1.6%，因此部分学者认为应遵守传统的术后 2 周拔出 T 管。对于年老体弱、低蛋白血症、糖尿病、使用糖皮质激素者，T 管留置时间以 6 ~ 8 周为宜。但是胆囊肝管侧侧吻合术后，需行 T 管瘘道胆道镜检查或取石，为防止拔管及取石过程中发生胆漏甚至瘘道断裂，笔者及所在团队认为 T 管放置时间一般为 6 周，对于合并影响瘘道愈合因素者最少为 8 周。而且在拔出 T 管及进行胆道镜检查前，应经 T 管置入导丝，便于瘘道断裂后重新放置胆囊造瘘管。

6. 结石吻合口或瘘道嵌顿

网篮套取结石后逐渐拖出体外，由于结石过大，可于吻合口、胆囊底部及腹壁下瘘道内发生嵌顿，因此可将结石推入胆管或胆囊内，碎石后再行取石，如果结石难以推回，可直接行等离子碎石，但是有发生瘘道穿孔的风险。因此，对于较大的结石，取石前应行等离子碎石，如果取石过程中发生结石嵌顿，禁忌强行拖拽网篮，避免瘘道及吻合口撕裂，发生胆汁胆漏。

三、远期并发症

见高级篇第十章第四节中术后远期并发症的相关内容。

第五节　复发性胆结石处理

1. 经皮经肝胆囊穿刺引流术

超声定位胆囊穿刺点，2% 的利多卡因麻醉，穿刺皮肤及皮下各层组织，皮肤切开 1 cm，穿刺针在超声引导下刺入胆囊内，拔出针芯，负压抽出部分胆汁，降低胆囊压力，同时确定针头位于胆囊内。置入导丝并拔出穿刺针，在导丝引导下扩张瘘道，最后置入 8.5 Fr 引流管。

2. 瘘道扩张

在导丝引导下逐渐更换更大号的引流管，每次扩管时间以 2 周为宜，逐渐扩张瘘道至 16 Fr。

3. 胆道镜取石

在导丝引导下拔出 T 管，胆道镜经瘘道进入胆囊内，经吻合口可进入肝内外胆管，使用取石网篮逐一清除胆囊及胆管结石。为了避免瘘道及吻合口处结石嵌顿，对于较大的结石应行碎石后再取石。

4. 胆囊肝总管吻合口狭窄处理

见高级篇第十章第五节中复发性胆结石的处理相关内容。

第六节 手术疗效评价

1. 保留胆囊功能

见高级篇第十章第六节中保留胆囊功能的相关内容。

2. 方便复发性胆囊及肝胆管结石一次取出

HG 手术是在功能完好的胆囊与胆总管间建立吻合通道，形成胆囊－肝内外胆管通道。对于术后结石复发者，可行 PTGD 治疗清除胆管结石。PTGD 后，通过一次手术即可同时清除胆囊及肝胆管结石，无须行 PTCD 治疗。

第十二章　特殊类型保胆取石 / 息肉术

内镜微创保胆取石术做到了对有功能器官的保护，腹腔镜的使用减少了手术创伤，真正符合微创的概念。近年来，公众的生活水平在不断提高，其审美观念也随之增强。美容对人类的生存来说并不重要，但是身体上的瘢痕却可以造成人们持续的精神和心理上的创伤，尤其是年轻女性，对手术的美容化和微创化有更高的要求。在高尖设备不断涌现及技术逐渐成熟的基础上，诞生了“隐瘢痕”腹腔镜下保胆手术、单孔腹腔镜保胆手术及经自然腔道的保胆手术。

第一节　隐瘢痕腹腔镜下保胆取石 / 息肉术

隐瘢痕腹腔镜下保胆取石 / 息肉术就是采用迷你器械以缩小常规腹腔镜及内镜手术的切口或将切口“隐藏”于先天性的褶皱、既往瘢痕、体毛等部位，以达到近似“无瘢痕”的效果。

第二节　单孔腹腔镜下保胆取石 / 息肉术

随着腹腔镜技术的发展和社会需求的推动，“无瘢痕”手术成为腹腔镜外科医师的研究热点，而经脐单孔腹腔镜手术因术后较好的美容效果成为现阶段最具可行性的“无瘢痕”技术。Navarra 等在 1997 年最早报道了经脐单孔胆囊切除术，我国的张忠涛教授 2008 年首先报道经脐单孔腹腔镜胆囊切除术 1 例，目前该手术已逐渐普及并可见大量相关报道。在经脐单孔腹腔镜胆囊切除技术的基础上，近年来逐渐有学者开展了单孔腹腔镜下的保胆取石术。2010 年胡海等报道 8 例免气腹经脐单孔腹腔镜保胆取石术，此后有多家单位尝试开展，也取得了良好的效果。

第三节　经自然腔道保胆取石 / 息肉术

经自然腔道内镜手术（natural orifice transluminal endoscopic surgery，NOTES）作为一项新兴技术，与传统开腹手术相比具有术后腹部无瘢痕的优点，在减少切口疼痛、缩短住院时间等方面也具有一定的优势。目前主要的 NOTES 包括以下几种。①纯 NOTES：是指完全经自然腔道完成手术操作，腔道路径包括食管及胃、阴道、直肠、膀胱等，其中以胃、阴道及直肠的应用相对较多；②集合 NOTES：采用 2 个及 2 个以上经自然腔道工作通道的 NOTES；③混合 NOTES：以传统经腹壁路径的设立辅助的操作通道，手术的主要操作则是在自然腔道工作通道内完成的 NOTES；④机器人 NOTES：是指机器人辅助的 NOTES。目前，经阴道及直肠途径的保胆取石术在国外均有报道，上述手术的实施有赖于阴道切口及直肠切口闭合技术的成熟及患者对无瘢痕手术的强烈要求，手术实施难度大，对结石的大小、数目均有严格的要求。

第十三章 胆囊结石并胆总管结石治疗策略

胆囊结石是一种常见疾病，其发病率为 10% ~ 15%，国外文献报道胆囊结石患者中胆总管结石的发生率为 9.2% ~ 33.0%，国内文献报道有 4% ~ 15% 的胆囊结石同时存在胆总管结石。胆囊结石合并胆总管结石治疗包括胆总管和胆囊两个方面，传统手术方案以开腹胆囊切除 + 胆道切开探查 +T 管引流为主，1974 年，Kawai、Classen 等报道了十二指肠镜下行 EST，开辟了治疗性 ERCP 时代。1987 年，Mouret 成功完成第 1 例腹腔镜胆囊切除术（laparoscopic cholecystectomy，LC），此后该术式广泛开展，逐渐成为胆囊结石治疗的“金标准”，至今已有百年历史。在此期间，有学者开始尝试结合 LC、EST 两镜联合来治疗胆囊结石合并胆总管结石。随着腹腔镜下操作技术的进步，1991 年，Phillipbl 完成了首例腹腔镜胆总管切开取石术，使腹腔镜下同步完成胆囊切除 + 胆总管切开取石 +T 管引流也成为可能。

随着胆道镜的广泛应用，胆囊结石合并胆总管结石的治疗进入了腹腔镜、十二指肠镜、胆道镜联合治疗的时代。目前，胆囊结石合并胆总管结石的治疗方案多种多样，主要分为两大类，一是同期治疗方案，即一次手术同时解决胆囊及胆总管结石，包括：①传统开腹胆道切开探查 + 胆囊切除；②腹腔镜下胆总管切开取石 + 胆囊切除（LCBDE+LC）；③腹腔镜下胆囊切除 + 经胆囊颈管胆总管探查取石术（LC+LCTBDE）；④ ERCP 取石 +LC。二是阶梯治疗方案，即采取腹腔镜和十二指肠镜分步处理胆囊结石或胆总管结石。

近年来，随着对胆囊功能的认识不断深入，保胆手术成为胆囊结石治疗的新术式，该手术在利用胆道镜取净胆囊内结石的基础上，成功保留了有功能的胆囊，手术创伤及副损伤显著低于胆囊切除术，更符合微创的理念，但是合并胆总管结石的保胆手术与胆囊切除相比，更为复杂且难度更大。

第一节 开腹胆道探查保胆取石术

开腹胆道探查保胆取石术是最为传统的保胆手术，采取右上腹经腹直肌旁切口，分别切开胆总管及胆囊后再进行胆道镜取石。

一、手术适应证及手术禁忌证

1. 手术适应证

经超声、CT和（或）MRCP诊断为胆囊结石及胆总管结石；胆囊形态结构及功能正常，符合保胆手术指征。

2. 手术禁忌证

胆囊肿瘤、萎缩等具有保胆手术禁忌证；肝外胆管肿瘤；SO松弛；PBM等胰胆管汇合部疾病。

二、主要手术步骤

1. 胆囊切开取石 / 息肉

胆囊底部穿刺抽吸部分胆汁，再于穿刺针眼两侧缝两针支持线，于两针支持线之间沿胆囊长轴切开1 cm，使用4根丝线分别全层缝合胆囊切口两侧及两端胆囊壁作为胆囊切口牵引线，牵拉牵引线显露出胆囊切口，置入胆道镜探查胆囊腔至胆囊颈部，了解胆囊腔内结石及息肉的位置，观察胆囊颈管开口处胆汁的流出情况，使用取石网篮取出胆囊结石，使用针状切开刀切除息肉及壁间结石开口，彻底取净胆囊腔内结石。

2. 探查胆囊颈管

牵拉胆囊底部缝线，使胆囊腔与胆囊管平行，超细纤维胆道镜头端套入锥形吸附器，经胆囊颈管逐个Heister瓣膜探查至胆总管开口，确定胆囊管内无结石残留。

3. 胆总管切开取石

解剖肝十二指肠韧带找到胆总管，并细针穿刺抽出部分胆汁确定其为胆总管，胆总管壁缝合两针牵引线，剪刀于两针牵引线之间沿胆总管长轴剪开1 cm，牵拉两针支持线，显露出胆总管切口，置入胆道镜探查肝内外胆管，使用取石网篮取出胆总管内结石。

4. 胆总管切口的处理

胆总管切口的处理方式较多，根据胆总管直径、结石取净等情况，其处理方式也不尽相同，其主要的处理方式包括以下几种：①胆总管T管引流术，胆总管切开探查术后为了预防胆漏的发生，并方便残石的取出，常规的做法是术后于胆总管内放置16 Fr T管，术后6周根据胆道造影及复查胆道镜检查，确定无结石残留后即可拔出T管；②胆总管切口一期缝合，结合术前CT及MRCP检查结果并反复探查肝内外胆管均无结石残留，胆总管直径≥8 mm者，采取5-0可吸收线连续外翻缝合胆总管切口；③胆道内引流管置入+胆总管切口一期缝合，胆道镜探查肝内外胆管无结石残留，经胆道镜钳道置入斑马导丝，导丝越过十二指肠乳头进入十二指肠内，在导丝引导下置入树脂胆道内引流管，引流管头端位于十二指肠内，尾端位于胆总管内，放置胆道内引流管后再一期缝合胆总管，预防术后胆漏的发生；④ 鼻胆管置入 + 胆总管一期缝合，在胆道镜下置入斑马导丝经乳头进入十二指肠内，再行 ERCP 手术，活检钳拽出导丝，经导丝置入鼻胆管，鼻胆管头端位于肝内胆管内，最后再一期缝合胆总管。

5. 胆囊切口的处理

胆囊形态结构及功能正常者，可采取可吸收线连续缝合胆囊壁，如果胆囊炎症较重，为了促进胆囊内渗血、黏蛋白及炎症介质等物质的排出，行胆囊造瘘。术后 4 个月行胆道镜检查后确定无结石残留，即可拔出胆囊造瘘管。

6. 胆囊肝总管成形术

为了方便复发性胆总管结石的治疗，避免二次开腹手术，尤其是对于毕 – Ⅱ式胃肠吻合术后的患者，行胆囊切开取石术后，近胆囊壶腹部切开肝总管，取净肝内外胆管结石，进行胆囊肝总管成形术，术后经吻合口放置 T 管，并经胆囊底部穿出，如情况允许，可将胆囊底部固定于壁腹膜上，建立皮下通道。

三、手术并发症及防治

1. 胆漏

胆漏是胆总管探查术后常见的并发症之一，少量的胆漏多数患者无症状，无须治疗，但是胆道损伤引起的胆囊胆漏常可危及患者生命，需积极救治。目前，通常将胆漏的原因分为患者因素和术者因素两部分，其中患者因素包括肝功能受损或低蛋白血症未得到纠正、肝内外胆管结石较多或泥沙样结石引起的结石残留、胆管炎急性期未得到彻底控制、胆总管末端狭窄等胆胰汇合部疾病所致的胆道压力升高及其他因素（患者消瘦、合并基础疾病或使用激素、免疫抑制剂等），术者因素包括术者经验不足、胆总管缝合间距过大、术中胆管损伤、T 管的直径及修建方法等。胆漏的临床症状取决于胆汁流出的量、持续的时间、胆漏的原因、是否有胆系感染、是否留置腹腔引流管等。如果胆汁外漏量较大且无有效的引流，患者可表现胆汁性腹膜炎，出现不同程度的腹痛、恶心、呕吐、腹胀、发热等症状，查体可有黄疸、腹部压痛、腹肌紧张、反跳痛、心动过速、低血压等阳性体征。上述症状及体征与麻醉反应、术后伤口疼痛、暂时性肠麻痹等不易区分，容易发生误诊。

在怀疑有术后胆漏时，可进行诊断性腹腔穿刺，如抽出胆汁即可确定诊断，经 T 管或 ERCP 造影可进一步确定胆漏的部位，而腹部超声及 CT 可确定胆漏的量，进一步指导胆漏的治疗。如果漏出胆汁量较少，而放置的腹腔引流管能进行充分的引流，患者亦无腹膜炎体征，可进行保守治疗。在密切观察患者病情的同时，加强支持治疗，维持水、电解质及酸碱平衡，胆漏常可自愈。如果出现胆漏量较大、没有放置腹腔引流管、腹腔引流管引流不畅、胆总管残留结石、胆总管缺损较大等情况时，应立即进行手术治疗，包括缺损胆管的修补及成形、胆道探查取石、胆管重建等，如果患者病情较为严重或不能耐受手术时，可寻求内镜治疗，通过实施EST、胆道内支架引流、鼻胆管引流、金属支架置入等，降低胆总管压力、堵塞漏口以减少胆汁漏出量，并促进漏口的闭合，其治愈率达到91.7%。对于无ERCP手术条件的单位，可以实施PTCD治疗，但是胆漏时肝内胆管常常不扩张，进而降低了PTCD的成功率，一般不作为治疗胆漏的首选。

为了避免术后胆漏的发生，首先需严格掌握胆总管探查手术的适应证，掌握开腹胆道探查及胆道镜取石的技巧，降低术后残石率，充分认识T管及腹腔引流管在胆道探查术中的重要性，术后应保持T管及腹腔引流管的通畅，注意T管的护理，避免意外脱出，与此同时进行积极的抗感染及支持治疗，在降低术后胆漏发生率上也具有重要的作用，而胆漏的及时诊断及合理处理，则是降低胆漏引起相关并发症的关键。

2. 出血

胆道探查出血分为术中出血和术后出血两种，术中出血主要是由胆管周围血管网及胆管壁血管损伤所致。在急性化脓性胆囊炎或胆管炎时，局部炎症容易引起肝门区充血水肿，细小的网状静脉往往呈弯曲怒张状态，在显露胆总管过程中损伤这些怒张的小静脉，导致手术区域广泛渗血。切开胆总管前壁时，如胆管壁止血不彻底，也容易发生胆管壁切缘渗血。有多次胆道探查手术患者，局部组织粘连致密，侧支循环丰富，尤其是肝硬化合并门脉高压患者，肝门部静脉迂曲扩张并凝血功能障碍，很容易引起广泛性渗血。取石过程中由于胆道镜、结石等机械损伤，有时可引起胆管壁血栓或缝线的脱落而再次发生出血。胆道探查术中一旦发生出血，切忌盲目止血，可将示指伸入小网膜孔，用大拇指压迫肝蒂控制出血，随后吸净积血，于直视下进行止血。胆道探查术后出血主要原因是胆总管切开时止血不彻底、T管压迫或其与胆总管黏膜相互摩擦出血、胆管感染累及周围组织引起胆管血管瘘等所致。

术后胆道出血可表现为腹腔引流管引出血液、T管引流胆汁内含有血液，患者的临床症状与出血的性质及严重程度相关。对于出血量少，血压、脉搏等生命体征无明显变化者，可采取保守治疗，包括补液、给予止血药及维生素K_1、输血等，同时密切观察患者生命体征。如出血不止，并有脉搏增快、血压下降的趋势，则要及时进行手术探查，如果出血来自肝内，则应根据全身状况及病变部位，实施肝固有动脉或其分支结扎、肝叶切除或介入栓塞治疗。

为了降低胆道探查取石术后出血的发生率，首先应熟悉胆道血管解剖，时刻警惕胆道血管变异的存在。手术操作时应细致、轻柔、暴露良好，在切开胆总管前应常规进行细针穿刺。术中一旦发生出血，应沉着冷静，仔细寻找具体的出血部位。一般少量的出血通过电凝或纱布压迫即可止血，如无效可使用吸收性明胶棉填塞止血，对于较大的动脉出血，在确定结扎后不影响脏器供血的情况下可结扎止血。止血棉或明胶棉对于预防术后出血具有一定的作用，但是术中彻底止血是降低术后出血的关键，需防止依靠它避免术后出血的侥幸心理。

3. 胆管狭窄

胆管狭窄主要为胆道感染及手术损伤所致，90% 的胆管狭窄见于腹腔镜胆囊切除术，其次是胆总管探查和引流，仅占 5%。胆道探查引起胆管狭窄的主要原因是胆总管一期缝合时浆膜缝合过紧引起压迫或无扩张的胆总管放置较粗的 T 管，缝合后的胆管受 T 管的压迫产生缺血性损伤，其次在肝十二指肠韧带内进行过多不必要的游离及电灼，损伤了胆管壁的血管网，引起胆总管缺血性狭窄，再者 T 管过早拔出或滑脱后，胆总管上切口瘢痕收缩引起胆管狭窄，T 管存在持续向外的张力，致使胆总管形成锐角而发生狭窄，T 管缝合过松可渗漏胆汁，T 管太粗而缝合过紧使胆管壁缺血坏死等也可引起胆管狭窄。

胆管狭窄的临床表现与损伤的部位、长度及狭窄程度相关，胆总管或肝总管完全结扎术后早期即可出现黄疸等胆道梗阻症状，胆道梗阻症状呈进行性加重，表现为皮肤巩膜黄染、陶土色大便、酱油色小便，并有皮肤瘙痒症状。合并感染时可出现寒战、发热、腹痛等胆管炎症状，同时可伴有恶心、呕吐、食欲不振等消化道症状，持续梗阻可出现肝脓肿、胃肠道出血等症状。胆道部分结扎或后期形成的胆管狭窄，往往在数年后可形成胆管结石、胆汁淤积性肝硬化、急性胆管炎等。患者出现上述症状后，常规的肝胆脾胰超声及 CT 检查可显示狭窄远端的胆管进行性扩张，但是难以确定狭窄的部位及原因，PTC 及 ERCP 能显示肝内外胆管的形成和解剖关系，以及有无结石或内瘘等，但是两者均属于侵袭性检查方法。MRCP 不仅能显示胆管狭窄的部位及胆管扩张的程度，同时能鉴别良性或恶性胆管狭窄，已成为诊断胆管狭窄的主要方法。

黄疸时间越长，肝脏损伤越重，患者对手术的耐受性也越差。因此，胆管狭窄一旦确诊，应积极准备手术治疗，胆管狭窄的手术方式及时间要根据损伤发生时间、部位、程度及其他并发症来决定。术中发现胆管被结扎或被缝合，应立即拆除缝线，局部血运良好且无胆漏者，可不做进一步的处理，如果局部有胆漏、血运不良者，应根据损伤的大小做胆管修补或胆肠吻合术。

第二节　腹腔镜下胆道探查保胆取石术

腹腔镜下胆道探查保胆取石术是在传统的保胆手术基础上发展起来的创伤更小的治

疗方案，根据手术入路的不同，分为单孔、双孔、三孔及四孔法，目前多采取三孔法进行，以剑突下、脐下及右上腹为穿刺点。

一、手术适应证及手术禁忌证

1. 手术适应证

经超声、CT 和（或）MRCP 诊断为胆囊结石及胆总管结石；胆囊形态结构及功能正常，符合保胆手术指征；PBM 等胰胆管汇合部疾病；胆源性胰腺炎；急性化脓性胆管炎；梗阻性黄疸。

2. 手术禁忌证

胆囊肿瘤、萎缩等具有保胆手术禁忌证；肝外胆管肿瘤；胆总管囊肿；高位 PBM。

二、主要手术步骤

1. 建立通路

剑突下切开 1.5 cm 切口，逐层分离至腹横筋膜，巾钳夹持腹白线以外腹壁，外提腹壁并置入气腹针建立气腹，置入 1.0 cm 戳卡，置入腹腔镜探查腹腔，腹腔镜下定位剑突下及右上腹穿刺部位，局部切开分别置入 0.5 cm 戳卡及 1.0 cm 戳卡。

2. 悬吊胆囊

胆囊底部浆肌层缝合 1 针，经右侧腹壁穿出，牵拉缝线悬吊胆囊于右上腹。

3. 胆总管切开取石

解剖肝十二指肠韧带找到胆总管，在处理肝十二指肠韧带前方浆膜及粘连时使用电凝钩，此处常走行较多的血管，分离过程中应将十二指肠往下推，防止出血及肠管损伤。细针穿刺抽出部分胆汁确定为胆总管，胆总管切开部位应当选择胆囊管与肝总管交接处，切开时采用尖刀钩挑的方式，以防止切开对侧胆管壁，甚至门静脉，切开口以 1.0 cm 左右为宜，不超过 1.5 cm，置入胆道镜探查肝内外胆管，使用取石网篮取出胆总管内结石。

4. 胆囊切开取石 / 息肉

内容同本章开腹胆道探查保胆取石术。

5. 探查胆囊颈管

内容同本章开腹胆道探查保胆取石术。

6. 胆总管切口的处理

内容同本章开腹胆道探查保胆取石术。

7. 胆囊切口的处理

内容同本章开腹胆道探查保胆取石术。

8. 留置腹腔引流管

文氏孔放置防折叠腹腔引流管，且引流管不能离胆总管缝合处太近，以免消除气腹之后腹腔间隙缩小，引流管相对冗长，引流管头部挤压缝合处，引发胆漏或胆管梗阻。

三、手术并发症及防治

腹腔镜胆道探查保胆取石术后需观察腹腔引流管的引流液性状，并保持引流通畅，早期发现胆漏、出血等并发症，以及并发症的治疗具有重要的作用。

1. 胆漏

腹腔镜胆道探查保胆取石术后胆漏的发生，除了存在开腹相关因素外，腹腔镜本身也是导致术后胆漏的主要原因，包括：①腹腔镜下操作角度小、胆管过度解剖、缝合过紧等导致胆总管壁血供障碍而影响切口愈合；②缝合过松或缝合不规范可导致胆汁直接从切口漏出；③短臂长度掌握不当，为了操作方便一般采用短臂较短的 T 管，致使短臂的支撑力较开腹下降，容易被意外拽出；④ 操作失误而将 T 管缝合在胆管壁上等，增加拔管时窦道或胆总管壁撕裂的危险。

术中腹腔镜下操作难度较开腹大，细致操作是防止胆漏的关键因素，为了降低胆道探查术后胆漏的发生率，需注意以下几点：①应用无损伤缝线可以减少对胆管的损伤及针眼的胆漏；②连续锁边缝合，缝合比较紧密，可以降低胆总管 I 期缝合术后胆漏的发生率；③术中放置 T 管、胆道内引流管或鼻胆管，既可以保持胆汁引流通畅，降低胆道压力，又可以方便术后造影检查；④ 对于放置 T 管引流，注水试验是必要的，术中可以观察缝合是否满意，若对缝合不满意，可以补缝；⑤ 应用生物蛋白胶黏合以预防胆漏，但是不规范使用生物蛋白胶可导致其吸收不全而形成硬物，有损伤胆管壁导致胆管狭窄及胆漏的风险；⑥将右锁骨中线 Trocar 穿刺孔下移到离肋缘 3 ～ 5 cm，使 T 管偏离肝脏脏面以利窦道完全形成；⑦ 术后保护 T 管，防止滑脱；⑧ 开腹手术一般在术后 14 天左右拔出，为了降低术后残石率，建议术后行胆道镜检查，T 管一般建议留置 5 周以上。

术后出现腹痛，应怀疑胆漏，可行腹部 CT、诊断性腹腔穿刺、T 管造影及 ERCP 进一步明确诊断，确定胆漏者可行 EST 及 ENBD，如上述引流效果不显著则应行腹腔镜或开腹手术重新置入 T 管，或同时置入腹腔引流管引流。

2. 出血

腹腔镜胆道探查出血分为术中出血和术后出血两种，术中胆道出血主要是损伤胆管周围血管网及胆管壁血管，术后胆道出血的常见原因包括：①术中电灼伤或钛夹夹持不当导致假性动脉瘤形成，术后破入胆道；②术中反复取石或用胆道探条强行将嵌顿的结石捅入十二指肠，进而损伤胆道黏膜、胆管壁和十二指肠乳头；③放置 T 管的管径过粗，压破胆管壁造成胆管黏膜损伤或坏死；④ 胆系感染腐蚀胆管壁或缝线切割胆管壁，引起继发性胆道出血。

腹腔镜胆管探查术有一定的手术难度，为了降低围手术期胆道出血的发生率，需注意以下几点：①应加强手术医师的培训，严格手术的准入，重视手术的危险性；②术中尽量用胆道镜取石，尽可能避免使用胆道探条粗暴操作，操作时动作轻柔，避免损伤胆管壁；③对处于胆系感染中且取石困难的患者，应避免反复取石，中转开腹取石是明智的选择；④ 根据胆管直径选取合适的 T 管，缝合时不宜过紧，以免压迫胆管，造成胆管壁的损伤；⑤ 对于有胆道感染的患者术前要行抗感染治疗，术前感染严重且控制不佳的患者，术后要加强抗感染治疗，避免感染造成胆管黏膜坏死及胆管壁被腐蚀，出现胆道出血。

腹腔镜胆管探查 T 管引流术后胆道出血的治疗除了给予抗感染、输血、补液、静脉应用止血药等一般性治疗外，常用的方法有经 T 管给药冲洗、选择性肝动脉栓塞止血、手术探查止血等方法。

3. 胆管狭窄

腹腔镜下胆道探查术后胆管狭窄的发生有三种情况，一是术中误将胆总管切断、结扎或切除，术中未及时发现，后期出现胆管狭窄；二是术中发现损伤胆总管，采取局部修补而导致胆管狭窄；三是术中存在胆管损伤，但是并未被发现，因损伤较小，术后数周、数月甚至一年以上均为临床症状，而后逐渐出现梗阻性黄疸、胆管结石形成、胆管炎等症状。其发生的主要原因是：①术中胆管部分受损，如胆总管周围分离过多，放置 T 管时胆管壁钳夹性损伤，胆总管缝合时边距过大或缝合过紧，胆总管切开时的热损伤等均可导致胆总管壁缺血、坏死，随着瘢痕的形成及挛缩进而出现胆管狭窄；②继发性胆总管周围炎症，如腹腔渗液引流不畅，胆总管缝合不当，胆汁外漏，胆汁内的胆汁酸盐对胆管壁组织的刺激，细菌感染等，导致胆总管周围纤维组织增生，胆总管被包裹于一团增生的纤维组织形成的瘢痕中。由此可见，胆管狭窄不仅包括术中对胆管错误的切割、牵拉、钳夹、缝合、结扎等直接损伤，还包括术后胆管血供障碍、胆汁的化学性刺激、T 管压迫、细菌感染等产生的瘢痕增生性狭窄。

为了降低腹腔镜胆道探查术后胆管狭窄的发生率，需注意以下几点：①减少胆总管周围组织的游离；②沿胆总管长轴切开胆总管，避免使用电刀；③应熟练掌握腹腔镜缝合技术；④ 选择合适型号的 T 管；⑤对于不扩张的胆管，如无明确的胆总管切开指征，绝不轻易切开胆总管；⑥如明确诊断为胆总管结石，在胆总管不扩张的条件下，可采取十二指肠镜下乳头括约肌切开取石的方法；⑦ 胆总管切开取石术后可放置胆道内引流管或鼻胆管，再行胆总管一期缝合。

第三节 腹腔镜联合十二指肠镜保胆取石术

腹腔镜、胆道镜及十二指肠镜三镜联合技术是目前治疗胆囊及胆总管结石的新手段，在取出胆囊及肝外胆管结石的同时，避免由胆总管切开、T 管引流或胆总管一期缝合所致的胆管狭窄及对胆总管直径的要求。通过行 EST 或 EPBD 解除十二指肠乳头狭窄，可保证胆汁排泄通畅并改善胆囊收缩功能，对因胆汁淤积所致的结石复发具有良好的预防效果。目前，三镜联合治疗胆囊及胆总管结石的手术选择有三种：①腹腔镜下保胆取石术 + 术前 ERCP；②腹腔镜下保胆取石术 + 术中 ERCP；③腹腔镜下保胆取石术 + 术后 ERCP，需根据患者的实际情况选择适宜的手术方案。急性化脓性胆管炎、急性胆管炎及梗阻性黄疸患者为了快速控制感染、缓解肝脏损伤，多先实施 ERCP 取石，待病情稳定后行腹腔镜保胆取石术；胆总管无扩张的胆总管结石患者，或者术中超细胆道镜检查发现胆总管结石未能经胆囊管取出者，可先行腹腔镜下保胆取石术，术中经胆囊管顺行置入导丝，再行 ERCP 取石；腹腔镜保胆取石或胆囊切除术后继发胆总管结石者，多行 ERCP 取石。此外部分单纯性胆囊结石患者行保胆取石术后间断发作或持续性存在胆囊胆汁淤积，甚至复发泥沙样结石、胆源性胰腺炎，考虑存在胆胰汇合部疾病者，可行 ERCP 解除胆胰流出道狭窄或梗阻。本节以平稳期胆囊结石及胆总管结石为例进行说明。

一、手术适应证及手术禁忌证

1. 手术适应证

经超声、CT 和（或）MRCP 诊断为胆囊结石及胆总管结石；胆囊形态结构及功能正常，符合保胆手术指征。

2. 手术禁忌证

胆囊肿瘤、萎缩等具有保胆手术禁忌证；肝外胆管肿瘤；胆总管囊肿；高位 PBM。

二、主要手术步骤

1. 麻醉

采取全身麻醉，气管插管套管的左侧放入牙垫。

2. 建立通路

剑突下切开 1.5 cm 切口，逐层分离至腹横筋膜，巾钳夹持腹白线以外腹壁，外提腹壁并置入气腹针建立气腹，置入 1.0 cm 戳卡，置入腹腔镜探查腹腔，腹腔镜下定位剑突下及右上腹穿刺部位，局部切开分别置入 0.5 cm 戳卡及 1.0 cm 戳卡。

3. 悬吊胆囊

胆囊底部浆肌层缝合 1 针，经右侧腹壁穿出，牵拉缝线悬吊胆囊于右上腹。

4. 胆囊切开取石 / 息肉

内容同本章开腹胆道探查保胆取石术。

5. 探查胆囊颈管

内容同本章开腹胆道探查保胆取石术。

6. 顺行置入导丝

插入十二指肠镜到达十二指肠降部，寻找十二指肠乳头，看到经十二指肠乳头穿出的导丝，经十二指肠镜嵌套插入活检钳（圈套器或取石网篮）抓取导丝头端（软、硬结合部附近），经腹腔镜置入导丝的同时，使用活检钳将导丝经十二指肠钳道拉出至导丝尾端并进入胆囊内，在导丝引导下逆行插入乳头括约肌切开刀，待头端进入胆总管后，可拉出导丝，再逆行将导丝尾部置入胆总管内

7. 胆总管结石的处理

行 EST、取石，胆道造影及超细胆道镜检查确定无结石残留，放置鼻胆引流管，退出十二指肠镜。

8. 胆囊切口的处理

内容同本章开腹胆道探查保胆取石术。

9. 腹腔引流管

放置鼻胆管一般与放置腹腔引流管不同，为了防止术后吸收热的发生，术中需将腹腔内残留的冲洗液清理干净。

三、手术并发症及防治

腹腔镜胆道探查保胆取石术后的并发症包括腹腔镜保胆取石相关并发症及 ERCP 相关并发症。前者主要包括胆囊黏膜出血、胆漏、腹腔出血、切口感染等。后者包括急性胰腺炎、乳头出血、急性胆管炎等。其并发症的防治见腹腔镜保胆取石及 ERCP 取石相关章节。

第四节　十二指肠镜联合经皮经肝胆囊穿刺扩管取石术

高龄胆囊及胆总管结石发作 AOSC 或胆囊炎高龄患者，由于病情危重，不适合采取根治性手术治疗，根据损伤控制理念，可先行 PTBD 术或 ENBD 术，引出感染性胆汁，控制胆系感染、黄疸及肝损害，待病情稳定后评估病情仍不合适采取开腹或腹腔镜手术

者，为了预防 AOSC 或胆管炎的复发，避免胆囊引流管拔出后胆漏的发生，可采取十二指肠镜联合经皮经肝胆囊穿刺扩管取石术。

一、手术适应证及手术禁忌证

1. 手术适应证

经肝胆脾胰超声、CT、MRCP 诊断为胆囊结石及胆总管结石；不适合行开腹或腹腔镜手术的急性化脓性胆囊炎、急性化脓性胆管炎、梗阻性黄疸等高龄危重患者。

2. 手术禁忌证

凝血功能障碍；腹腔积液。

二、主要手术步骤

1. PTGD

内容同高级篇第十四章第二节。

2. 瘘道扩张

（1）每隔 2 ~ 3 周进行瘘道扩张，分别更换 10.2 Fr、12 Fr、14 Fr、16 Fr 及 18 Fr 扩张导管；

（2）先行胆道造影，拆除引流管固定缝线并间断引流管；

（3）经原引流管置入导丝，留置导丝并退出引流管；

（4）在导丝引导下置入大号引流管；

（5）瘘道松弛者，可继续更换更大型号的引流管；

（6）注意连续扩管前，应采取 2% 的利多卡因对瘘道口腹壁进行麻醉，并使用尖刀切开腹壁，以扩大腹壁真皮瘘口，减少置管的阻力；

（7）逐步扩张瘘道至 18 Fr 引流管。

3. PTCS

内容同高级篇第十五章第二节。

4. ERCP

（1）咽喉部黏膜麻醉或静脉复合麻醉；

（2）进入十二指肠镜，寻找十二指肠乳头；

（3）乳头括约肌切开刀带导丝插管；

（4）乳头括约肌切开及球囊扩张，实现胆胰分流；

（5）球囊及取石网篮取净胆总管内结石；

（6）为了预防术后胰腺炎，可放置一体式胰胆管支架。

三、注意事项

1. PTGD

（1）PTGD 的目的是引流感染性胆汁，减低胆道压力并控制感染，为了减少胆汁经针道进入肝脏实质及腹腔，引起寒战、高热及腹痛症状，穿刺成功后需抽取部分胆汁，降低胆囊内压力。

（2）凝血功较差或黄疸较重的患者，为了缩短穿刺时间，穿刺成功后，可不使用扩皮器扩张瘘道，直接置入 7 Fr COOK 引流管。

（3）置管过浅，侧孔位于肝脏实质内，可导致术后出血，COOK 引流管头端不能呈袢；如置入过深，部分引流管可进入腹腔内形成引流管内脱现象，引流管刺激腹壁引起疼痛。因此，穿刺前应测量腹壁至胆囊中央的距离，置管的深度为针道长度加上含有侧孔引流管段的长度。

（4）如果胆汁浑浊、黏稠、胆泥较多，建议先扩张瘘道，放置 8.5 Fr COOK 引流管，更大直径的引流管可以获得更好的引流效果，降低引流管堵塞的概率。

（5）穿刺术后存在右上腹疼痛，考虑胆汁外漏的同时，需注意引流管内脱的可能。

（6）穿刺术后出现胆道出血，考虑穿刺部位胆囊黏膜出血的同时，需注意置管过浅，引流管侧孔位于肝实质内的可能。

（7）感染控制后，建议行胆道造影，同时观察引流管腹腔内走行，发现引流管内脱或未完全呈袢时，经引流管置入导丝并于 X 线下调整引流管位置。

（8）为了易于胆汁的引流管、促进感染的控制、降低引流管堵塞率，术后常规使用含庆大霉素的盐水冲洗胆囊。

（9）急性化脓性胆囊炎合并 AOSC 及严重胆道梗阻时，如果 PTGD 术后无胆汁引出或胆汁引流量较少，而 AOSC 及梗阻性黄疸症状改善不明显，需考虑存在胆囊管结石或胆囊管炎性闭塞的可能性，此时应早期行 ERCP 或 PTCD 引流。

2. 瘘道扩张

（1）扩张前需进行胆道造影，了解胆囊穿刺部位，是否合并胆囊管、肝外胆管结石、PBM 等疾病；

（2）一次扩张瘘道无阻力，可以进行再次扩张瘘道，为了减少引流管通过腹壁的阻力，可使用尖刀将腹壁小切开；

（3）新放置的引流管侧孔需完全位于胆囊腔内。

3. PTCS

（1）瘘道扩张至 12 Fr，超细纤维胆道镜可经瘘道进入胆囊内，3 mm 以下的结石可经吸入器或超细网篮取出。

（2）瘘道扩张至 16 Fr，常规电子胆道镜或纤维胆道镜可进入胆囊内，进行取石或碎石治疗。

（3）胆囊内结石较多者，建议将瘘道扩张至 18 Fr，再进行碎石、取石。

（4）进行胆道镜下碎石治疗，为了降低胆道镜的损伤，建议携带吸附器。

4. ERCP

（1）毕Ⅱ式手术增加了 ERCP 手术难度及风险，高风险患者可同时行 PTGD 及 PTCD，扩管后行 PTCS；

（2）为了减少 EST 所致的乳头过度损伤，同时降低术后胆结石及胰腺炎的复发率，建议行内镜下胆胰分流术；

（3）为了降低 ERCP 术后胰腺炎的发生率，建议放置胰管支架；

（4）ERCP 术后放置一体式胰胆管支架，可降低支架移位率，无须行二次 ERCP 或胃镜，即可同时拔出胰管支架；

（5）高危患者行 ERCP 时，应遵守损伤控制手术（damage control surgery，DCS）理念，建议一期行胆道及胰管引流，二期行根治性取石手术治疗。

第十四章　胆囊结石并胆源性胰腺炎治疗策略

急性胆源性胰腺炎（acute biliary pancreatitis，ABP）是胰腺炎的一种常见类型，胆总管结石是 ABP 主要的发病原因，随着胆道镜及十二指肠镜在胆胰疾病中的运用，人们对这一疾病的认识更加深入，现结合笔者及所在团队诊治 ABP 中的经验总结，对该疾病进行介绍。

第一节　胆源性胰腺炎

一、胆源性胰腺炎的定义

国内钮宏文等认为 ABP 是胆总管结石所引起的急性胰腺炎，并制定了 ABP 的诊断标准：①在胰腺炎的急性阶段，有胆总管下端结石影像学证据；② B 超和 CT 示胆总管直径＞ 1.2 cm；③临床上有肉眼可见的黄疸；④临床上有梗阻性胆管炎的表现，其关键是胆总管结石引起的梗阻症状，对胰腺炎并有胆囊结石患者，若无上述表现，应诊断为“胰腺炎合并胆囊结石”。陈勇军等认为胆道系统的活动性病变，如肝内胆管、胆囊、肝外胆管阻塞感染、结石、蛔虫嵌顿引起的急性胰腺炎均可归属为 ABP。

笔者及所在团队认为对于 ABP 的概念可有狭义与广义之分：狭义的 ABP 即急性胆石性胰腺炎（acute gallstone pancreatitis，AGP），由胆系结石所引起的急性胰腺炎，包括胆囊结石、肝内胆管结石及胆总管结石。广义的 ABP 即由胆道系统疾病所引起的急性胰腺炎，胆道疾病可以是胆系结石，也可以是胆道蛔虫、SO 痉挛、壶腹部狭窄、PAD、PBM 等非结石性疾病，只要是由胆道系统疾病所致的急性胰腺炎，均可归为 ABP。笔者认为使用广义概念定义 ABP 更为准确。

二、胆源性胰腺炎的诊断

AGP 的诊断标准：①有急性胰腺炎的临床表现；②血清或尿淀粉酶高于正常值 3 倍以上；③ B 超、CT 检查证实存在胆道系统结石；④血清 AST/ALT 水平升高，或血清胆红素水平升高；⑤不存在引起血清淀粉酶、AST/ALT、胆红素水平升高的其他原因。

相对血清淀粉酶/脂肪酶的升高，上腹部CT能清楚地显示胰腺肿胀、出血、坏死等征象，尤其是“胆总管环”，其敏感性及阳性率更是高达100%，可作为急性胰腺炎诊断的“金标准”，因此笔者及所在团队认为只要符合下述条件，即可诊断为ABP：①急性胰腺炎的症状和体征；②胰腺肿胀、出血、坏死等改变的影像学证据；③B超、CT、MRCP、ERCP等检查证实存在胆道系统疾病；④不存在胆道系统疾病以外的病因。

三、胆源性胰腺炎的分型

随着急性胰腺炎的新概念和新治疗措施的不断推出，以及经国内外专科学会专家多次修订，现已基本废用以往的水肿型、出血型和坏死型的临床病理分型，而是采用轻型和重型分类，急性胰腺炎（acute pancreatitis，AP）轻型和重型的诊断标准：①轻型AP，具备AP的临床表现和生化改变，无器官功能障碍或局部并发症。Ranson评分＜3；APACHE-Ⅱ评分＜8；Balthazar CT影像评级为A、B、C。②重型AP，具备AP的临床表现和生化改变，且具有下列之一者。局部并发症（胰腺坏死、假性囊肿、胰腺脓肿）；器官衰竭；Ranson评分＞3；APACHE-Ⅱ评分＞8；Balthazar CT影像评级为D、E。在此基础上又将重型AP（severe acute pancreatitis，SAP）分为Ⅰ级和Ⅱ级，SAP无脏器功能障碍者为Ⅰ级，伴有脏器功能障碍者为Ⅱ级，SAP患者中，凡在起病72小时内经正规非手术治疗（包括充分液体复苏）仍出现脏器功能障碍者，可诊断为暴发性急性胰腺炎。其中ABP又分为梗阻型胆源性胰腺炎和非梗阻型胆源性胰腺炎。

笔者认为ABP分型应同时兼顾胆道有无梗阻及胰腺炎的轻重，可将ABP分为轻型梗阻型、轻型非梗阻型、重型梗阻型和重型非梗阻型。

第二节　胆源性胰腺炎的发病机制

胆源性胰腺炎的发病机制目前尚未完全明确，很多学者认为胆胰管汇合于同一开口，各种病因致使胆总管远端Vater壶腹部梗阻，出现胆汁、胰液引流不畅，胆汁逆流入胰腺，胰管高压，胰腺腺泡细胞损伤，活性胰酶释放，胰腺自身消化而引起胰腺炎，于是产生了经典的“共同通道学说”和“反流学说”，并很好地解释了Vater壶腹部有结石或蛔虫嵌顿及有过排石的胆囊结石和肝内胆管结石引起的ABP的发病机制。

部分学者对此表示怀疑：①胆胰共同段很短，约0.5 cm，很难在下端梗阻时保持胆胰的沟通；②即使沟通仍存在，由于胰管内压力远高于胆管内压力，反流方向应是由胰向胆而非由胆向胰。笔者及所在团队治愈的部分患者仅有胆囊内或肝内胆管结石，并无胆总管梗阻及明确的排石史；部分患者甚至无胆道系统阳性结石，但仍可出现严重的胰腺炎，ERCP 发现存在乳头旁憩室、胰管内结石等疾病，这些病例难以用“共同通道学说”和“反流学说”解释。

因胆道系统疾病种类多样，成因复杂，但是所有胆源性胰腺炎的发病机制，似乎均可以用“胰内高压”的理论解释。因活性胰酶的释放和炎性细胞的激活，过度激活中性粒细胞，释放大量炎症介质包括细胞因子，再通过炎症介质网络引起连锁和放大效应，导致胰腺出血、坏死，甚至并发腹腔室隔综合征（abdominal compartment syndrome，ACS），诱发多器官功能障碍或衰竭。胰腺炎病情加重可能是梗阻、反流、网状内皮系统功能失常或微循环障碍等多因素所致。

究竟什么原因引起了“胰内高压”？ Melter 学说认为胆囊与胆道括约肌之间的协调舒缩是由两处交感与副交感神经对应的兴奋与抑制所致，在此基础上笔者及所在团队认为十二指肠乳头某处可能存在类似心脏窦房结的结构，控制胆囊及胆道括约肌的收缩与舒张，如细小结石、胆泥、胆固醇晶体反复刺激乳头，或胆管炎、胃肠炎等导致乳头水肿，出现异常放电、异位起搏，引起胃肠道激素或因子如 CCK 及生长抑素（somatostatin，SS）平衡的破坏，G 蛋白偶联细胞表面的胆汁酸受体激活进一步导致胆囊及胆道括约肌收缩舒张功能障碍、腺泡细胞酶原激活、腺泡细胞损伤，但是异位起搏理论需进一步的动物实验和临床实验去验证。

第三节　胆源性胰腺炎的内镜治疗

一、胆源性胰腺炎内镜治疗的解剖基础

胰胆汇合部是胰管、胆管与十二指肠的交汇部位。主胰管和胆总管几乎平行进入十二指肠壁内，在十二指肠黏膜下汇合后形成一膨大的共同通道，即 Vater 壶腹。主胰管末端、胆总管末端及 Vater 壶腹周围有纤维肌性组织包裹，分别形成胰管括约肌、胆总管括约肌及 Vater 壶腹括约肌，统称为 SO。主胰管与胆总管之间还含有前后两束纵行肌形成的肌间隔，间隔下缘变薄形成膜性间隔，又称为壶腹隔膜，覆盖于胰管开口的表面。

二、胆源性胰腺炎的内镜治疗

通过实施 EST 可以解除十二指肠乳头狭窄、缩短共同通道以保持胆汁的通畅引流，是解决胆胰汇合部疾病的重要方法。早在 1994 年，EST 被应用于不能耐受手术的 ABP

治疗，随访时发现 EST 术后即使不行胆囊切除术，ABP 的复发也是罕见的。目前，EST 也被应用于合并壶腹部疾病的非胆石性胆源性胰腺炎的预防中，但是内镜下乳头括约肌切开的长度往往取决于术者的主观感受、技术和习惯，缺乏统一的标准。实施乳头括约肌大切开不但容易发生术中出血、肠漏等并发症，术后也存在反流性胆管炎、胆总管结石形成、胆管癌等远期并发症。乳头括约肌切开太小难以达到通畅引流、降低压力的目的，甚至有加重乳头开口狭窄的风险。

三、内镜下胆胰分流术的实施方法

EST 是在导丝引导下分别行胆管及胰管插管成功后（携带 T 管及 PTCD 管者，可经外引流管顺行置入导丝，使用异物钳将十二指肠腔内导丝拽出，于导丝引导下置入乳头括约肌切开刀至胆总管内，再调整导丝方向即可），行逆行胆管及胰管造影，判断有无胆胰管结石、狭窄、造影剂排空延迟。对胆道造影胰管显影、胆胰管造影剂排空延迟或存在胆胰汇合部疾病者，采取切凝混合电流逐步切开乳头括约肌至胰管括约肌开口显露，且胆胰管共同通道＜ 5 mm，呈“哆开”状态。乳头狭窄未解除者，同时使用胆道柱形球囊扩张术（胆总管直径≥ 1 cm，选择直径 1 cm 的扩张球囊，胆总管直径＜ 1 cm，球囊直径与胆总管直径一致），进而完成胆胰分流，终止胆汁胰液反流且不破坏胆胰管括约肌，取净胆总管内结石后放置鼻胆引流管。

四、胆源性胰腺炎内镜治疗时机

嵌顿于胆总管壶腹部 1 cm 以下的胆道小结石可以通过 EST 切开的十二指肠乳头自行排出，稍大的胆道结石可经内镜用取石网篮取出，使病情迅速缓解并减少复发，改善总体预后，成功率可达 90% 以上，而且疗效明显优于传统常规治疗。如结石过大过硬，内镜下取石失败，又或者重型 ABP 出现假性囊肿、胰腺组织坏死，仍需开腹手术，以去除坏死灶，降低压力，通畅引流。因此，对 ABP 应分型而治，同时需遵循“个体化”的治疗原则。

有研究发现，早期手术的患者中，26% 胆总管内有结石，而在延期手术的患者中，只有 5% 胆总管内有结石，可能因为解痉、抗感染等治疗后大部分嵌顿于壶腹部的小结石可以自行落入十二指肠。在没有血清酶学变化和影像学上胆道系统改变的轻型 ABP，早期应用 EST 与常规治疗之间并无显著性差异，因此轻型 ABP 可先行保守治疗，经 48 小时保守治疗而病情加重的情况下应考虑梗阻因素持续存在，需要早期行手术或 ENBD 治疗。因为壶腹部梗阻持续时间与胰腺炎严重程度呈正相关，24 小时内几乎所有病变都是可逆的，24 ~ 48 小时可见部分胰腺组织发生出血、脂肪坏死，超过 48 小时可出现广泛的出血、坏死。既然部分轻型 ABP 在保守治疗的基础上可发展为重型 ABP，笔者认为对轻型 ABP 需早期实施 ERCP 治疗，解除梗阻，通畅引流，阻断其病理发展过程。

对于重症 ABP 的治疗，经历了一个漫长的发展过程，从 20 世纪 70 年代的小网膜囊灌洗引流、胰包膜切开减压和三造瘘，到 20 世纪 80 年代的全胰腺切除术，以及后来的急诊胆囊切除、胆总管引流、胰包膜切开减压、胰腺坏死组织清除和胰周置管引流，因坏死界线确定困难，坏死的胰腺难以彻底清除，并未降低并发症和病死率。20 世纪 90 年代以后提倡“个体化治疗”，凡胆源性梗阻性胰腺炎都有手术指征，可行内镜下 SO 切开，或手术清除结石、解除梗阻，使预后显著提高，并发症和病死率大大减少。特别是对于合并 AOSC、梗阻持续时间超过 24 小时、保守治疗 12 ~ 24 小时无明显缓解者，绝大多数学者认为 48 小时内更应行急诊 ERCP 治疗，以解除胆源性梗阻的因素，使胆胰管内压力迅速下降，从而阻断 AP 的病理过程，促进胰腺和全身病理损害的逆转，减少 ABP 的并发症，并制定了 ABP 内镜治疗指征：①若 B 超或 CT 检查发现胆管增粗，或确定有结石及蛔虫，入院后应立即行内镜胆道引流术（endoscopic biliary drainage，EBD）治疗（绝对指征）。②若观察 8 ~ 12 小时症状无缓解，且有下列条件之一者，为 EBD 治疗的相对指征。有胆囊炎或胆管炎既往史，胆囊查体较大，胆红素升高＞ 36 μmol/L，超声提示胆管增粗，内径超过 8 mm。ISOGAI 等提出了一种简易 ABP 急诊治疗评价指标：体温≥ 38℃、血清胆红素≥ 37.6 mmol/L、胆管扩张直径≥ 11 mm、超声提示胆管结石。ABP 患者 4 项指标中 3 项以上阳性，应行急诊内镜治疗。但是部分学者持反对意见，他们认为早期 EST 虽可以降低胆源性胰腺炎胆道感染的发生率，但并不降低胰腺假性囊肿、胰腺脓肿、脏器功能衰竭等并发症，早期手术的病死率明显高于延期手术者，应避免急诊手术。相对开腹手术的风险，部分学者认为无论急性胆源性胰腺炎患者的病变程度如何，必要时行 ERCP 都是安全、有用的，而且对于严重的胆源性胰腺炎者 ERCP 效果更为明显。

第四节　胆源性胰腺炎是否应该切除胆囊

一、胆源性胰腺炎患者胆囊的处理

我国 20 岁以上人群中胆囊结石的发病率为 6.62%，直径 5 mm 以下的结石在胆囊收缩时，很容易通过扩张的胆囊管进入胆总管而诱发 AGP，其发生率为 61%，经药物治疗后的复发率高达 20% ~ 60%，目前胆囊切除术已成为预防 AGP 的标准术式，被广泛应用于 AGP 的治疗中，AGP 的复发率也随之降至 6.9%。

胆囊切除术虽能避免胆囊结石的复发及继发性胆总管结石的形成，但是胆囊切除术后胆总管结石的发生率高达 9.8%，十二指肠乳头狭窄及 SOD 的发生率由术前的 56% 升至 73%。胆道残留或新生的小结石，以及胆胰汇合部疾病等引起的乳头水肿、结石嵌顿和管腔闭塞等因素依然存在，而且胆胰汇合部疾病也可引起胆道系统结石的形成，所以胆囊切除术后 ABP 可能依然存在，因此 ABP 的彻底治疗不仅在于清除胆结石，还要解决胆胰汇合部疾病。

二、胆源性胰腺炎的保胆治疗

无内镜支持下盲目保胆取石术后高达 90% 的复发率，使得 LC 逐渐发展为胆囊结石治疗的“金标准”，并逐渐摒弃了保胆手术。但是在内镜微创技术高度发展的今天，使用胆道镜不但成功保留了胆囊，而且配合 TODCA 等调节胆固醇代谢药物的使用，使胆囊结石复发的概率能控制在 10% 以下。对于差距如此之大的复发概率，张宝善教授揭开了保胆术后极易复发的秘密：旧式保胆取石是盲人取石，无法保证取净结石，复发实际上大部分为术中残留所致，如今在内镜直视下，能够做到完全、彻底、干净地取出胆囊结石。

笔者及所在团队诊治的胆囊结石性 AP 患者中，早期先行内镜下胆胰反流术，优先解除梗阻、降低胆道压力、通畅引流，术后再利用胆道镜技术行取石保胆手术，同时制定出胆囊一期缝合、胆囊造瘘、胆囊肝总管侧侧吻合术、胆囊切除等手术指征，成功保留了 90% 以上的胆囊，结石复发概率控制在 2%，至今未发生因残留结石或复发结石所致的胰腺炎。有文献报道，AGP 患者在取净结石的基础上行 EST，既可以达到胆囊切除预防复发性 ABP 的效果，又可以预防胆囊结石的复发。

第十五章　胆囊结石并隐匿性胰胆反流的治疗策略

PBM 是指主胰管与胆总管在十二指肠壁外汇合，SO 失去对汇合部的控制，进而引起胰液胆汁反流的一种先天性解剖变异。逆流入胆囊的胰酶被胆汁激活后可引起胆囊黏膜增生、化生、不典型增生，诱发胆囊炎、胆囊结石、胆囊腺肌症、胆囊癌等胆道系统疾病。正常胰胆管合流（normal pancreaticobiliary junction，NPBJ）者也存在胰胆反流，即隐匿性胰胆反流（occult pancreaticobiliary reflux，OPBR），表现为胆汁淀粉酶的升高，并与胆道良恶性疾病的发生相关。临床研究显示 OPBR 的发生与 SO 功能有关，但是其病因尚不明确。

一、胆胰汇合部的正常解剖

胰胆汇合部是胰管、胆管与十二指肠的交汇部位。在生理情况下，胰管内压 2.94 ~ 4.90 kPa（30 ~ 50 cmH_2O），胆管内压 2.74 ~ 2.94 kPa（28 ~ 30 cmH_2O）。虽然胰管压力高于胆总管压力，由于胆管括约肌、壶腹括约肌及壶腹隔膜的存在，可以有效防止十二指肠液及胰液反流入胆总管。

二、隐匿性胰胆反流及胆囊结石的发生机制

PBM 患者的胰胆管在十二指肠壁外汇合，由于汇合近端胰胆管缺乏 SO 的控制，在压力梯度的作用下，胰液可经胆总管逆流入胆囊，因此 PBM 患者胆囊内胆汁淀粉酶均显著升高。胰胆汇合部解剖正常的 SOD 患者，胆囊胆汁淀粉酶亦可升高，此种隐匿性胰胆反流可能与胰管和胆管末端括约肌收缩及舒张不同步或胰管和胆管括约肌舒张而壶腹远端括约肌呈收缩状态相关。此外，胰胆汇合部解剖正常的胆囊结石、胆总管结石、胆总管扩张、乳头旁憩室及既往有黄疸病史的患者，胆管胆汁淀粉酶（gallbladder bile amylase，GBA）升高也较多见，认为此种 OPBR 是发生胆结石及胆囊癌的重要原因，但是 GBA 升高的原因仍不十分清楚。

SO 基础压力的升高是目前诊断 SOD 的“金标准”，但是祝喜萍等研究发现 SO 压力升高与胰胆反流呈负相关，即随着压力异常升高，GBA 反而减低，说明 SO 基础压力的升高与胰胆反流无明显关系，但是胆总管直径及共同通道长度与胰胆反流的发生存在

一定关联。可能的原因是胆总管越扩张，胆总管越不受SO的控制，而共同通道越长越容易发生胰液及胆汁的排泄不畅。

从SO解剖和胆胰流体力学角度去研究OPBR，GBA升高的基础是胰液经共同通道排出受阻和通过壶腹隔膜及胆管括约肌逆流入胆总管，因此必须同时满足以下条件才可出现OPBR。①存在共同通道；②胆管括约肌发育不全或功能障碍；③壶腹隔膜缺失或功能缺陷；④共同通道堵塞、狭窄、过长或壶腹括约肌舒张功能障碍。

胆胰汇合部疾病中乳头旁憩室可诱发乳头炎，乳头水肿可影响SO的运动及共同通道狭窄，而乳头过长、憩室内乳头及乳头肿瘤，导致胰液及胆汁流出受阻，最终引起胰管及胆管内高压，导致胆汁淤积形成胆结石，而成石胆汁、泥沙样结石及碎石在排泄过程可损伤SO，引起乳头水肿或堵塞共同通道，加重胆道高压，形成胰胆汇合部疾病与胆石症的恶性循环。发生胆管高压时，胆管括约肌对胆管的控制受损，导致胆管的密闭性被破坏，在胰胆管压力T管的作用下，胰液则可逆流入胆总管，进而引起GBA的升高，这也是为什么胆囊结石、胆总管结石、胆总管扩张、乳头旁憩室及既往有黄疸病史的患者GBA升高较为多见的根本原因。

三、胆囊结石并隐匿性胰胆反流的治疗

一项胆囊癌和胰胆合流异常相关性的Meta分析认为，为了预防胆囊癌，无先天性胆总管扩张的PBM患者，尤其是无胆囊结石的年轻女性患者，推荐行腹腔镜下胆囊切除术；如果存在胆总管扩张，则应实施胆囊切除及Roux-Y胆肠吻合术。Fujimoto T等认为OPBR与PBM一样也是胆囊癌发生的危险因素，对于正常胰胆管汇合的OPBR患者，是否实施预防性的胆囊切除术尚无明确结论，激活的胰液长期刺激胆囊黏膜，可导致胆囊黏膜增生、化生、不典型增生等病理改变，诱发胆囊炎、胆囊结石、胆囊腺肌症、胆囊癌等胆囊疾病，而胆管黏膜的损伤，亦可引起胆管炎、胆总管扩张及胆管癌的发生。大样本的临床研究显示正常胰胆汇合患者的GBA升高的发生率为5.5%，GBA升高患者中胆囊癌与非胆囊癌的发生率具有显著的统计学差异。如果不能终止胰胆反流，为了降低GBA升高患者中胆囊癌的发生率，应当实施胆囊切除术。

虽然GBA升高与胆管括约肌发育不全或功能障碍、壶腹隔膜缺失或功能缺陷相关，由于缺乏对胆管括约肌及壶腹部隔膜的直接观察，目前尚不能进行更深层次的研究。笔者及所在团队既往对关于顺行胆道造影胰管显影的临床研究中发现，顺行胆道造影胰管显影提示存在胰胆汇合部疾病，其胰腺炎发生率高达27.5%，通过实施内镜下胆胰分流术，顺行造影胰管显影率降低至17.2%，大大降低了术后胰腺炎的复发率。对NPBJ患者实施胰胆分流术，可以缩短共同通道，解除乳头狭窄，保留部分壶腹括约肌、壶腹隔膜及胆管括约肌的功能，恢复胆汁及胰液的通畅排泄，避免胰液胆汁反流及肠液胆汁

反流。

对胆囊结石合并 OPBR 患者实施保胆取石术及内镜下胆胰分流术，笔者及所在团队既往的研究资料显示，大多数患者胰胆反流现象消失，术后结石复发率低于同期单纯性保胆取石手术患者。

第十六章　急性非结石性胆囊炎的治疗策略

急性非结石性胆囊炎（acute acalculous cholecystitis，AAC）是指在没有胆囊结石的情况下发生的胆囊急性炎症，多见于大手术、严重创伤、烧伤等患者，可能与低血压、大量输血、败血症、脂肪栓塞、禁食等因素相关。虽然 AAC 发生率较低，仅占急性胆囊炎的 10%，但是该病具有起病急、进展快等特点，容易导致胆囊坏疽、穿孔、弥漫性腹膜炎及感染性休克等并发症，死亡率高达 7%。

一、急性非结石性胆囊炎的发生机制

AAC 的发生机制目前仍尚不明确，其发病机制包括物理、化学、生物、神经及体液等诸多因素，病例基础以胆囊血管系统变化、组织缺血坏死、胆汁淤积和细菌感染为主。①胆囊灌注不足：当发生低血压及失血性休克时，交感－肾上腺轴兴奋并释放大量儿茶酚胺，选择性收缩内脏小血管导致胆囊灌注障碍；②胆囊动脉平滑肌痉挛：抢救休克过程中使用血管活性药物，如肾上腺素、多巴胺等，大量输血时产生的Ⅷ因子及激肽等，均可导致胆囊动脉平滑肌痉挛、胆囊缺血；③十二指肠乳头括约肌痉挛：围手术期使用的麻醉及镇痛药物，可引起十二指肠乳头括约肌痉挛，导致胆汁排泄障碍，胆囊壁张力增大而影响胆囊壁血运；④胆囊运动功能障碍：围手术期卧床、禁食、静脉营养等，抑制了胆囊的收缩功能，可继发胆囊内胆汁淤积，高浓度胆盐的化学刺激可损伤胆囊黏膜，引起急性胆囊炎；⑤细菌感染：肠道菌群移位、腹腔化脓性感染等，细菌可移位至胆囊而继发胆囊炎，细菌的代谢产物能促进胆汁酸盐的去结合化，进而加大对胆囊黏膜的化学损伤。杨文奇等的研究显示，老年人 AAC 合并糖尿病、心血管疾病等发生率高达 60%。高龄患者不仅存在上述危险因素，动脉粥样硬化时导致胆囊灌注不足，机体老化时存在胆囊壁内 CCK 和胆碱能受体数量减少，而且对 CCK 的敏感性也明显降低，此外三大营养物质代谢障碍、免疫功能低下及组胺等炎症介质的释放，也与 AAC 的发生有密切的关系，因此高龄患者更容易发生 ACC。

二、急性非结石性胆囊炎常规治疗方案

对于中青年 AAC，保守治疗的总有效率达到 97.9%。但是胆囊动脉为终末血管，高龄患者基础疾病多、病情危重，AAC 病情进展快，极易发生胆囊坏疽、穿孔及感染性休

克，其死亡率较高。因此对于高龄患者，AAC 保守治疗是危险的，一旦确诊为 ACC，应积极寻求外科手术治疗，而且症状出现 48 小时内手术的高龄 AAC 患者，其胆囊坏疽穿孔、术后并发症及死亡率明显低于超过 48 小时手术的高龄 AAC 患者。鉴于胆囊急性炎症时，胆囊与周围组织粘连严重，早期多采取右肋缘下斜切口或经腹直肌切开行胆囊切除术，但是术后切口疼痛时间长，胃肠道功能恢复慢，容易出现切口感染、肺部感染等并发症。自腹腔镜技术被引进国内以后，腹腔镜胆囊切除术在 AAC 的治疗中获得良好效果，与开腹胆囊切除相比，具有创伤小、操作简单、手术时间短等优点，已成为 AAC 的主要治疗方法。

三、急性非结石性胆囊炎的损伤控制性手术治疗

对于严重创伤的患者，其手术治疗的最终目的是挽救生命，而不是追求所谓的“完美手术”“大手术”或“复杂手术”。一旦达到主要的治疗目的，任何多余的操作都可能增加患者机体的负担，加重机体内环境的紊乱，甚至导致机体生理耗竭而危及生命。损伤性控制外科理念的提出及推广在一定程度上提高了严重创伤患者的生存率，也降低了普通外科各领域疾病治疗的并发症发生率。高龄患者 AAC 起病急、进展快等特点，容易导致胆囊坏疽、穿孔、弥漫性腹膜炎及感染性休克等并发症，死亡率高达 7%，因此在 AAC 治疗中应采取损伤控制性手术方案并实施损伤控制性手术，以降低术后出血、胆漏、胆管损伤、肺炎、死亡等并发症的发生率。

AAC 手术治疗以简单、快捷、有效、安全为原则，胆囊切除中需注意以下几点：①胆囊切除术后放置引流和切口减张缝合能有效地降低手术后并发症；②胆囊穿孔大网膜者包括形成周围脓肿、胆囊周围致密粘连、解剖不清、手术耐受性差者，均可先行胆囊造瘘术，度过危险期后再行根治性手术；③胆囊切除困难者，为了减少出血，可保留与肝脏相邻的部分胆囊壁，为了避免肝动脉及肝外胆管损伤，可保留部分胆囊管；④腹腔镜胆囊切除困难时及时中转开腹胆囊切除或行腹腔镜下胆囊造瘘术。本组资料显示胆囊切除或部分胆囊切除术后 1 周，其临床症状缓解率达到 85%，但是术后并发症发生率也高达 45%，而且存在死亡病例，因此必须严格把握手术适应证和禁忌证，在行胆囊切除过程中必须注意胆囊三角的解剖，避免胆管损伤。

部分高龄 AAC 患者虽然具备明确的手术指征，但是由于全身状况差、耐受力差而不具备行胆囊切除的条件，为了达到减低胆囊压力、引流胆囊内脓液的目的，可在局部麻醉下行 PTBD 治疗。与胆囊造瘘术相比，PTBD 术具有操作简单、疗效确切、安全性好等优点。笔者及所在团队既往的研究资料显示，PTBD 术后 72 小时症状缓解率为 93.8%，显著高于胆囊切除组。PTGD 创伤小，并且能促进胆囊炎症的恢复，PTGD 术后胆囊形态功能恢复正常，从而避免了胆囊切除术。但是如果胆囊管不畅，胆汁不能进入

胆囊，术后可形成慢性胆囊炎，可于平稳期行二次手术以清除感染病灶，其疗效也优于急诊胆囊切除术。

对于存在腹腔积液及凝血功能障碍的患者，存在 LC 及 PTGD 治疗的手术禁忌证，如果合并胆囊及肝脏的肿瘤，PTBD 过程中可能会导致肿瘤细胞的种植转移，也不适合采取 PTGD 治疗。内镜下鼻胆囊引流术（endoscopic nasal gallbladder drainage，ENGD）及内镜逆行胆囊引流术（endoscopic retrograde gallbladder drainage，ERGD）。均具有较好引流胆囊内感染性胆汁的作用，此外使用含有庆大霉素的生理盐水进行胆囊冲洗，可以促进胆囊内黏稠胆汁的排出，目前上述方法被认为是治疗 ACC 的一种早期、安全、有效的微创治疗方法，它使部分不能及时手术的患者得到恰当的治疗并能长期缓解。但是经 ERCP 途径治疗 ACC 仍存在以下问题：①胆囊管过长、迂曲、纤细及 Heister 瓣膜增加了导丝插入的困难，对内镜医师技术要求较高；②对于肝硬化合并食管静脉曲张的患者，ENGD 术后有发生食管胃底曲张静脉破裂出血的风险；③胆囊内胆汁黏稠者，ERGD 不能起到充分引流的作用；④ ERGD 及 ENGD 本身存在 ERCP 术后胰腺炎、出血、急性胆管炎、胆囊管及胆囊穿孔等并发症发生的风险。因此，采取 ERCP 途径的胆囊内外引流前应充分评估患者病情，术前完善 MRCP 检查，根据胆囊管走行、汇合及扩张情况判断是否适合采取该方法治疗，其次为了降低术后胰腺炎及胆管炎的发生率，术中可留置胰管内引流管，早期行 PTGD 治疗。

综上所述，高龄患者骨折术后容易发生 AAC，腹腔镜胆囊切除术、PTGD 及内镜逆行胆囊内 / 外引流术均适用于高龄患者骨折术后 AAC 的治疗，但是应根据患者病情选择个体化损伤控制性手术方案，以降低手术并发症的发生率。

第十七章　经胆道镜控制性加压冲洗

胆道镜作为胆道外科医师的第三只眼睛，能清晰地观察到胆囊黏膜内罗 – 阿氏窦、胆囊息肉、胆管壁螺纹、胆汁的流动等，胆道疾病的治疗也随之进入到微创时代。近年来，随着胆道镜下电切技术的发展及对胆囊功能的重视加深，胆囊结石、胆囊息肉、胆管狭窄等疾病的胆道镜治疗也有了进一步的发展。为了降低术中小结石堵塞胆道镜钳道及胆道镜下电切时黏膜持续性出血的发生率，需同步进行胆道镜下冲洗以保持胆道镜钳道的通畅及视野的清晰。传统的冲洗是冲洗液依靠自身重力，经胆道镜头端匀速流出实现的，但是胆道镜下等离子 / 微电极碎石及电切过程中产生的结石碎末及气泡容易导致视野模糊，不利于胆道镜手术的开展。在传统冲洗的基础上，出现了胆道镜下控制性加压冲洗的方法，可通过选择性的增加冲洗液流出的速度来保持视野的清晰。

第一节　经胆道镜控制性加压冲洗

一、控制性加压冲洗的方法

胆道镜连接冲洗管后，护士应排尽冲洗管内的气体，使滴壶内灌满生理盐水、灭菌注射用水或葡萄糖注射液。冲洗前折叠滴壶上端的冲洗管，通过挤压滴壶使冲洗液高速排出，随后折叠滴壶下端的冲洗管并开放近端冲洗管，使滴壶内再次灌满冲洗液。

二、控制性加压冲洗的应用

（1）泥沙样结石 / 碎石：术者先在胆道镜头端套入吸入器，然后向胆囊内注入生理盐水，并将吸附器置入结石上方，通过负压吸引，将泥沙样结石 / 碎石吸入吸附器中，将胆道镜头端置入取石袋或弯盘内。此时护士通过控制性加压冲洗，将吸附器中的碎石排出。

（2）胆道镜下等离子碎石：术中将碎石导线置入到结石表面，接通电极进行碎石，护士同步实施控制性加压冲洗，使碎石离开胆道镜头端。

（3）息肉 / 胆管狭窄电切：术者在使用针刀实施息肉 / 狭窄胆管电切时，护士同步实施控制性加压冲洗，使针刀头端产生的气泡、游离组织及血液离开切开部位，以保证视野的清晰。

（4）黏膜积血：护士通过控制性加压冲洗，将黏膜附着的凝血块冲洗入胆管腔内，术者通过负压吸引排出。

（5）罗－阿氏窦结石的处理：术者采取针刀切开罗－阿氏窦表面的黏膜，护士通过控制性加压冲洗，使结石离开罗－阿氏窦。

（6）黏膜出血：当息肉根部或黏膜发生出血时，可通过控制性加压冲洗，清除黏膜表面的积血，便于术者寻找到出血点。活动性出血者，术者采取针刀电凝止血；非活动性出血者，巡回护士可将 3 mL 去甲肾上腺素注射到冲洗管滴壶中，通过挤压冲洗局部、喷洒去甲肾上腺素溶液止血。

第二节　控制性加压冲洗的意义

一、胆囊结石治疗中的控制性加压冲洗

胆囊腔内较大的结石可以使用取石网篮取出，但是要取出泥沙样结石或碎石则需要在胆道镜头端套入吸附器。通过负压吸引，促使泥沙样结石随胆汁进入吸附器内。为了缩短取石的时间，可使用较大的弧形吸附器，以装入更多的结石，同时能防止吸附器内的结石脱落。但是当吸附器内装满结石后容易发生结石嵌顿，此时通过加压滴壶形成高速水流而将吸附器内嵌顿的结石及进入钳道的结石排出。

罗－阿氏窦结石属于难取性结石，表浅的罗－阿氏窦结石可以采取活检钳并配合挤、压、推、撕、撑、冲六手法使黏膜下结石进入到胆囊腔内，然后使用吸附器将结石取出。深部的罗－阿氏窦结石使用活检钳取石较为困难，此时可使用针刀切开部分黏膜，通过加压冲洗，促使窦内结石松动并进入到吸附器内，以缩短操作时间。

二、胆囊息肉及胆管狭窄治疗中的控制性加压冲洗

良性胆囊息肉及胆管狭窄处增生的组织内部含有血管，较大的息肉或管状狭窄在切除（开）过程中容易发生出血，其次组织在电切过程中发生碳化而产生气泡及游离组织块，引起胆道镜头端视野模糊，导致电切过程中定位不准确，而盲目的电切既达不到切除狭窄或息肉的目的，也不能有效止血，甚至有发生穿孔的风险。

大量的出血会导致胆道镜立即致盲，难以寻找到出血点，此时应该沿着胆囊或胆管黏膜探查，同步通过挤压冲洗将黏膜上附着的血凝块冲洗干净，采用螺旋轨迹逐渐向深部探查，寻找到出血点后立即使用吸附器压迫止血，如效果不佳，可进入活检钳夹住息

肉残端，进行电凝止血，或直接置入针状刀，在加压冲洗的同时，进行电凝止血。

三、吸附器产生气泡后的控制性加压冲洗

胆道镜头端套入吸附器被广泛应用于泥沙样结石、胆囊息肉、罗 - 阿氏窦、胆管狭窄、胆囊管探查、胆总管末端括约肌开口探查等项目中。插入取石网篮、针刀等附件后可使密闭的钳道与外界相通，随着冲洗液的流动，气体则被带入到钳道内，最后在吸附器内附着。气泡产生的其他原因是冲洗管滴壶的挤压方法错误，挤压滴壶后如果不折叠滴壶远端的冲洗管，在滴壶的负压吸引下，外界的气体更容易经过附件插入孔及负压吸引孔进入钳道。在进行组织电切过程时，组织被高温碳化过程中也容易产生气泡。当吸附器内有气泡时，尤其是使用锥形吸附器，一般的冲洗难以将气泡排出，可导致视野模糊，进而影响手术安全性。为了减少气泡的产生，置入附件后应将钳道口的旋钮适当拧紧，并注意挤压冲洗的方法，一旦吸附器内出现气泡，可采取正确的控制性加压冲洗方法将其排出。

四、胆囊黏膜积血的控制性加压冲洗

在胆囊切开、息肉切除及罗 - 阿氏窦切开取石过程中容易发生出血，少量的出血会与胆汁相互融合，如果出血量较大则会在胆囊黏膜上沉积并形成血凝块，为了降低术后急性胆囊炎、梗阻性黄疸的发生率及结石复发率，应将黏膜上血凝块清理干净。可以使用吸附器将黏膜上的积血刮除，但是该方法对黏膜损伤较大，因此胆道镜技术不娴熟者应慎用。通过实施加压冲洗，可以使胆囊黏膜与血凝块分离，然后再经过负压吸出血凝块。

总之，经胆道镜控制性加压冲洗是胆道镜治疗肝胆疾病中的常规操作，具有保持钳道通畅、促进胆管黏膜积血及罗 - 阿氏窦结石排出、易于息肉根部止血及降低胆囊穿孔发生率的作用，但是应规范操作，避免医源性胆管黏膜损伤等并发症的发生。

第十八章　全身麻醉术中胆囊压力测量的意义

胆道是由肝脏、胆管、胆囊及 SO 构成的一个完整的腔道系统，其中胆道通畅性、胆汁分泌量及胆囊、胆总管、十二指肠乳头平滑肌的舒张状态是影响胆汁流动性能的关键因素。Oddi 于 1887 年发现胆总管末端括约肌并首次进行了测压观察，进而开创了胆道流体力学研究。近年来，大量的临床与基础研究证实胆道流体力学变化与肝胆胰疾病的发生、发展有密切的联系。目前，国内外胆道流体力学的研究主要集中于胆囊和 SO，而全身麻醉术中胆囊压力相关的临床研究相对较少。

第一节　胆囊压力

一、胆道压力

胆道是由肝脏、胆管、胆囊及 SO 构成的一个密闭输胆系统。邹声泉教授早期在研究胆道流体力学与胆结石成因的实验中发现，胆道内存在连续的静水压力梯度，其中肝胆管压力为（40.18 ± 6.08）kPa，胆总管压力为（33.76 ± 5.85）kPa，胆囊压力为（26.95 ± 9.34）kPa，肝内胆管与胆囊压力差为 13.23 kPa。危小燕等研究认为胆道系统内流动的胆汁是牛顿流体，符合流体力学 Poiseuille 定律，用公式表示为 $Q=\pi r^4(P_1-P_2)/(8\eta L)$，r，管道半径；η，黏滞系数；L，管道长度；$P_1$，管头压力；$P_2$，管尾压力。肝细胞分泌的新生胆汁正是在这种压力差的作用下首先经胆管流入胆囊进行浓缩和储存。进食后，胆囊收缩、SO 舒张，储存于胆囊及胆总管内的胆汁以射流的形式排入十二指肠。

二、胆囊压力的影响因素

胆囊平滑肌的收缩是引起胆囊排空的始动因素，并受神经、激素等多因素的调节及胆囊、SO 功能状态的影响。Poiseuille 定律显示胆汁的排出量与压力差成正比，与胆道阻力成反比，因此增强胆囊平滑肌收缩功能、降低胆道阻力能提高胆囊 EF。

第二节　全身麻醉术中胆囊压力的测量

一、测量工具及方法

（1）测量工具：中心静脉压力测定管、监护仪。

（2）测量方法：全身麻醉由专科麻醉师实施，压力测量由麻醉师严格按规程操作。先连接测压系统，注入生理盐水并排空导管内气体，随后将手术床摇平，使患者呈平卧位，最后与胆囊长轴垂直方向将穿刺针经胆囊底体部刺入胆囊腔内，注意腹腔镜下测量胆囊压力前需放尽气腹，待压力波稳定后，以波动的最大数值作为胆囊压力值。

二、不同胆囊疾病的胆囊压力

笔者及所在团队既往的研究资料显示：胆囊息肉平均压力为（11.18 ± 4.23）cmH_2O，胆囊结石平均压力为（11.82 ± 3.29）cmH_2O，胆囊结石并息肉平均压力为（9.94 ± 3.37）cmH_2O，胆囊结石伴慢性胆囊炎平均压力为（13.42 ± 5.56）cmH_2O，胆囊结石伴急性胆囊炎平均压力为（13.62 ± 7.90）cmH_2O，胆囊管结石平均压力为（19.20 ± 4.94）cmH_2O，胆囊管结石嵌顿平均压力为（45.25 ± 26.98）cmH_2O。

三、胆囊压力的影响因素

（1）胆囊结石数目及大小：在胆囊管通畅的情况下，术前胆囊的 EF 反映胆囊的收缩功能，以胆囊结石的大小、数目代表胆囊内胆汁流动阻力的大小。笔者及所在团队既往的研究结果显示胆囊 EF、胆囊腔内结石的数目和大小对胆囊腔内的压力并无明显影响。可能的原因是空腹及全身麻醉的状态下，胃肠道激素、肾上腺素能和胆碱能神经均处于抑制状态，不会引起胆囊平滑肌的收缩，此时胆囊腔内的静水压主要来源于肝细胞胆汁分泌压，而胆囊腔内活动性结石未增加胆汁流入胆囊的阻力，反而降低了胆囊内压力。

（2）胆囊慢性炎症：全身麻醉的状态下胆囊压力除了与肝细胞胆汁分泌压相关外，胆囊黏膜的浓缩功能也能抵消胆囊内静水压，其分泌功能则增加胆囊内静水压，而且在胆囊管通畅的情况下以对水分吸收为主，因此胆囊黏膜对水分的吸收功能也是影响胆囊压力的重要因素。以胆囊壁的厚度间接反映胆囊的收缩功能，笔者及所在团队既往的研究结果显示胆囊压力随着胆囊壁的增厚而升高，而且厚度超过 5 mm 组与超过 3 mm 组相比具有统计学意义。说明胆囊壁越厚，其对水分的重吸收功能越弱，抵消胆囊内静水压的作用也就越弱，势必会引起胆囊压力的升高。

（3）胆囊管梗阻：胆囊管结石平均压力为（19.20 ± 4.94）cmH_2O，胆囊管结石嵌顿平均压力为（45.25 ± 26.98）cmH_2O，胆囊结石平均压力为（11.82 ± 3.29）cmH_2O，其中胆囊管结石患者的胆囊压力显著高于胆囊腔结石患者，说明全身麻醉的术中胆囊压力与胆囊管梗阻相关。如果存在胆囊管结石，尤其是当发生胆囊管结石嵌顿时，胆囊内压力将显著升高。当发生胆囊管梗阻或急性胆囊炎时，转运方向倒转为净分泌，造成胆囊积液甚至白胆汁。笔者及所在团队既往的研究结果显示，胆囊管内结石者的胆囊腔内压力要显著高于胆囊腔内结石，两者有显著的统计学意义，而且该压力也高于肝细胞的胆汁分泌压。说明胆囊管内结石者，胆囊压力主要来源于胆囊黏膜的分泌压，如果胆囊管梗阻和胆囊黏膜分泌功能障碍，则会使胆囊呈空虚状态。

第三节　胆囊压力在诊断胆囊管结石中的作用

胆囊管结石的正确诊断对降低胆囊切除术后并发症及保胆取石术后结石复发率具有重要作用。

一、胆囊管结石的术前诊断

目前，超声及 CT 诊断胆囊管结石的准确率分别为 29% 和 20%，MRCP 虽然能显示胆囊管走行，但是诊断胆囊管结石的准确率仅有 4.4%，由于其价格昂贵，难以作为术前常规检查。笔者及所在团队曾采用超声、CT 及 MRCP 相结合的方式，期望能提高胆囊管结石诊断率，但是研究结果显示其综合准确率仅为 22.2%。丁锦辉等研究发现胆囊管结石的术前诊断率为 26.9%，而 73.1% 胆囊管结石的诊断仍然取决于术中探查。

二、胆囊管结石的术中诊断

术中诊断胆囊管最直接的方法是经胆囊管的胆道镜检查，但是正常胆囊管长 2 ~ 4 cm，直径为 2 ~ 3 mm，因此直径为 4.2 mm 的普通电子胆道镜无法探查胆囊管，即使使用头端直径为 2.7 mm 的超细纤维胆道镜，由于胆囊管内存在 3 ~ 7 个 Heister 瓣膜，探查整段胆囊管也十分困难。因此，对于胆囊管结石的术中诊断仍然依靠胆道镜或腹腔镜下的间接依据，如胆囊管发生结石嵌顿时，表现为胆囊张力增大，减压胆囊时引出白色胆汁，胆道镜负压吸引胆囊管时亦无胆汁流出；如胆囊管结石较大，腹腔镜下可见胆囊管阶段性局限性膨大或增粗，用分离钳钳夹时有硬质感或异物感。但是如果胆囊管结石较小，未引起胆囊管梗阻，则容易被遗漏，也容易继发胆总管结石，此时可经胆道造影，辨清胆囊管走行，确定有无胆囊管或胆总管结石残留，进而提高手术的安全性及成功率。

三、术中胆囊测压诊断胆囊管结石

全身麻醉的术中进行胆囊测压可以作为胆囊管结石的辅助诊断方法，当压力超过 19.2 cmH_2O 时应该考虑存在胆囊管结石，胆囊管结石的正确诊断有助于降低手术并发症的发生率。

第十九章　胆胰汇合部疾病的临床思考和诊治策略

胆道系统与周围器官关系密切，上承肝脏，下接胰腺和十二指肠，这些脏器的疾病常受胆道系统的影响。胆道梗阻、结石和肿瘤常累及肝脏，壶腹部（包括胆胰汇合部）的结石和肿瘤可引起梗阻性黄疸、胆源性胰腺炎。以往认为胆源性胰腺炎大多是由胆囊小结石继发胆管结石所致，所以行胆囊切除治疗胆源性胰腺炎，但笔者在临床中发现大部分胆源性胰腺炎，切除含结石胆囊后仍复发，因此可能存在其他病因，而胆胰汇合部是其复发的原因之一。胆道外科属于腔道外科，需要遵循腔道外科的特点，通与不通始终是胆道外科的主题。但目前临床只限于取出胆总管结石，或用胆道探条扩张胆总管下端后就结束外科治疗。未考虑胆胰汇合部对胆管结石的作用，这样的处理可能暂时达到“通”的效果，但未达到“畅”的目的。术后夹闭 T 管后出现腹胀、顺行造影的造影剂排出延迟（排出不畅）及胰管显影未做分析而草率拔管。“通”与“畅”恰是胆道外科疾病术后复发和出现并发症的症结所在。笔者提出以下问题：①在 ERCP 治疗胆管结石和复发的病例中，为何乳头有不同程度的问题。②胆囊结石病是否仅限于胆囊本身。需考虑多少胆囊外因素。胆囊内超声检查提示絮状物或泥沙样结石，临床症状仅为轻微右上腹胀和不适，经对症处理后症状缓解，胆囊内絮状物很快消失，之后又反复发生。在开展保留胆囊取石治疗中，取出结石后也会反复出现胆囊内絮状物的现象。发生这些临床现象的原因是什么。胆囊是否有功能，胆囊结石是原发还是继发，是否胆囊切除都是治疗胆囊结石的金标准。③胆囊切除术后综合征的患者在 ERCP 治疗中发现胆胰汇合部疾病的原因，以及是否由此可认定胆胰汇合部疾病是胆囊切除术后综合征的真正原因。④胆源性胰腺炎患者在胆囊切除后还发生胰腺炎，有的甚至频繁发作，其原因是什么，胆源性胰腺炎行胆囊切除是否必要。⑤术后夹闭 T 管，出现腹胀、造影剂排出延迟和胰管显影的处理方式，是否可以拔出 T 管。本书从胰胆管汇合部疾病、PBM、PAD 和 SOD 方面，通过复习和分析胆胰汇合部解剖和发生的疾病，以寻求上述疑问的答案和解决方法，加深胆胰汇合部在肝胆胰外科疾病发病机制中的认识和理解。

第一节　胆胰汇合部

胆胰汇合部是胆道系统的重要组成部分，是胆道外科许多问题和困惑的根源。该部位既存在先天性疾病，也存在获得性疾病，有器质性和功能性疾病，良性和恶性疾病，腔内和腔外疾病。

肝脏分泌的胆汁经肝内毛细胆管、肝段胆管和肝叶胆管，在肝门部与胆囊管的胆囊胆汁汇合，流入肝外胆管，因此肝外胆管为胆胰汇合部的胆汁流入道。胰液经小胰管流入主胰管——Wirsung 管，这些小胰管也为胆胰汇合部的胰液流入道。55% ~ 82% 的胰管与胆总管汇合形成胆汁与胰液流出的共同通道，为胆胰流出道。胆胰流出道的“通”与“畅”影响胆胰汇合部流入道的流体力学和压力，而且关系到胆囊、肝脏、胰腺的功能是否正常。不通将导致胆道和胰管的梗阻，管腔内压力升高，出现梗阻性黄疸、胆汁淤积性胆囊炎、胰管梗阻性胰腺炎。这些疾病通常可引起临床医师的重视而得到及时的治疗，但治疗只是针对胆胰流出道梗阻引起的继发性疾病，可采取胆囊切除、胆总管切开取石进行治疗，但是治标不治本，因流出道病因并未解除，将再发胆管结石和胰腺炎。胆囊被认为是结石和胆源性胰腺炎发病的元凶，常作为原发病被无辜切除。胆胰汇合部流出道不畅虽未导致其完全性梗阻，但不全性梗阻同样也可发生胆胰汇合部流入道流体力学和压力的改变。只是患者表现的症状可能不那么强烈，通常以反复腹胀的淤积性胆囊炎、胰腺炎为临床表现，经过对症治疗可得到缓解，加之影像学未提示肝胆管、胰管梗阻后增宽的典型外科征象，往往被临床所忽视。长此以往会逐渐出现胆囊和胆总管泥沙样结石、慢性胰腺炎等，如果合并胆胰反流将会有胆源性胰腺炎和胆道肿瘤发生。

第二节　胰胆管合流异常

PBM 是胰管与胆管在十二指肠壁外合流，胰液与胆汁相互混合并逆流入胆管或（和）胰管，导致胆道及胰腺产生多种病理变化的一类疾病。PBM 的常用诊断方法是 MRCP、ERCP 和 PTCD。多数研究认为，成人共同通道长度≥ 15 mm，小儿≥ 5 mm 即可诊断为 PBM。

胆道镜见到胆总管末端开口和胆总管内的胰管开口，以胆管造影，如 T 管造影、PTCD 同时显影胰管，也可诊断为 PBM。胰 - 胆型可导致胆囊结石、胆管结石、胆囊癌、胆管癌，先天性胆管囊肿；胆 - 胰型则是胆源性胰腺炎反复发作的病因之一。胰 -

胆间隔膜缺失或关闭不全也属于 PBM。一般认为 PBM 的致癌机制是胰液逆流入胆管，胰液胆汁混合生成胆汁酸变异物质，以及有活性的胰酶作为致炎因子导致胆道黏膜水肿、增生、化生、异生等一系列病理组织学改变，从而诱发胆管癌和胆囊癌。各种胰酶（如磷脂酶 A2 和蛋白酶）被胆汁激活，引起胆管上皮弹力纤维断裂、破坏、脱落，平滑肌纤维减少乃至消失，最终导致管腔扩张。因此，20 世纪 80 年代已废弃治疗胆总管囊肿的单纯胆肠吻合术，强调切除扩张胆管、胰胆分流、行胆道重建手术，主要有间置空肠肝管十二指肠吻合术和肝管空肠 Roux- en-Y 吻合术。长期随访提示，这种基于病理生理的手术效果良好。但是空肠间置的肝管十二指肠吻合胆道重建理论上可行，实践则证明其易致胆汁反流性胃炎，逐渐被肝管空肠 Roux-en-Y 吻合取代。肝管空肠 Roux-en-Y 吻合的术式又带来新的并发症，包括反流性胆管炎、胆管结石和胆管肿瘤，解决胆 - 胰间的反流是以破坏胆道密闭性、废弃 SO 功能、肠液反流为代价，而且对不伴胆总管扩张的 PBM 患者不适合，容易增加胆肠吻合口狭窄的概率。总之，哪种方法都没有从根本上解决胆 - 胰反流问题。

胆管结石及胆道系统肿瘤发生的共同之处在于胰液反流，解决胆 - 胰反流是处理该问题的关键所在。笔者根据这一原则，通过 EST 缩短胆 - 胰流出道，使胰管 - 胆管处于分流状态。对于胆 - 胰汇合位置过低或合流过长，此种方法效果更佳。EST 具有可行性和有效性，可预防肿瘤发生，防止结石、胰腺炎复发，同时降低胆肠吻合的风险及并发症。胰管汇合胆管位置过高则效果不佳，此时缩短流出道的程度有限，可使胰液反流，故不可一味追求缩短流出道。

第三节　十二指肠乳头旁憩室

十二指肠憩室是十二指肠腔向外延伸的袋状或囊状结构，多位于十二指肠降部。其本身很少有临床症状，也无须临床处理，但 PAD 受到关注，主要因其位置的特殊性，与胆总管结石、胆管炎、胆源性胰腺炎的发生有密切关系。主要原因之一是憩室内食物蓄积发酵感染导致充血水肿的乳头炎，其二是憩室本身为十二指肠壁结构的不全，影响 SO 的结构、神经传导和蠕动，导致流出道不畅或不全梗阻。非胆管结石性 PAD 的明显临床特点是发病快，通常以梗阻性胆管炎、胆源性胰腺炎起病，肝功能中碱性磷酸酶、γ - 谷氨酰转肽酶升高，总胆红素与直接胆红素正常或轻度升高。MRCP 提示肝外胆管轻度扩张或达到胆总管直径的上限值 12 mm。通过禁食、胃肠减压和解痉抑酸消炎治疗，病情稳定，恢复较快，但再次发病也较快，即反复发病、反复住院。MRCP 和 CT 检查可诊断较大、较明显的憩室，但诊断 PAD 常常困难，十二指肠镜检查是最准确的方法。若 PAD 合并胆总管结石，如果仅行胆总管切开取石，不解决流出道问题，结石复发在所难免。当 PAD 合并胆囊炎时，超声检查常提示胆囊呈胆汁淤积、泥沙样结石等，有的还合并胆源性胰腺炎。对于这种继发的结石性胆囊炎与胆源性胰腺炎，行胆囊切除的观点值得商榷。

重点分析 PAD 对胆胰流出道的影响。PAD 导致乳头炎和蠕动功能障碍，使流出道不畅即为不全梗阻，发生胆汁淤积、胆囊胆管结石和胆源性胰腺炎。解决此问题的关键是流出道畅通。笔者用 EST 技术缩短流出道，降低流出道出口的压力；对于非结石性 PAD 者行 EST，使乳头呈现“哆开”状。如果乳头小切开，未呈“哆开”状态，反而易致术后切开处愈合和瘢痕形成，再次狭窄或更狭窄。如果是结石性 PAD，行 EST 和（或）EPBD，再行内镜下取石治疗。其优点有：①创伤小，尤其适合年老体弱、不能承受手术者；②手术时间短，10 ~ 20 分钟即可完成；③预防胆囊结石、胆总管结石和胆源性胰腺炎的复发；④ PAD 行 EST 最为严重的并发症是穿孔，行 EST 后再行 EPBD，即可避免穿孔，同时还可降低乳头撕裂的风险。不足之处：① PAD 的插管及切开的技术要求较高；②有发生穿孔及出血的风险。

PAD 是胆源性胰腺炎的重要原因之一。长期 PAD 不仅导致胆胰共同流出道不畅，还有一部分患者合并胰管开口的狭窄。对于这种胆源性胰腺炎的内镜处理，不但困难而且风险高。因为单纯的胆胰流出道缩短并不能有效治疗胰腺炎，相反 EST 的热损伤容易波及胰管开口，导致胰管开口的进一步流出不畅甚至梗阻。其结果是，胰腺炎未得到治疗而减轻，病情反而加重，淀粉酶进一步升高，甚至可能发生重症急性胰腺炎。部分患者的术前 MRCP 检查提示胰管扩张，有助于指导术中的内镜处理。对于胰管未扩张的患者，重要的预警指标是，ERCP 时胰管造影的造影剂排出延迟。此时除行胰管开口切开，更重要的是放置 ERPD 或 ENPD。如发现结石阴影还要取石，或将胰管引流管置于结石远端或梗阻远端。这种方法对于治疗 ERCP 过程中出现的胰腺炎或避免医源性胰腺炎，同样非常有效。

第四节　Oddi 括约肌功能障碍

SOD 概念已如前所述，其以腹痛、肝酶或胰酶升高、胆管或胰管扩张、胰腺炎发作为主要临床表现，尤其是胆囊切除术后易产生 SOD。辅助检查技术的发展对 SOD 的诊断有一定帮助，其中 SOM 为 SOD 诊断的金标准，但受技术、费用和术后胰腺炎高发的限制，仍以典型症状作为诊断标准。

SOD 通常与胆囊疾病如胆囊结石、胆囊息肉、胆囊炎合并存在。临床往往只注重胆囊疾病本身，易忽视 SOD 的存在。如果胆囊切除，破坏了胆道的流体力学，术后临床症状未缓解反而加重或缓解不明显。患者就诊时，通常诊断为胆囊切除术后综合征，医师往往束手无策。

SOD 的治疗目的是保持胆汁与胰液的排出通畅，降低胆管及胰管内压力，缓解腹痛症状，进一步阻断病变的进展及其并发症。SOD 分为胆管型和胰管型，胆管型 SOD 进一步分为 3 型。Ⅰ型的表现：①胆绞痛；② ALT 等肝功能指标异常；③ ERCP 见胆管直径＞ 12 mm；④造影剂排空延迟＞ 45 分钟。Ⅱ型的表现除胆绞痛外，仅包括一两项上述指标。Ⅲ型的症状更轻，仅有胆绞痛。胰管型 SOD 也进一步分为 3 型。Ⅰ型的表现：①胰腺疼痛；②血淀粉酶等升高；③胰管扩张。Ⅱ型的表现仅有胰腺疼痛和上述其中一项标准。Ⅲ型的表现仅有胰腺疼痛。临床上根据 SOD 的不同类型及程度采取个体化治疗方案。对Ⅰ型 SOD 的 SO 纤维狭窄型，应首选 EST，可使 90% 以上的患者症状得到缓解。对于Ⅱ型、Ⅲ型 SOD，多数学者认为可先行药物治疗，如抗胆碱能药、硝酸酯类、胃肠动力药、钙通道阻滞剂、抗抑郁药等，如药物治疗无效时，再行 EST 治疗。但后者对于Ⅱ型 SOD 的疗效约为 65%，Ⅲ型仅 5% ~ 10%，因此药物治疗成为此类患者的首选。

笔者认为对于确诊的 SOD 应采取 EST 治疗。如术中胆管显影后造影剂排出延迟，则胆管扩张应采取小切口或不切开置入 ERBD，达到降低胆管压力的目的。如胰管显影后造影剂排出延迟，则胰管扩张行胰管开口小切开或不切开置入 ERPD，以降低胰管内压力，同时也可避免因反复插入胰管引起的医源性胰腺炎。笔者治疗过的 SOD 患者中，很多是以诊断胆囊切除术后综合征来医院求治，且经过 ERCP 治疗后痊愈或明显缓解。

长期 SOD 的结果是胆道压力升高、胆囊压力升高，损伤胆囊运动功能，影响胆汁代谢和排泄，改变胆汁成分等，从而促进胆囊结石的形成。EST 虽不能防止胆固醇结晶析出，但可避免胆囊结石形成，改善胆囊的淤胆状态。因此，对于胆囊结石、胆囊息肉等胆囊良性疾病合并 SOD 者，笔者认为应先行胆道镜取石、取息肉等保留胆囊的治疗，术后再行 EST。对于胆囊内胆泥淤积、胆囊壁多发胆固醇结晶等，先行 EST 降低胆道压力，同时配合使用溶石、排石、利胆的药物治疗，胆囊疾病如无好转或已无胆囊功能，可再行胆囊切除术。研究激素对 SO 运动的调节，发现其中 CCK、胰高血糖素、胃动素、P 物质、胃泌素及生长激素释放抑制素对括约肌有不同程度的刺激或抑制作用。大部分学者认为 SO 含有肾上腺素能神经元、胆碱能神经元及含一氧化氮合成酶的非肾上腺素能、非胆碱能神经纤维。其中交感神经兴奋的结果是胆囊松弛和 SO 收缩，一氧化氮能抑制括约肌收缩，但乙酰胆碱对 SO 的调节机制尚不清楚。笔者认为，SOD 最终通过神经纤维表达。因为大部分 SOD 患者行 EST 后症状消失；少部分症状未消失者，以电针刀烧灼乳头 3 点、6 点、9 点、12 点部位，疼痛症状奇迹般消失。考虑症状消失是

EST或烧灼破坏了十二指肠乳头神经束，中断其异常电荷传导的结果。

综上分析，对于本书开始提出的问题不难得出如下答案：① ERCP在治疗胆管结石和复发病例中，十二指肠乳头炎等胆胰汇合部疾病、流出道不畅可能是胆管结石始动和复发的原因。②对于胆囊结石的认识不能局限于胆囊本身，胆囊外的疾病如胆胰汇合部疾病、胆胰流出道不通畅可能是胆囊结石的发病原因。此类继发性胆囊结石不可盲目行胆囊切除，首先应对因治疗，再切除无功能的胆囊。胆囊超声检查提示絮状物或泥沙样结石，临床症状只是轻微的右上腹胀和不适者，首先要考虑胆胰管流出道不畅，它也是保留胆囊取石术后反复出现胆囊内絮状物及胆囊切除术后肝内外胆管结石的原因之一。对于原发胆囊结石、继发胆囊结石、胆囊无功能者，胆囊切除才是治疗胆囊结石的“金标准”。③胆胰汇合部疾病与SOD可能是胆囊切除术后综合征的发病原因。④胆源性胰腺炎和继发结石性胆囊炎一样，是胆胰汇合部疾病的表现形式，流出道不通畅可能是其重要的发病原因，胆囊切除术治疗胆源性胰腺炎不够严谨与科学，值得商榷。⑤夹闭T管后出现的腹胀、顺行造影的造影剂排出延迟及胰管显影是因胆胰汇合部疾病、流出道不畅所致，不应以长期胆管开放导致闭管后不适应来解释，仍需要进一步治疗。目前ERCP治疗是最好的选择。

总之，要用系统、全面的观点来分析胆道外科疾病，不能局限于胆囊本身。胆囊外的因素（如胆胰汇合部）是胆道外科不容忽视的领域。对待胆囊结石、胆源性胰腺炎要具体分析，胆囊切除要慎重。

第二十章　胰胆反流临床分型及治疗策略

第一节　解剖基础及临床研究

胆汁和胰液属于牛顿流体，生理状态下经胆汁流出道和胰液流出道进入胆胰共同流出道，在共同通道内混合后排入十二指肠。牛顿流体具有流速和流向两个特性，其中流向不仅受到胰胆管汇合部（confluence of pancreaticobiliary duct，CPBD）SO 的控制，还与胆胰流出道有关，其影响因素包括胆胰管高汇合位置、胆管或胰管括约肌功能、壶腹隔膜功能、胆胰流出道长度及内径。

PBM 是胰胆反流 PBR 的典型代表，属于一种先天性胚胎发育畸形。由于主胰管与胆总管在十二指肠壁外高位汇合，汇合处的胆管或胰管无括约肌包裹，仅十二指肠壁内段的共同通道存在括约肌。CPBD 缺少完整的 SO 控制，壶腹部括约肌在收缩状态下，胆汁和胰液的相互混合并逆流进入胆管或胰管。PBM 一般分为 3 型，Ⅰ型（B–P 型），即胆总管在十二指肠壁外汇入主胰管；Ⅱ型（P–B 型），即主胰管汇入胆总管；Ⅲ型（复杂型），即胆胰管异常合流的同时合并副胰管的存在且显影。其中Ⅰ、Ⅱ型根据胆胰管共同通道是否扩张又分为 a、b 两种亚型，扩张者为 a 亚型，无扩张者为 b 亚型。超声和 CT 诊断 PBM 的阳性率较低，MRCP 仍是目前 PBM 的首选诊断方法。胆胰管汇合位置较低或接近十二指肠壁，共同通道内液体容积率较低时，MRCP 难以清晰显示 PBM。有创的 ERCP 及胆道造影可以清晰地显示胆胰管汇合的关系、共同通道长度及胰管形态，可发现大部分 PBM。

过长共同通道上的壶腹部括约肌在收缩状态下会增加胆汁及胰液流出的阻力。如果胆胰管汇合处以上的胆管或胰管括约肌缺失、过短、萎缩或功能障碍，尤其是胆总管或胰管扩张时，胆管或胰管括约肌的紧张性收缩不能维持胆道及胰管的密闭性，则可能发生 PBR。生理状态下成人共同通道长度平均为 5 mm，直径为 14 mm。胆胰管共同通道长度异常是诊断 PBM 的关键性指标，诊断标准包括共同通道≥ 15 mm 或≥ 12 mm 或≥ 8 mm 或≥ 5 mm，呈逐渐缩短的趋势。目前，研究认为共同通道长度＞ 6 mm，SO 将失去对胆管及胰管密闭性的控制或控制能力受限，因此 2012 年日本胰胆管合流异常研究会专家将成人的共同通道长度＞ 6 mm 作为 PBM 的参考标准。

壶腹隔膜是胆管开口和胰管之间纵行肌束形成的菲薄扇形肌膜组织，具有“活瓣”

作用。当胆汁向胰管流动时，壶腹部隔膜被推动并关闭胰管口，当胰液流向胆汁时则关闭胆管开口，因此壶腹部隔膜具有预防胰胆反流的功能。生理情况下，胰管内压（2.94 ~ 4.90 kPa）（30 ~ 50 cmH_2O）高于胆总管内压（2.74 ~ 2.94 kPa）（28 ~ 30 cmH_2O），如壶腹部隔膜缺失、萎缩或功能不全，可引起胰液胆管反流。胆囊收缩或腹压增加时，胆总管压力升高幅度大于胰管，最终导致胆总管压力大于胰管，发生胆汁胰管反流。

此外，解剖上胆胰管汇合及共同通道长度正常的情况下存在胆汁淀粉酶升高及胆道造影胰管显影，提示存在 PBR 现象，称为 OPBR。OPBR 发病较为隐秘，影像学诊断阳性率则较低，胆汁淀粉酶（bile amylase，BA）升高是其诊断的金标准，但是 OPBR 目前仍缺乏统一的诊断标准。Sai JK 及 Horaguchi J 等关于 OPBR 的临床研究以 BA ＞ 10000 IU/L 为标准，sakamoto H 等则是以血清淀粉酶（serum amylase，SA）上限值（215 IU/L）为标准。BA 主要来源肝脏分泌的 SA、胆管及其周围胰腺外腺体分泌的淀粉酶、胰液或肠液反流的淀粉酶。大多数研究者认为由于胆管及其周围胰腺外腺体淀粉酶分泌量有限，无肝脏及肠 / 胰胆反流疾病的前提下 BA 的水平几乎等于 SA，BA 大于 SA 上限值可以作为 OPBR 的诊断标准。有关胆囊切除标本的临床研究显示，良性胆囊疾病者 OPBR 的发生率为 84.2%，慢性胆囊炎者为 94.1%，胆囊癌者则高达 100%；胆囊结石患者 OPBR 发生率为 83.5%，无结石患者仅有 6.1%。多中心大样本的研究显示 OPBR 的自然发生率为 5.5%。与 PBM 不同，OPBR 的发生机制较为复杂，其解剖基础：①存在共同通道；②胆管或胰管括约肌发育不全或功能障碍；③壶腹隔膜缺失或功能缺陷；④共同通道堵塞、狭窄或壶腹括约肌舒张功能障碍。

第二节　病理改变及相关疾病

PBR 引起的胆胰疾病主要与胰酶相关。胰液中胰酶的成分较为复杂，主要包括淀粉酶、脂肪酶和蛋白酶等，其中淀粉酶、脂肪酶和核糖核酸酶为活性酶，其他的胰酶则以酶原形式存在。PBR 过程中，胰酶原被胆汁激活形成具有活性的弹性蛋白酶、磷脂酶 A2、核酸水解酶、血管舒缓素等。上述活化的胰酶可引起胆胰管黏膜组织、细胞、蛋白质、DNA 及 RNA 的损伤。其中胆总管上皮弹力纤维断裂及胆总管高压可引起胆总管囊性扩张。胆胰管黏膜组织的炎症反应，可诱发急慢性胆囊炎、胆管炎及胰腺炎，受损的胰管黏膜能促进蛋白栓及胰石形成，胆囊黏膜会增加胆汁黏蛋白和白蛋白的分泌，改变胆囊胆汁成分并延长成核时间，最终形成胆囊结石。细胞的损伤可引起黏膜的不典型增生，DNA 的损伤可导致突变的发生，大量的临床病理学研究证实 PBR 可以引起胆道系统的慢性炎症及黏膜的增生、化生、异型性增生等恶性改变，最终导致胆囊腺肌症、胆囊癌及胆管癌的发生。

第三节　胰胆反流临床分析

以胰胆管汇合部解剖为基础，综合 PBR 的影像学、内镜及胆汁淀粉酶等诊断标准，从 PBR 治疗角度出发，将 PBR 分为高位胰胆合流异常（high pancreaticobiliarymaljunction，HPBM）、低位胰胆合流异常（low pancreaticobiliarymaljunction，LPBM）及 OPBR。

一、高位胰胆合流异常

HPBM 即临床常见的 PBM，是指胆管括约肌和胰管括约肌在十二指肠壁外提前汇合的先天性解剖畸形，MRCP 可观察到汇入部位及角度，其诊断标准及分型同 PBM。由于主胰管与胆总管在十二指肠壁外高位汇合，汇合处的胆管或胰管无括约肌包裹，在胰管和胆总管压力差的作用下，高浓度的胰液容易反流入胆总管及胆囊，容易诱发胆囊癌及胆管癌。

二、低位胰胆合流异常

LPBM 是指胆管括约肌和胰管括约肌在十二指肠壁内或十二指肠腔内汇合，共同通道过长的先天性解剖畸形，MRCP 难以观察汇入部位。其诊断标准：①胆道造影、MRCP、十二指肠镜等检查证实胆管括约肌和胰管括约肌在十二指肠壁内或腔内汇合；②成人共同通道长度＞ 6 mm、小儿＞ 5 mm，或者壶腹部收缩端完全处于胆胰汇合部的远端；③ BA 超过 SA 上限值（110 U/L）。LPBM 患者胆管括约肌、胰管括约肌、壶腹隔膜及壶腹部括约肌均存在。由于共同通道过长或收缩端完全处于胆胰汇合部的远端，形成胆胰流出道高压，胰液及胆汁先进入共同通道，再反流入胆管或胰管。如果同时存在胆管或胰管括约肌发育不全或功能障碍、壶腹隔膜缺失或功能缺陷、共同通道堵塞及狭窄、壶腹括约肌舒张功能障碍，则更容易发生 PBR。

三、隐匿性胰胆反流

OPBR 是指解剖上胆胰管汇合正常的情况下可会发生 PBR 现象。其诊断标准为：①胆道造影、MRCP、十二指肠镜等检查证实胆管括约肌和胰管括约肌在十二指肠壁内或腔内汇合；②成人共同通道长度≤ 6 mm、小儿≤ 5 mm；③ BA 超过 SA 上限值（110 U/L）。虽然汇合部位及共同通道长度均正常，胆管括约肌、胰管括约肌、壶腹隔膜及壶腹部括约肌解剖结构均存在，SO 可能存在结构及功能上的异常。临床中，OPBR 往往与十二指肠乳头炎、PAD、SOD 同时存在，上述 CPBD 可引起胆管或胰管括约肌收缩功能障碍，壶腹部括约肌因充血水肿、慢性增生或开口狭窄，导致胆胰共同流出道狭窄，胆汁及胰液流出受阻，出现胰胆反流。

第四节　胰胆反流临床治疗

一、高位胰胆合流异常

HPBM 的主要病因在于胆胰管在十二指肠壁外高位汇合，目前对 HPBM 的治疗意见统一存在争议：临床认为胆总管囊肿属于癌前病变，对于合并胆总管囊肿的 HPBM 患者，完全切除扩张的胆管、封闭胆总管残端、肝管空肠 Roux-en-Y 吻合的胆胰分流术已经成为治疗 HPBM 的标准术式；对于无胆管炎、胰腺炎等的非胆总管扩张型 HPBM，胆囊癌发生率高达 51.1%，胆管癌发生率较低，即使没有未发生胆囊肿瘤的迹象，也一致建议预防性行胆囊切除术。无胆管扩张型 PBM 是否需要同期行肝管空肠 Roux-en-Y 吻合仍存在争议，支持者认为胆囊切除术后 PBR 依然存在，此类患者仍存在胆管癌的风险，而且明显高于一般人群的胆管癌发生率；反对者则认为 PBR 虽然存在，但是致癌物不会在胆总管内淤积，可迅速排入十二指肠内，而且无扩张的胆管行胆肠吻合术存在胆漏、吻合口狭窄、肠胆反流、肝内胆管结石及反流所致胆管癌等并发症的风险，因此胆囊切除术后密切观察病情变化即可。笔者认为对于无胆总管扩张的 HPBM 患者，可先行 EST，缩短流出道长度，进一步降低活化胰酶的淤积，降低胆道系统疾病的发生率。

二、低位胰胆合流异常

LPBM 的主要原因在于共同通道过长，EST 是可以扩大乳头开口，缩短流出道长度，解除流出道梗阻，保持胆汁及胰液的通畅引流，是治疗胆胰疾病的重要方式。通常 EST 分为大、中、小切开，以不超过缠头皱襞、切开缠头皱襞、达到口侧皱襞为标准。作为有创性的检查及治疗措施，EST 的切开长度取决于乳头形态、结石大小及切开目的。如果过度切开壶腹部括约肌，甚至破坏胆管或胰管括约肌，势必引起肠胆 / 胰反流的发生；壶腹部切开不足，则导致共同通道残留过长，起不到通畅引流及终止胰胆反流的作用。针对 LPBM 患者共同通道过长的问题，应实施内镜下壶腹部括约肌切开（endoscopic ampullarysphincterotomy，EAST），即限制性 EST，仅切开壶腹部括约肌，使乳头呈现“哆开”状，且缩短胆胰共同通道长度至 6 mm 即可。EAST 未破坏胆管括约肌、胰管括约肌及胆胰隔膜，且最大程度地保留了壶腹部括约肌的功能。

三、隐匿性胰胆反流

OPBR 的主要原因在于胆胰流出道结构及功能问题导致的狭窄或梗阻，可实施内镜下胆胰分流术（endoscopic pancreaticobiliary separation，EPBS），即精准 EAST，逐步切开壶腹部括约肌至胰管括约肌开口显露，且开口呈“哆开”状态，共同通道残端长度小于乳头切口长度的一半。与 EAST 不同，OPBR 患者胆管括约肌和胰管括约肌较完整，EPBS 仅保留 1/3 以内的壶腹部括约肌功能，最大限度地降低 PBR 的发生。

综上所述，PBR 危害较大，是多种良恶性胆胰疾病的病因所在，值得临床关注。笔者及所在团队以胆胰管汇合部解剖及病理学为基础，综合 PBR 的影像学、内镜及胆汁淀粉酶等检查，确定其分型，针对不同类型的 PBR 采取精准化的治疗方案，以最小的创伤及最少的并发症达到最大限度降低 PBR 发生率的目的。